在宅酸素療法

編著　谷本 普一
Hiroichi Tanimoto

改訂 第2版

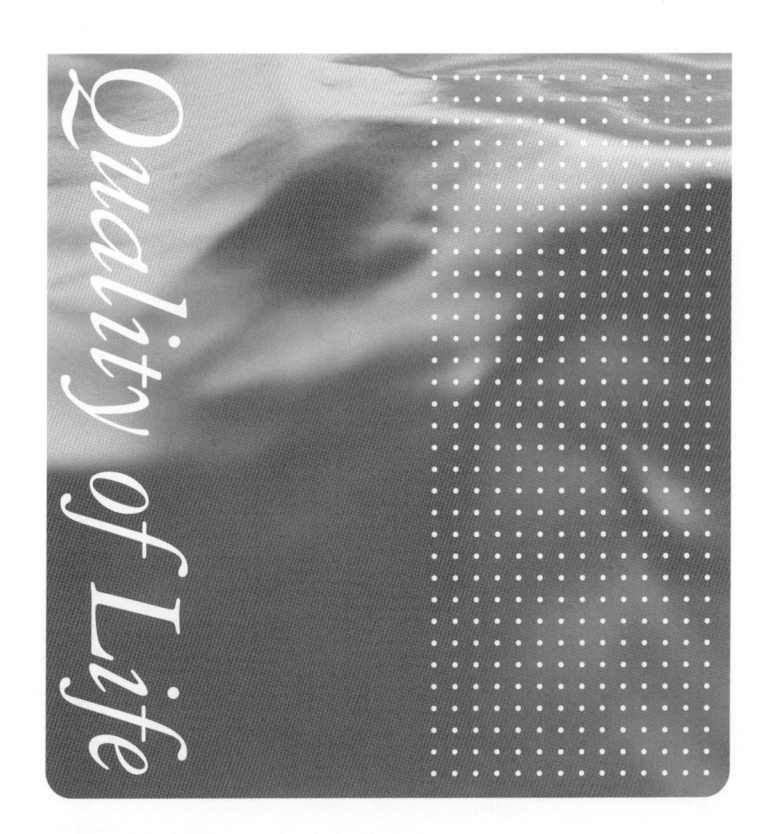

Quality of Life

克誠堂出版

執筆者一覧 (執筆順)

谷本　普一	東京呼吸器疾患研究所所長
宮本　顕二	北海道大学医学部保健学科教授
成井　浩司	虎の門病院呼吸器センター内科医長
角坂　育英	柏戸病院内科
蝶名林直彦	聖路加国際病院呼吸器内科医長
川畑　雅照	虎の門病院呼吸器センター内科
吉村　邦彦	虎の門病院呼吸器センター内科部長 東京慈恵会医科大学DNA医学研究所遺伝子治療研究部門講師
町田　和子	独立行政法人国立病院機構東京病院呼吸器科医長
宮城征四郎	臨床研修病院群「群星沖縄」研修センターセンター長
松本　強	名嘉村クリニック副院長
千住　秀明	長崎大学医学部保健学科理学療法学教授
坪井　永保	虎の門病院呼吸器センター内科医長
北村　諭	自治医科大学・埼玉県立大学名誉教授，南栃木病院院長
岸川　禮子	独立行政法人国立病院機構福岡病院アレルギー科医長
石川　朗	札幌医科大学保健医療学部理学療法学科助教授
長濱あかし	(財) 日本訪問看護振興財団刀根山訪問看護ステーション
米田　尚弘	医療法人米田病院院長
村田　朗	日本医科大学内科学講座呼吸器・感染・腫瘍内科部門
工藤　翔二	日本医科大学内科学講座呼吸器・感染・腫瘍内科部門教授
本間　栄	東邦大学大森病院呼吸器センター内科教授
石原　傳幸	独立行政法人国立病院機構箱根病院院長
緒方　洋	耳原総合病院内科
長坂　行雄	近畿大学医学部堺病院呼吸器科教授
鈴木　勉	順天堂大学医学部呼吸器内科
福地義之助	順天堂大学医学部呼吸器内科客員教授
中田紘一郎	中田クリニック院長・順天堂大学医学部客員教授

改訂第2版序

　本書が初めて出版されたのは，15年を遡る1991年，在宅酸素療法がなお黎明期にあった時代である．研究書がまだ少なかったその時期に，本書が果した役割は少ないものではなかった．

　その後，厚生省特定疾患研究班や呼吸管理学会の活動，多くの臨床家の努力により，在宅酸素療法は現在重症呼吸器疾患治療の中軸をなすものとなっている．患者12万人を超える現在，酸素濃縮機器の進歩をはじめ，各領域の医療担当者の協力による治療内容の充実など在宅酸素療法の発展は目覚ましいものがある．

　この時期，最適の執筆者を得て，在宅酸素療法のこれまでの歩みを俯瞰し，今後の進歩を期する本書の刊行は意義深いことである．本書の構成と内容は基本的には初版を引き継いでいるが，それぞれ内容の深化と進歩が適確に記述され，各執筆者の在宅酸素療法への情熱と意欲が充ち溢れている．本書が呼吸不全に悩む方々に，十分な医療と良き人生を拓くことに役立つことを希むものである．

　本書発行に際して，真摯で温かい御協力を頂いた克誠堂編集部の栖原イズミさん，堀内志保さんに，心から謝意を表します．

　2006年9月

谷本晋一

初版序

　わが国ですでに13,000名をこえる人々に施行されている在宅酸素療法は，治療学の最近の進歩の中でも，際立ってユニークで有用な治療法である．慢性の呼吸不全の人々が病院でなく在宅で家族に囲まれて生活しながらの酸素療法は，その人間的な生活とQuality of Lifeを保証するものであり，その意義は高く評価される．

　在宅酸素療法の実施には，医師，看護婦，呼吸療法士，医療事務担当者，医療機器メーカーなど多くの部門の人々の緊密な連携が必要であり，それぞれ患者さんとその家族に対し，適切な指導と助言を与える役割を分担する．その役割が順調に果たされ，在宅酸素療法が適確に行われるためには，その手順やマニュアルなど手引きになる書物が必要であるが，まだ歴史の浅いこの領域では，これら指針となるべき書物が少ないのが現状である．このような状況の中で本書が企画された．

　本書の特徴は，第一に酸素療法の意義や呼吸不全に関する病態生理が詳述されていること，第二に酸素機器のメカニズムや取扱い方をわかりやすく解説してあること，第三に各部門の役割分担を明確化し，在宅酸素療法の進め方や手順を具体的に示してあること，第四に症例を中心に在宅酸素療法の対象となる疾患の特徴と問題を提示したことなどである．

　幸いこの分野の最良の執筆者を得て，在宅酸素療法のすべてを盛り込んだわかりやすくまた水準の高い実践書ができ上がった．本書が在宅酸素療法に携わる人々のみならず一般の医療関係の方々にも読まれ，それが呼吸不全に悩む患者さんの苦痛を柔らげ，少しでも良き人生を送ることに役立つよう心から希望する．

　本書刊行に際して，企画の段階から出版まで多大の御協力をいただいた克誠堂編集部の栖原イズミさんに謝意を表するものである．

　1990年11月

谷 本 普 一

目 次

改訂第2版序
初版序

I. 在宅酸素療法の対象疾患の病態と酸素療法の意義 …… 1

1. 在宅酸素療法の対象となる疾患 …………………………谷本普一 2
はじめに …………………………………………………………… 2
1) 慢性呼吸不全とは ……………………………………………… 2
2) 呼吸不全の分類とその疾患 …………………………………… 2
  (1) 低酸素血症 3　(2) 高二酸化炭素血症を伴う低酸素血症 4
3) わが国における在宅酸素療法実施疾患 ……………………… 5

2. 長期酸素療法の生理学的意義 ……………………………宮本顕二 8
はじめに …………………………………………………………… 8
1) 酸素療法の生理学的意義——特に酸素吸入療法開始時期について …… 8
2) 長期酸素療法の効果 …………………………………………… 9
  (1) 脳 9　(2) 肺（呼吸機能） 10　(3) 心臓 12　(4) 腎臓 12
  (5) 肝臓 14　(6) 胃 15　(7) 造血器 15　(8) 筋肉 16　(9) その他 16
まとめ …………………………………………………………… 16

3. 在宅酸素療法における睡眠呼吸障害 ……………………成井浩司 18
はじめに ………………………………………………………… 18
1) 睡眠時呼吸障害の検出法 …………………………………… 19
  (1) 臨床症状および検査所見からの疑診 19　(2) 基礎疾患の診断 19
  (3) スクリーニング検査 19　(4) 睡眠時呼吸障害の簡易検査装置 19
  (5) ポリソムノグラフィ 20
2) 睡眠時呼吸障害と睡眠時 Sa_{O_2} 低下の概念 ……………… 26
おわりに ………………………………………………………… 26

4. 在宅酸素療法における肺循環動態 ………………………角坂育英 28
はじめに ………………………………………………………… 28
1) 呼吸不全と肺循環障害 ……………………………………… 29
2) 呼吸不全と組織低酸素症 …………………………………… 31
3) 慢性呼吸器疾患と肺高血圧症 ……………………………… 32
4) 換気障害に基づく肺循環障害と酸素療法 ………………… 33

　　　　5）肺血管型肺高血圧症と酸素療法 …………………………………………… 34
　　　　　　まとめ ……………………………………………………………………… 35

II. 在宅酸素療法の準備と実施 …………………………………………………… 39

1. 適応基準と禁忌 ……………………………………………………蝶名林直彦 40
　　　　はじめに …………………………………………………………………… 40
　　1）在宅酸素療法の適応基準 …………………………………………………… 40
　　　　（1）適応患者の選択（適応疾患も含めて）40　　（2）血液ガスからみた適用基準 41
　　　　（3）睡眠時・運動時の低酸素血症と適応基準 42
　　　　（4）在宅酸素療法と非侵襲的陽圧換気療法との併用に関する適応 44
　　　　（5）境界域の低酸素血症 44
　　2）在宅酸素療法が禁忌となる場合 …………………………………………… 45
　　　　（1）患者自身に起因する場合 45　　（2）社会的禁忌 45
　　　　おわりに …………………………………………………………………… 46

2. 酸素供給装置 ………………………………………………川畑雅照, 吉村邦彦 47
　　1）酸素濃縮器 …………………………………………………………………… 48
　　2）高圧酸素ボンベ ……………………………………………………………… 50
　　3）液体酸素 ……………………………………………………………………… 52
　　4）酸素吸入器具 ………………………………………………………………… 53
　　　　（1）鼻カニューレ 54　　（2）リザーバー付き鼻カニューレ 55
　　　　（3）眼鏡フレーム型鼻カニューレ 56　　（4）フェイスマスク 56　　（5）加湿器 57
　　　　おわりに …………………………………………………………………… 58

3. 酸素投与方法 ………………………………………………………町田和子 59
　　　　はじめに …………………………………………………………………… 59
　　1）酸素投与の方法 ……………………………………………………………… 59
　　2）酸素吸入器具 ………………………………………………………………… 61
　　　　（1）酸素ボンベ 61　　（2）液化酸素 62　　（3）酸素濃縮器 63
　　3）実際に酸素吸入を行うにあたってのいくつかの注意 …………………… 63
　　　　（1）酸素吸入を行う場所の環境と換気 63　　（2）日常点検 63
　　　　（3）ガス漏れ，装置の異常などの場合の緊急措置 64
　　　　（4）外出または旅行のため，ボンベや液化酸素を携帯して鉄道，自動車に乗る場合 64
　　4）携帯酸素 ……………………………………………………………………… 64
　　5）酸素節約の工夫 ……………………………………………………………… 65

4. 在宅酸緊療法実施の手順と実際 ……………………………………蝶名林直彦 68
　　　　はじめに …………………………………………………………………… 68
　　1）医師の行うべき手順 ………………………………………………………… 68

    （1）酸素吸入方法についての検討　68
  2）看護師の行う業務 ··· 75
    （1）患者教育　75　　（2）訪問看護　75
  3）HOT 実施の手順と実際 ·· 75
  4）液体酸素使用の際の注意点と届け出業務 ·· 80

5. 非侵襲的陽圧換気による在宅人工呼吸療法について ·························成井浩司　81
  はじめに ·· 81
  1）NPPV 療法におけるインターフェイスと治療器 ··· 81
    （1）Bi PAP 装置の構造と特性　81　　（2）酸素の併用　83　　（3）加湿について　83
    （4）インターフェイス（鼻マスクとフルフェイスマスク）　83
  2）導入方法と患者教育 ·· 85
    （1）導入時期の判断　85　　（2）導入の手順と患者への説明　85
    （3）導入時の条件設定　86
  3）適応疾患 ··· 87
    （1）COPD の病態と NPPV 治療のメカニズム　87
    （2）夜間 NPPV 療法の有効性に関する検討　88
    （3）症状安定期 COPD に対する NPPV 導入基準　88
  おわりに ·· 89

6. 外来における管理と急性増悪への対応 ······················宮城征四郎，松本　強　92
  はじめに ·· 92
  1）在宅酸素療法（HOT）適応患者の外来管理 ··· 92
    （1）外来通院の方法と注意点　92　　（2）一般外来か，特殊外来か　93
    （3）外来受診時の観察および検査項目　93
  2）急性増悪させないための外来ケア ··· 94
    （1）患者の評価　94　　（2）包括的呼吸リハビリテーション　94
    （3）急性増悪の一般的予防法　96
  3）急性増悪時の対応 ··· 97
    （1）急性増悪の症状と徴候および ABG の悪化　97　　（2）急性増悪時の受診方法　97
    （3）入院の適応と収容棟　97　　（4）急性増悪時の全身管理および薬物療法　99
    （5）急性増悪時の呼吸管理　99
  おわりに ···102

7. リハビリテーションと運動療法 ···千住秀明　104
  1）在宅酸素療法とリハビリテーション ···104
  2）呼吸リハビリテーション ··104
  3）呼吸リハビリテーションのための評価 ··105
    （1）時間内歩行テスト　106　　（2）下肢筋力の評価　108　　（3）上肢筋力の評価　108

4) 運動療法 ･･･ 108
　　　　　(1) 運動療法の役割　108　　(2) 運動療法の原則　109　　(3) 運動療法の種類　109
　　　　　(4) 運動療法における留意事項　112　　(5) ADLトレーニング　112
　　　おわりに ･･ 113

8. 治療効果と評価 ･･･坪井永保　114
　　　はじめに ･･ 114
　　1) 在宅酸素療法の医学的効果 ･･ 114
　　　　　(1) 呼吸困難の軽減　114　　(2) 低酸素血症，肺高血圧の改善，右心不全の予防　117
　　　　　(3) 入院期間，回数の減少　123　　(4) 生存期間の延長　123
　　　　　(5) QOLの改善　124
　　　まとめ ･･ 125

9. 予後と社会復帰 ･･北村　諭　127
　　　はじめに ･･ 127
　　1) 在宅酸素療法施行呼吸不全例の予後 ･･ 127
　　　　　(1) 長期酸素療法の予後　127　　(2) 肺動脈圧と予後　127
　　　　　(3) 基礎疾患と予後　128
　　2) 在宅酸素療法施行呼吸不全症例の社会復帰 ････････････････････････････････････ 129
　　　　　(1) 社会復帰とは　129　　(2) HOTのQOL向上効果　130
　　　　　(3) 職場復帰の問題点と現状　130　　(4) 社会復帰のこれから　131

10. 副作用 ･･岸川禮子　134
　　　はじめに ･･ 134
　　1) 酸素療法の副作用 ･･ 134
　　　　　(1) 酸素中毒と吸収性無気肺　134　　(2) 高二酸化炭素血症　135
　　2) 在宅医療としての酸素療法の副作用 ･･ 137
　　　　　(1) HOTの変遷　137　　(2) 高圧酸素ボンベ・液体酸素システム　138
　　　　　(3) 酸素濃縮器　138　　(4) 酸素供給源と火気　139　　(5) その他　140
　　　おわりに ･･ 140

11. 在宅酸素療法における呼吸ケアに携わる関連職種の役割 ･････････････････石川　朗　142
　　1) 呼吸ケアに携わる関連職種 ･･ 142
　　2) 在宅酸素療法における呼吸ケア ･･ 142
　　　　　(1) 患者指導　142　　(2) 呼吸理学療法　144
　　3) 在宅酸素療法における住環境整備 ･･ 145
　　　　　(1) 住環境整備の目的　145　　(2) 酸素供給機器とADL　145
　　　　　(3) 住環境整備　146　　(4) HOT施行者の年齢　146
　　4) 3学会合同呼吸療法認定士とは ･･･ 146

12. 訪問看護・介護 ……………………………………………… 長濱あかし　147
- はじめに ……………………………………………………………………… 147
- 1) 訪問看護の制度について …………………………………………………… 147
- 2) 訪問看護の提供回数 ………………………………………………………… 148
- 3) 訪問看護の目標 ……………………………………………………………… 148
- 4) 訪問時の看護内容 …………………………………………………………… 148
  - (1) 病状の観察　148　　(2) 服薬状況の確認　149　　(3) 酸素機器の管理　149
  - (4) 日常生活について　150
- 5) 環境の整備 …………………………………………………………………… 153
- 6) 家族（介護者）への指導 …………………………………………………… 153
- 7) 急性増悪の対応と医師との連携 …………………………………………… 153
- 8) 介護者の状況（健康チェック・介護内容の確認） ……………………… 155
  - (1) 介護者の健康状況や介護状況の観察　155
- 9) 身体障害者手帳の確認 ……………………………………………………… 155
- おわりに ……………………………………………………………………… 155

13. 栄養 ………………………………………………………………… 米田尚弘　156
- はじめに ……………………………………………………………………… 156
- 1) COPD・慢性呼吸不全の栄養障害頻度 …………………………………… 156
- 2) 包括的栄養評価と体成分 …………………………………………………… 156
- 3) 栄養障害と呼吸機能 ………………………………………………………… 157
- 4) 筋肉量と運動能 ……………………………………………………………… 157
- 5) 予後と栄養 …………………………………………………………………… 158
- 6) 急性増悪と栄養 ……………………………………………………………… 158
- 7) 栄養障害の原因と病態生理 ………………………………………………… 158
- 8) エネルギー代謝障害 ………………………………………………………… 158
- 9) COPD に対する栄養治療 …………………………………………………… 159
- おわりに ……………………………………………………………………… 161

III. 各疾患における在宅酸素療法の実際 ……………………………… 163

1. 肺結核後遺症 ……………………………………………………… 坪井永保　164
- はじめに ……………………………………………………………………… 164
- 1) 肺結核後遺症の特徴 ………………………………………………………… 164
- 2) 酸素流量の設定 ……………………………………………………………… 166
  - (1) 安静時の酸素吸入流量　166　　(2) 運動時の酸素吸入流量　167
- 3) 睡眠時低酸素・高二酸化炭素血症 ………………………………………… 167
- 4) 非侵襲的陽圧換気（NPPV） ……………………………………………… 168

5）症例呈示 ･･･ *169*
　　　　まとめ ･･･ *171*
2. COPD ･･ 村田　朗，工藤翔二 *172*
　　　　はじめに ･･･ *172*
　　1）COPDにおける在宅酸素療法の現状 ･･ *173*
　　2）酸素療法の目的と意義 ･･･ *174*
　　3）低酸素血症の病態生理と酸素療法の効果 ･･･ *174*
　　　　（1）肺胞低換気　*175*　　（2）換気血流比不均等分布　*176*
　　4）適応基準 ･･･ *176*
　　5）在宅酸素療法導入の実際 ･･･ *178*
　　　　まとめ ･･･ *180*
3. びまん性汎細気管支炎（DPB） ･･ 蝶名林直彦 *182*
　　　　はじめに ･･･ *182*
　　1）在宅酸素療法の対象例となるびまん性汎細気管支炎例 ･････････････････････････････････ *182*
　　2）症例呈示 ･･･ *182*
　　3）びまん性汎細気管支炎に対する在宅酸素療法施行時の問題点 ･･･････････････････････････ *186*
　　　　（1）HOT導入の適応について　*186*　　（2）他の治療との併用　*186*
　　　　（3）換気不全とNPPVについて　*187*
4. 肺線維症 ･･･ 本間　栄，坪井永保 *189*
　　　　はじめに ･･･ *189*
　　1）肺線維症患者の低酸素血症の特徴 ･･･ *189*
　　2）酸素流量の設定 ･･･ *190*
　　　　（1）安静時の酸素吸入流量　*191*　　（2）運動時の酸素吸入流量　*191*
　　　　（3）症例表示　*191*　　（4）睡眠中の酸素吸入流量　*193*
　　3）酸素供給源・吸入器具 ･･･ *194*
　　　　（1）吸着型酸素濃縮器　*194*　　（2）液体酸素　*194*
　　4）外来管理の注意点 ･･･ *197*
　　　　まとめ ･･･ *197*
5. 神経筋疾患 ･･･ 石原傳幸 *198*
　　1）神経筋疾患とその呼吸不全の病態 ･･･ *198*
　　　　（1）神経筋疾患と呼吸不全　*198*　　（2）神経筋疾患からみた呼吸不全診断　*198*
　　　　（3）呼吸筋の疲労　*199*　　（4）呼吸筋のセントラルコアの発現時期　*200*
　　　　（5）筋ジストロフィにおけるhemodynamic study　*201*
　　2）筋ジストロフィ ･･･ *202*
　　　　（1）人工呼吸療法の必要性と適応　*202*　　（2）人工呼吸療法の実際の流れ　*203*
　　　　（3）ケア上の留意点　*204*　　（4）ミニトラックによる陽圧式人工呼吸　*204*

3） 筋萎縮性側索硬化症（ALS） ……………………………………………………………………… 204

(1) ALS の呼吸機能評価法　205

(2) ALS 患者の呼吸補助を導入するときの対応と手順　205

6. 心・循環器疾患 ………………………………………………………………… 緒方　洋，長坂行雄　207

はじめに …………………………………………………………………………………………… 207

1） 慢性心不全と睡眠時呼吸異常 …………………………………………………………………… 207

2） チェーン・ストークス呼吸の発生機序と影響 ………………………………………………… 208

3） 夜間酸素療法の効果 ……………………………………………………………………………… 209

4） CPAP 療法と夜間酸素療法 ……………………………………………………………………… 211

おわりに …………………………………………………………………………………………… 211

7. 肺悪性腫瘍 ……………………………………………………………………… 鈴木　勉，福地義之助　214

はじめに …………………………………………………………………………………………… 214

1） 肺悪性腫瘍に対する在宅酸素療法の適応と実際 ……………………………………………… 214

(1) 適応　214　　(2) HOT 実施患者における肺悪性腫瘍の割合　214

(3) 肺癌 HOT 導入症例の概要　215

(4) HOT 施行末期肺癌患者の在宅日数と死亡場所　216

(5) HOT 施行末期肺癌患者の死亡状況　216

(6) 在宅医療が継続不能となった理由　216

2） 症例提示 …………………………………………………………………………………………… 217

3） まとめ ……………………………………………………………………………………………… 219

おわりに …………………………………………………………………………………………… 220

IV. 在宅酸素療法の現状と展望 …………………………………………………………………… 221

1. わが国の現状 ………………………………………………………………………………… 宮本顕二　222

はじめに …………………………………………………………………………………………… 222

1） 歴史 ………………………………………………………………………………………………… 222

2） 現状 ………………………………………………………………………………………………… 223

(1) 実施施設　223　　(2) 患者数　223　　(3) 患者の男女比，平均年齢　223

(4) 酸素供給装置　223　　(5) 基礎疾患　224　　(6) HOT 開始時の Pa_{O_2}　224

(7) 予後　225　　(8) 就業状況　225

3） 公的補助制度 ……………………………………………………………………………………… 226

(1) 電気代の補助　226　　(2) 身体障害者手帳の交付　226

4） 最近の機器の進歩 ………………………………………………………………………………… 226

(1) 携帯用酸素濃縮器の試作　226　　(2) 酸素濃縮器の小型化　227

(3) 携帯用酸素ボンベの軽量化　227

5） その他 ……………………………………………………………………………………………… 227

　　　　(1) 介助犬の試み　227
　　　　　まとめ ……………………………………………………………………227
2.　将来の展望……………………………………………………中田紘一郎　229
　　　　　はじめに …………………………………………………………………229
　　1)　在宅酸素療法患者数 ……………………………………………………229
　　2)　適応疾患 …………………………………………………………………230
　　3)　適応基準 …………………………………………………………………230
　　4)　ハードウエアの改善 ……………………………………………………231
　　5)　テレメディシン …………………………………………………………231

付表 ……………………………………………………………………………………233
索引 ……………………………………………………………………………………237

I

在宅酸素療法の対象疾患の病態と酸素療法の意義

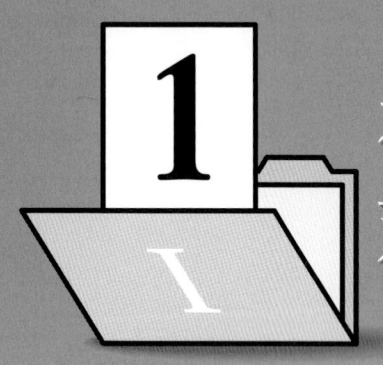
在宅酸素療法の対象となる疾患

――はじめに――

在宅酸素療法（home oxygen therapy：HOT）の対象となる疾患は，その大半が呼吸器疾患で占められるが，その他，心・循環系，筋・神経，悪性腫瘍などさまざまな疾患を含んでいる。これらの疾患に共通した病態は，治癒することのない不可逆的な病変に基づく慢性の低酸素血症（hypoxemia）である。

したがって，HOT は患者の生命の維持を目標として長期にわたるので，その長い経過中に生じる多くの問題に対応するためには，その基礎疾患の病態や呼吸不全の発症機序の把握が必要である。

1）慢性呼吸不全とは

呼吸不全とは，動脈血ガスが異常な値を示し，そのため生体が正常な機能を営むことができない状態をいう。肺不全とは，外呼吸担当臓器である肺・胸郭系またはその調節中枢（呼吸中枢）の異常のため，静脈血の動脈血化という一義的な機能が代償不能になっている病態である[1]。

肺不全は肺を中心とした外呼吸の障害，呼吸不全は外呼吸と内呼吸を含めた全身的な呼吸機能の不全を意味するが，通常，呼吸不全という用語が使われる頻度が高い。

血液ガス異常の基準については，種々の見解があるが，わが国では現在，一般的には厚生労働省特定疾患呼吸不全調査研究班の診断基準が用いられている（表1）[1]。ここで診断上最も重視されているのは動脈血酸素分圧（Pa_{O_2}）で，Pa_{O_2} が 60 Torr 以下になることが基準となっている。ただし，Pa_{O_2} が 60 Torr を超え 70 Torr 以下である場合には，準呼吸不全として取り扱われる。

動脈血二酸化炭素分圧（Pa_{CO_2}）は，それが 45 Torr を超えるものと，それ以下のものとに分けられ，Pa_{CO_2} 45 Torr 以上と 35 Torr 以下が異常値とされる。また「慢性」とは，呼吸不全の状態が1カ月以上継続するものと規定されている。

2）呼吸不全の分類とその疾患

呼吸不全は血液ガスから分類される。呼吸不全は Pa_{O_2} の低下が基本的病態であるが，それはさ

表1 呼吸不全の診断基準と分類

1. 室内気吸入時のPa_{O_2}が60 Torr以下となる呼吸障害またはそれに相当する呼吸障害を呈する異常状態を呼吸不全と診断する
2. 呼吸不全をPa_{CO_2}が45 Torrを超えて異常な高値を呈するものとそうでないものとに分類する
3. 慢性呼吸不全とは，呼吸不全の状態が少なくとも1カ月以上持続するものをいう

(注) Pa_{O_2}が60 Torrを超え70 Torr以下のものを「準呼吸不全」として扱うことにする
(厚生労働省特定疾患呼吸不全調査研究班)

らにPa_{CO_2}によって，①低酸素血症（Ⅰ型呼吸不全）と，②高二酸化炭素血症（hypercapnia）を伴う低酸素血症（Ⅱ型呼吸不全）に分類される。

(1) 低酸素血症

低酸素血症は，換気血流比不均等分布（$\dot{V}_A/\dot{Q}$ ratio disturbance），拡散障害，動静脈シャントなどによって生じる。

① 換気血流比不均等分布を呈する疾患

換気血流比不均等分布は，肺の中で血流に見合うだけの換気が行われないため，酸素摂取が制限され，シャント様効果が生じる。

このタイプの呼吸不全を呈する主な疾患は，急性のものでは，気管支喘息，急性肺炎，肺塞栓症，気胸などがあり，慢性のものでは，COPD：chronic obstructive pulmonary disease（肺気腫症・慢性気管支炎），びまん性汎細気管支炎（diffuse panbronchiolitis：DPB），広範な拡がりをもつ気管支拡張症，無気肺や広範な肺癌，閉塞性気管支細気管支炎，肺リンパ脈管筋腫症などがある。これらの疾患のうちHOTの対象となるのは，後者の慢性呼吸不全を呈するものである。

換気血流比不均等分布のため，通常は低酸素血症を呈するが，感染などの侵襲によって気道閉塞が強まり，肺胞低換気となり二酸化炭素蓄積が生じることがあるので，経過中の吸入酸素流量の設定には注意を要する。一般的には，Pa_{O_2}の目標値を60〜80 Torrとし，吸入酸素流量は濃縮型装置ないし酸素ボンベで鼻カニューレ1〜1.5 *l*/分が適当である。

② 拡散障害を呈する疾患

拡散障害は，①肺胞膜や毛細血管膜が肥厚したり，これらの膜が漏出液，滲出液，硝子膜などにより覆われたりする場合，②ガス交換の行われている肺胞と肺毛細血管との間の接触面が減少した場合，③貧血などのいずれかが存在するために生じる。

①に属する疾患は，急性のものでは，各種びまん性間質性肺炎（各種肺線維症）の急性増悪時，夏型過敏性肺臓炎，成人型呼吸促迫症候群（adult respiratory distress syndrome：ARDS），オウム病（*Chlamidia psittasi*肺炎），*Pneumocystis carinii*肺炎，サイトメガロウイルス肺炎などがある。慢性でHOTの対象となる疾患は，原因不明のびまん性間質性肺炎・肺線維症（特発性間質性肺

炎・特発性肺線維症），膠原病による各種間質性肺炎，じん肺，サルコイドーシスなどである。その他，②に属するCOPD（肺気腫症）もこれに加えられる。

拡散障害は低酸素血症を招来するが，これらの疾患の低酸素血症の原因は，純粋に拡散障害のみでなく，むしろ換気血流比不均等分布によることが多い。

これらの疾患は，経過中に感染の影響や右心負荷などの要因が加わっても，過換気とはなっても肺胞低換気にはならないので，血中の二酸化炭素蓄積を考慮することなく，十分量の酸素を吸入させることができる。一般的には吸入酸素流量は濃縮装置ないし酸素ボンベで鼻カニューレ2～4 l/分が適当である。それでもPa_{O_2}の改善が得られない場合には，呼吸マスクによる吸入酸素濃度の増加を行うが，むしろこのような例では，基礎病変の進展を考慮して在宅療法から入院治療に切り替えるほうがよい。

③　循環・血管系の障害

肺塞栓症の一部は器質化した塞栓による慢性の低酸素血症が生じる。またまれな頻度であるが，原発性肺高血圧症は高度な低酸素血症を呈する。これらの疾患は，HOTの対象となるが，通常二酸化炭素蓄積がないので，吸入酸素流量は十分な量でよく，濃縮型装置ないし酸素ボンベで鼻カニューレ2～4 l/分が適当である。

(2) 高二酸化炭素血症を伴う低酸素血症

このタイプのII型呼吸不全は，肺胞換気量の低下によって生じる。胸郭系拘束性障害による肺胞低換気が主であるが，呼吸中枢麻痺によるものもあり，また閉塞性障害も高度になると肺胞低換気を生じる。

急性のものでは，薬物中毒（麻薬，睡眠薬など）による呼吸中枢麻痺や，Guillain-Barré症候群などによる呼吸筋麻痺がある。

HOTの対象となる疾患は，胸郭の拡張不全など胸郭系の拘束性障害を呈する疾患で，呼吸筋障害による肺胞低換気を呈する疾患は，酸素吸入は禁忌であり，これは機械的換気による在宅人工呼吸管理の適応となる。

胸郭系の拡張不全を来す疾患は，胸膜肥厚・胼胝，胸郭成形術などの肺結核後遺症，高度の脊柱後・側彎症，高度の肥満などである。これらの疾患は，不用意の酸素吸入によりCO_2ナルコーシスを生じる危険性があるので，低流量の酸素を注意して吸入させる必要がある。その際，濃縮型装置のほか低流量酸素吸入に適している膜型装置が用いられることが多く，吸入酸素流量は，濃縮型装置ないし酸素ボンベで0.3～0.8 l/分，膜型装置で1～1.5 l/分が標準である。注意することは，酸素流量が0.1 l/分きざみに細分化され明確に読みとることができる精度をもつ流量計を使用する必要があることである。

呼吸筋障害による疾患には，重症筋無力症，進行性筋ジストロフィ，多発性硬化症，多発性筋炎，脳および脊髄の障害などがある。これらの疾患は，気道や肺に障害がなく呼吸筋障害のための肺胞低換気であり，酸素吸入は禁忌で，機械の補助による換気が必要である。この領域の在宅治療はすでに40年余の歴史があるが，在宅人工呼吸管理は極めて長期にわたるため，医学のみならず

表2　呼吸不全からみた在宅酸素療法の対象となる疾患

呼吸不全のタイプ	病態		疾患	酸素の適応	標準的な吸入酸素流量（鼻カニューレ・酸素濃縮器）
低酸素血症（Ⅰ型呼吸不全）	換気血流比不均等分布		COPD（肺気腫症・慢性気管支炎），DPB，広範な気管支拡張症，広範な肺癌，閉塞性気管支細気管支炎，肺リンパ脈管筋腫症	比較的安全に酸素吸入を行うことができるが，時に二酸化炭素蓄積を来すことがあるので注意を要する	1 l/分前後
	換気血流比不均等分布および拡散障害		特発性間質性肺炎（特発性肺線維症），膠原病肺，じん肺，サルコイドーシス	十分な量の酸素を安全に吸入させることができる	2～4 l/分
	循環・血管系の障害		肺塞栓症（慢性型），原発性肺高血圧症		
高二酸化炭素を伴う低酸素血症（Ⅱ型呼吸不全）	肺胞低換気	胸郭の拡張不全	胸膜肥厚・胼胝，胸郭成形術後など肺結核後遺症，高度の脊柱後・側彎症，高度の肥満	酸素吸入によるCO_2ナルコーシスの危険があるので，実施前に，厳密に吸入酸素流量を決める必要がある	0.3～0.75 l/分
		呼吸筋麻痺	重症筋無力症，進行性筋ジストロフィ，多発性硬化症，多発性筋炎，脳および脊髄の障害	酸素吸入は禁忌　機械呼吸が必要	

経済的および家庭的な多くの問題があり，治療実施前にあらかじめこれらの問題を十分に検討する必要がある．

COPD（肺気腫症）やDPBでは，病変が進むと肺胞低換気が生じるので，このような場合には吸入酸素流量の下方修正が必要である．

以上のような呼吸不全のタイプ別分類によるHOTの対象となる疾患を表2に示した．

3）わが国における在宅酸素療法実施疾患

表3は厚生省特定疾患呼吸不全調査研究班1995（平成7）年度の全調査によるHOT実施疾患の年次別一覧表である[3]．1986～1995年度までの10年にわたる調査であるが，HOTの対象となっ

表3 在宅酸素療法例の疾患別頻度

開始年度	1986	1987	1988	1989	1990	1991	1992	1993	1994	1995
慢性閉塞性肺疾患	1,506 (43.9%)	1,431 (43.0%)	1,753 (43.5%)	1,804 (43.6%)	2,019 (43.1%)	2,059 (42.6%)	2,056 (42.0%)	2,080 (41.0%)	1,998 (39.4%)	1,876 (39.2%)
肺気腫症	982 (28.8%)	959 (26.8%)	1,184 (28.9%)	1,250 (30.3%)	1,417 (31.6%)	1,508 (31.2%)	1,492 (30.5%)	1,541 (30.4%)	1,585 (30.7%)	1,555 (50.4%)
慢性気管支炎	207 (6.0%)	185 (5.6%)	214 (5.8%)	213 (5.2%)	317 (4.5%)	202 (4.2%)	196 (4.0%)	201 (4.0%)	169 (3.3%)	150 (3.0%)
びまん性汎細気管支炎	133 (3.3%)	128 (8.9%)	150 (3.7%)	121 (2.9%)	120 (2.6%)	74 (1.5%)	98 (2.0%)	72 (1.4%)	69 (1.2%)	68 (1.8%)
気管支喘息	61 (1.8%)	77 (2.3%)	99 (2.5%)	104 (2.5%)	66 (1.5%)	99 (2.1%)	107 (2.2%)	74 (1.5%)	87 (1.5%)	82 (1.8%)
分類不能	126 (3.1%)	80 (2.7%)	126 (3.1%)	118 (2.8%)	121 (2.6%)	153 (3.2%)	165 (3.4%)	191 (3.8%)	122 (2.4%)	143 (2.3%)
肺結核後遺症	1,180 (32.9%)	987 (29.6%)	1,073 (26.6%)	1,062 (25.8%)	1,159 (24.8%)	1,112 (23.1%)	1,063 (21.7%)	1,056 (20.3%)	998 (19.7%)	889 (17.6%)
間質性肺炎	251 (7.3%)	265 (8.0%)	348 (8.5%)	328 (8.0%)	446 (8.5%)	505 (10.5%)	501 (10.3%)	551 (10.9%)	608 (12.0%)	607 (12.0%)
気管支拡張症	137 (4.0%)	189 (4.2%)	188 (4.7%)	155 (3.8%)	191 (4.1%)	151 (3.1%)	187 (3.7%)	159 (3.1%)	147 (2.9%)	174 (3.4%)
じん肺	90 (2.6%)	105 (3.2%)	143 (3.5%)	150 (3.6%)	152 (3.8%)	169 (3.5%)	165 (3.4%)	165 (3.3%)	177 (3.5%)	150 (3.0%)
肺癌	56 (1.6%)	89 (2.7%)	163 (4.0%)	167 (4.1%)	231 (4.9%)	321 (6.7%)	338 (6.9%)	433 (8.5%)	528 (10.4%)	615 (12.2%)
肺血栓・塞栓症	17 (0.5%)	24 (0.7%)	18 (0.4%)	30 (0.7%)	36 (0.8%)	42 (0.9%)	40 (0.8%)	46 (0.9%)	51 (1.0%)	76 (1.5%)
原発性肺高血圧症	33 (1.0%)	30 (0.6%)	30 (0.7%)	28 (0.7%)	25 (0.5%)	21 (0.4%)	22 (0.4%)	17 (0.3%)	13 (0.3%)	21 (0.4%)
心疾患	24 (0.7%)	54 (1.6%)	63 (1.6%)	61 (2.0%)	84 (1.8%)	78 (1.5%)	69 (1.4%)	105 (2.1%)	88 (1.7%)	107 (2.1%)
膠原病	8 (0.2%)	22 (0.7%)	34 (0.8%)	29 (0.7%)	51 (1.1%)	34 (0.7%)	38 (0.8%)	54 (1.1%)	51 (1.0%)	51 (1.2%)
神経・筋疾患	5 (0.1%)	17 (0.5%)	11 (0.3%)	19 (0.5%)	17 (0.4%)	23 (0.5%)	19 (0.4%)	18 (0.4%)	31 (0.6%)	30 (0.6%)
その他・不明	178 (5.2%)	177 (5.3%)	213 (5.8%)	269 (6.5%)	270 (5.8%)	319 (6.6%)	396 (8.1%)	389 (7.7%)	384 (7.8%)	389 (8.7%)

(斉藤俊一,宮本顕二,西村正治,川上義和:厚生省特定疾患呼吸不全調査研究班 1997)

た患者数は,1986年の3,545例から,1995年の4,972例に漸増し,2006年現在では,約12万人を超えていると推定される。

 その原因疾患の内訳(1995年調査)はCOPD(肺気腫症,慢性気管支炎)が39.2%で最も多く,次いで肺結核後遺症の17.6%,肺癌12.2%,間質性肺炎(肺線維症は除く)の12.0%などとなっている。

 年次別にみると,COPDの首位は変わらないが,肺結核後遺症が著減し,1986年の32.9%が10年後の1995年には17.6%へ減少している。一方,肺癌の増加が目立ち,当初の2.6%が10年後には12.2%と増加している。

これを欧米の資料と比較すると，Noctural Oxygen Therapy Trial（NOTT）グループ203例[4]およびMedical Research Council Working Party（MRCW）グループ42例[5]の大半はCOPDであり，なお肺結核後遺症が存在するわが国とは異なっている。しかしわが国でも肺結核後遺症が減少傾向にあり，その発生母集団が60歳以上の世代であることを考慮すると，いずれは欧米と類似した状況になると考えられる。

　HOTは通常の呼吸不全患者の予後改善のために必須の治療法であるが，肺癌などの延命傾向や間質性肺炎・肺線維症の増加など重篤な予後が予想される呼吸不全患者のQOLのためにも，重要な治療法として行われることが期待される。

【参考文献】

1) 本間日臣．肺の呼吸機能とその異常（7）肺不全とは．本間日臣編．NIM呼吸器病学．東京：医学書院；1985．p.187．
2) 横山哲朗．呼吸不全―診断基準．現代医療 1982；14：1455．
3) 斉藤俊一，宮本顕二，西村正治，川上義和．在宅酸素療法実施症例の全国調査について．厚生省特定疾患呼吸不全調査研究班平成1995年度研究報告書．1996．p.5-9．
4) Noctural Oxygen Therapy Trial Group. Continous or noctural oxygen therapy in hypoxemic chronic obstructive lung disease. Ann Intern Med 1980；93：391-8．
5) Medical Research Council Working Party. Long-term domiciliary oxygen therapy in chronic hypoxic cor pulmonal complicating chronic bronchitis and emphysema. Lancet I 1981；I28：681．

〈谷本普一〉

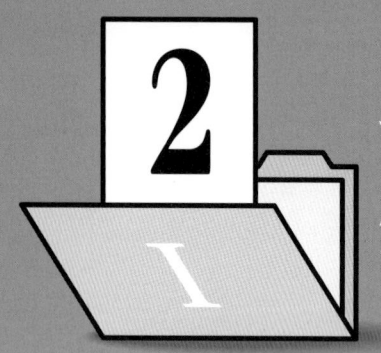

長期酸素療法の生理学的意義

―― はじめに ――

　長期酸素療法の治療効果については英国で Medical Research Council（MRC）[1] と米国の NIH 多施設合同調査による Nocturnal Oxygen Therapy Trial（NOTT）グループ[2]，そしてわが国の厚生省特定疾患「呼吸不全」調査研究班の 10 年間に及ぶ全国調査結果報告[3] から，患者の病態生理学的効果と予後改善の面でその有用性が明らかにされている。さらに，家庭用酸素濃縮器の普及，健康保険の適用により，在宅長期酸素療法が広く行われるようになった。

　長期酸素療法の目的は原疾患に伴う低酸素血症を改善し，各組織への酸素供給の維持にある。したがって，疾患そのものの治療よりは補助療法として生理学的意味があるといえよう。

1）酸素療法の生理学的意義 —— 特に酸素吸入療法開始時期について

　酸素吸入の本来の目的は，低下した動脈血酸素分圧（Pa_{O_2}）をただ単に上昇させるものではなく，生体各組織（臓器），究極的には細胞内ミトコンドリアへの酸素供給の維持にある。したがって，各組織，細胞の酸素消費が維持できなくなった時点を酸素療法の開始時期と考えることができる。

　酸素消費量は下記の式で計算される。

$$\dot{V}_{O_2} = (Ca_{O_2} - C\bar{v}_{O_2}) \times \dot{Q} \cdots\cdots\cdots\cdots\cdots\cdots\cdots\cdots\cdots\cdots (1)$$

$$Ca_{O_2} = 1.39 \times Hb \times Sa_{O_2} + 0.003 \times Pa_{O_2} \cdots\cdots\cdots\cdots\cdots\cdots (2)$$

ここで，Ca_{O_2} は動脈血酸素含量，$C\bar{v}_{O_2}$ は混合静脈血酸素含量，$\dot{Q}$ は血流を示す。

　Ca_{O_2}，$C\bar{v}_{O_2}$ は（2）式で示されるように酸素飽和度（S_{O_2}），酸素分圧（P_{O_2}），ヘモグロビン量（Hb）で決定される。各組織，細胞レベルでもこの式は成り立つ。すなわち，酸素消費量はその組織，細胞の動・静脈の酸素含量および血流で決定される。低酸素下では血流の増加や（**図 1**），酸素解離曲線の移動〔2,3-ジホスホグリセリン酸（DPG）の増加，pH の低下，乳酸の上昇による右方移動〕，ヘモグロビンの増加などにより，酸素供給を維持する代償機構が働いている。したがって，酸素療法開始時期は Pa_{O_2} の低下による Ca_{O_2} の低下を他の代償機構で維持できず，各組織の酸素消費が低下し始めた時点と考えることができる。慢性閉塞性肺疾患（chronic obstructive pulmonary disease：COPD）患者に右心カテーテル検査を行い，得られた $Ca_{O_2} - C\bar{v}_{O_2}$，$Pa_{O_2}$ との関係を

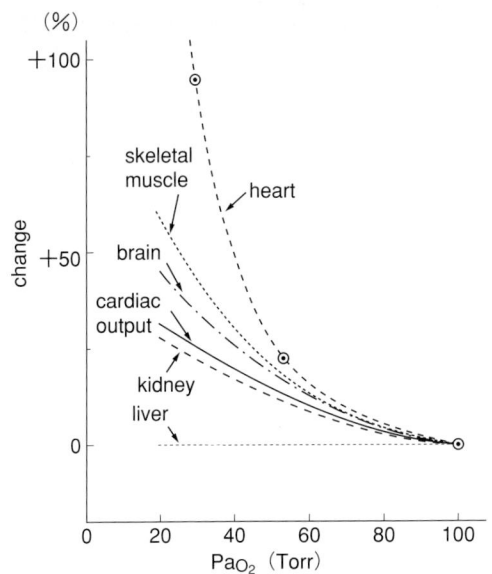

図1 低酸素による臓器別血流量の変化
(Tenney SM, Lamb TM. Physiological consequence of hypoventilation and hyperventilation. In：Handbook of Physiology, section 3：Respiration. Vol 2. 1965. p 983 より引用)

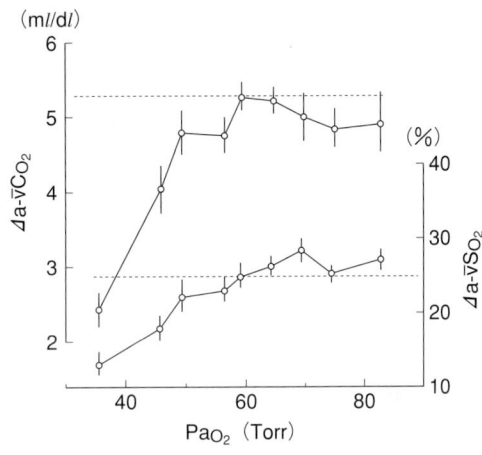

図2 Pa_{O_2} と $\Delta a\text{-}\bar{v}C_{O_2}$，$\Delta a\text{-}\bar{v}Sa_{O_2}$ との関係
(川上義和ほか．呼吸不全における酸素吸入の血液および組織酸素化に対する効果．日胸疾会誌1977；15：680 より引用)

検討すると，図2に示すように動・静脈血酸素含量較差（$\Delta a\text{-}\bar{v}C_{O_2}$；$Ca_{O_2} - C\bar{v}_{O_2}$）は Pa_{O_2} が60 Torr 以上でほぼ一定に保たれているが，それ以下では $\Delta a\text{-}\bar{v}C_{O_2}$ は減少し始める。これは Pa_{O_2} が60 Torr 以下になると，$\Delta a\text{-}\bar{v}C_{O_2}$ を一定にしようとする何らかの代償機構が破綻することを意味している。Pa_{O_2} が60 Torr 以下の群に酸素吸入すると血中乳酸値の著明な減少をみる事実もこれらの結果を裏づけている。したがって，Pa_{O_2} 60 Torr を酸素吸入の開始時期と考えることができよう[4]。

米国NOTTグループの報告では慢性安定期において安静時 Pa_{O_2} 55 Torr 以下を長期酸素療法の適応としている。英国MRCの報告では Pa_{O_2} 40〜60 Torr を適応とし，Pa_{O_2} がそれ以上でも2次性多血症，2次性肺高血圧症，肺性心，知的活動の障害，睡眠時低酸素血症，運動時低酸素血症などがある場合は適応とされている。これら酸素療法の適応となる Pa_{O_2} 値は混合静脈血，動脈血との関係からみた値とほぼ一致している。

2）長期酸素療法の効果

（1）脳

脳は生体臓器のなかでも最も酸素消費の多い臓器の一つである。重さは全体重の2%を占めるのに対し，全酸素消費量の20%を占めている。低酸素血症時，脳への酸素供給は脳血流の増加により維持される（図1）。

COPD患者に高率に軽度の精神神経異常を認める。NOTTによる203名のCOPD患者中，77％に何らかの異常を認めている。そのうち42％には注意力，記憶力，学習能力，言語能力，知覚，運動協調能力の低下や考え方の柔軟性の欠如といった障害を合併している。また，緊張，うつ，自閉，思い込みといった性格面での障害も認める。

COPD患者にこれら精神神経検査異常が出現する機序はいまだ解明されていない。少なくとも脳の機能異常と酸素消費量とは相関しない。脳波で徐波で意識消失が起こる程度の高度の低酸素（Pa_{O_2}が30 Torr以下）でも脳の酸素消費量は低下せず，低酸素下の脳血流増加により酸素運搬は維持され，脳へのエネルギー供給は保たれている。最近，軽度の低酸素血症でカテコラミン，セロトニン，ある種のアミノ酸，アセチルコリンといったいくつかのニューロトランスミッターの代謝障害とグルコース代謝障害との関係が報告されている[5]。Pa_{O_2}が60 Torrですでにアセチルコリンの生成が低下していること，Pa_{O_2}が60 Torrから精神神経異常が出現することから，これらニューロトランスミッターの生成異常が精神神経検査異常に関与している可能性がある。

長期酸素療法はCOPD患者にみられるこれら精神神経障害を改善する。Kropら[6]などによるとPa_{O_2}が55 Torr以下のCOPD患者22名を持続酸素療法群と非酸素療法群に分け，4週後に酸素療法の効果を種々の精神神経検査（IQ検査，記憶テスト，性格テスト，フィンガータッピングなど）で比較し，酸素投与した群ではこれら精神神経検査の改善をみている。またBlockら[7]は12名のCOPD患者のうち9名に脳波異常を認めたが，持続酸素療法を1カ月続けた結果，5名の患者で異常脳波の消失を認めたと報告している。さらに酸素投与を続けた場合には知能テストでの改善を9名中7名に認めている。ここで興味のある点は脳波が改善する，しないにかかわらず，酸素投与全例に精神神経検査の改善をみていることである。しかし，酸素吸入による精神神経検査の改善は患者自身が自覚するほど大きいものではない。

(2) 肺（呼吸機能）

低流量の酸素吸入でPa_{O_2}は10 Torr以上の上昇が期待されるが，動脈血二酸化炭素分圧（Pa_{CO_2}）の上昇は3〜4 Torrを超えることはない。また，長期酸素吸入の結果，安静時のPa_{O_2}，Pa_{CO_2}は変化しない。

急性実験では30％酸素吸入20分にて気道抵抗が20％低下したとする報告や，100％酸素吸入24時間で死腔換気率の軽度上昇，28％酸素吸入24時間では変化なしとの報告もある。しかし，長期低濃度酸素投与により呼吸機能（肺メカニクス）の改善，あるいは悪化をみたとする報告はない。

呼吸中枢に対する影響について長期酸素療法は高二酸化炭素換気応答を低下させるが，低酸素換気応答は変化させないという（図3，4）。また，連続吸入の方が夜間のみの吸入に比べ高二酸化炭素換気応答をより低下させる。

酸素吸入は最大仕事率，最大酸素摂取量，全仕事量を改善する。さらに，歩行距離，運動持続時間を延長し，呼吸筋疲労が始まるまでの時間を遅らせる。また，運動時酸素吸入は横隔膜の換気仕事量を増し，補助呼吸筋に対する負荷を減じ，運動耐性能を改善させる。血中乳酸値上昇も抑える。

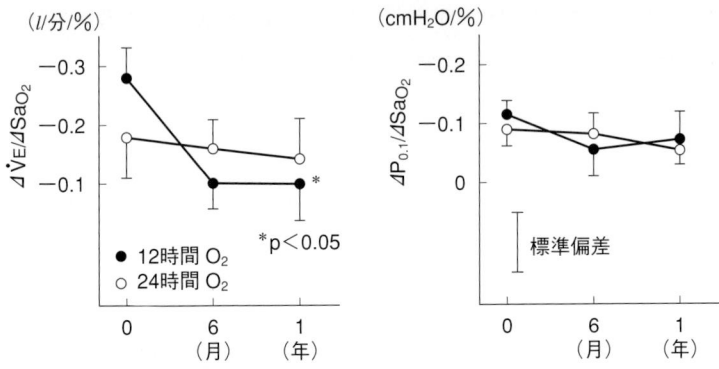

図3 長期酸素療法が低酸素換気応答に及ぼす影響
ベースライン，6カ月，1年後の低酸素換気応答を示す．左は分時換気量（$\dot{V}_E$）を用いた指標，右は$P_{0.1}$*を用いた指標．$P_{0.1}$を用いた低酸素換気応答は長期酸素療法の影響を受けない．
* $P_{0.1}$：安静換気中に吸気管を閉塞し，その1～2秒後の口腔内圧をいう．呼吸中枢からの出力を示す指標．しかし，換気量に比べ再現性が劣る．
(Fleetham JA, Bradley CA, Kryger MH et al. The effects of low flow oxygen therapy on the chemical control of ventilation iln patients with hypoxemic COPD. Am Rev Respir Dis 1980；122：833-40 より引用)

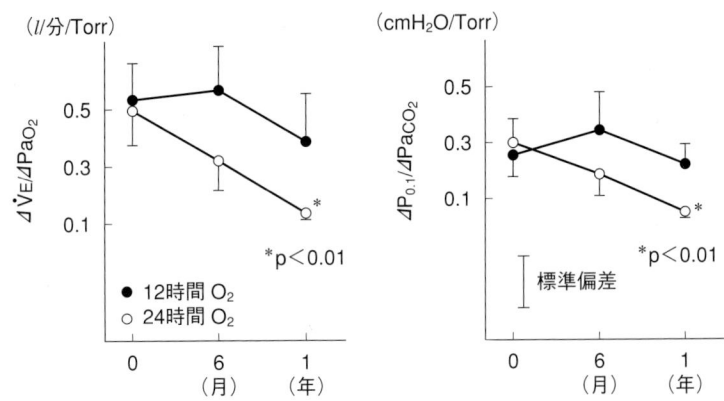

図4 長期酸素療法が高二酸化炭素換気応答に及ぼす影響
ベースライン，6カ月，1年後の高二酸化炭素換気応答．左は分時換気量（$\dot{V}_E$）を用いた指標，右は$P_{0.1}$を用いた指標．いずれも長期酸素療法が長くなるに従って低下している．
(Fleetham JA, Bradley CA, Kryger MH et al. The effects of low flow oxygen therapy on the chemical control of ventilation iln patients with hypoxemic COPD. Am Rev Respir Dis 1980；122：833-40 より引用)

呼吸困難は酸素吸入で改善されるとの報告があるが，低酸素血症を認めない例でも呼吸困難が強度の例が少なくなく，呼吸困難そのものに対しての酸素療法の適応は慎重であるべきである．

長期酸素療法による肺の酸素障害についてPettyら[8]は長期酸素療法（安静時：酸素1～2 l/分，運動時：3～4 l/分）の後，死亡，剖検した12名中6名に肺胞上皮細胞（type II）・間質の線維芽細胞の増殖，毛細血管の増殖，細胞浸潤など，酸素中毒にみられる変化があったと報告している．しかし，これらの異常を認めた例も認めない例も臨床経過に差異はなく，これをもって長期酸素療法

の意義が否定されるわけではない。わが国ではすでに10万人を超える患者のHOTが施行されており，その予後改善効果からも肺障害を起こすとは考えられない。

(3) 心臓

臨床的に安定期のCOPD患者に対する酸素療法の効果については，基礎疾患による肺血管床の非可逆的破壊，減少のため肺動脈圧に対する減圧効果は軽度である。しかし経年的肺動脈圧上昇を明らかに抑制する。Weitzenblumら[9]によると低流量の酸素吸入を開始することにより平均肺動脈圧は2.15±4.4 Torr/年低下したと報告している。また，別の報告では安静時の肺動脈圧は連続酸素投与群で3 Torrほど低下し，肺血管抵抗は20%の低下を認めた。これらの変化は主に肺血管の低下によるものであり，右心への後負荷を減少させ，心拍出量は不変あるいは増加させることによる。また酸素療法は心不全の頻度を減少させる。左心機能は酸素吸入にて肺動脈圧が低下したものについては左室駆出率を改善させる。

酸素療法は運動持久時間の改善にも役立つ。COPD患者で室内気吸入と酸素吸入下で運動時の循環動態変化を比べた場合，酸素吸入下では肺動脈圧上昇は抑制され，心拍出量はより増加する。

COPD患者では睡眠中，特にレム睡眠中に一過性に低酸素に陥り，かつ，繰り返すことが知られており，肺高血圧症の一因と考えられている。このような症例に睡眠中酸素吸入させることはPaO_2の低下を防ぐのみならず，低酸素性肺血管攣縮を抑制し肺動脈圧上昇を防ぐ（図5）。しかし，長期酸素療法により睡眠中の一過性低酸素血症の頻度は低下しない。

慢性心不全患者の約30〜50%に睡眠中無呼吸を合併することが報告されている[10]。無呼吸は閉塞性と中枢性の両方がみられるが中枢性の頻度が80%を占める。中枢性無呼吸が起こる機序は，心不全の肺うっ血により肺イリタントレセプターが刺激され過換気になることから$PaCO_2$が低下し，呼吸中枢が抑制され，無呼吸になると考えられている。その結果，低酸素状態だけでなく，交感神経系が刺激され心室性不整脈の原因にもなる。この中枢性無呼吸（チェーン・ストークス呼吸）には酸素吸入が有用であることが報告されている。酸素吸入は夜間の無呼吸の頻度と低酸素血症の程度を減少させ，途中覚醒の頻度も減少させる[11,12]。夜間の尿中ノルエピネフリン排泄量を減少させる。また身体活動能力も著明に改善させる[13]。そのため，2004年4月から新たにHOTの適用基準に「慢性心不全，ただし医師の診断により，New York Heart Association（NYHA）Ⅲ度以上であると認められ，睡眠時チェーン・ストークス呼吸がみられ，無呼吸低呼吸指数（1時間あたりの無呼吸数および低呼吸数をいう）が20以上であることが，睡眠時ポリグラフィ上確認されている症例」が追加された。

(4) 腎臓

腎血流量は1.2〜1.3 l/分で心拍出量の約25%である。酸素消費量は18 l/分と多い。皮質の血流は1 gあたり4.5 ml/分と髄質に比べて多く，酸素は主にナトリウムの能動輸送に使われている[14]。腎臓は動静脈酸素分圧較差（Δa-vP_{O_2}）が少なく，豊富な血流により酸素消費量が維持されている。したがって，低酸素による腎機能障害はPaO_2の低下と腎血流の変化の両面から考える必要がある。

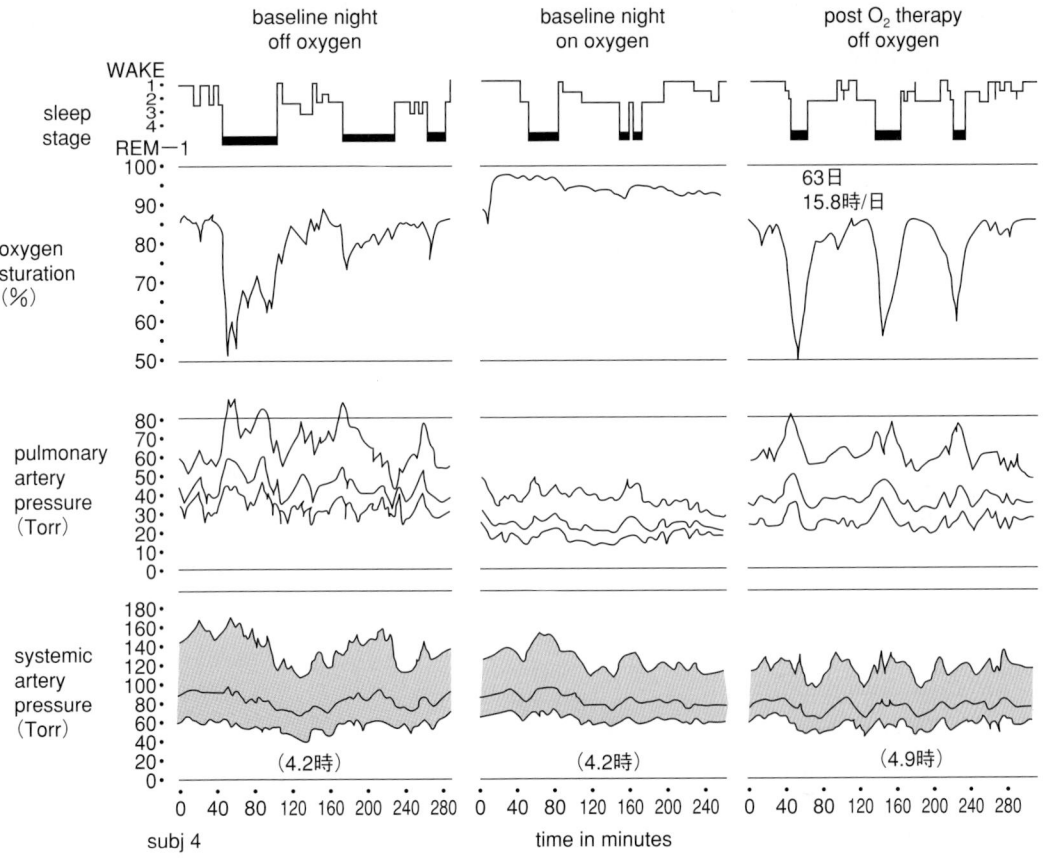

図5 夜間少量酸素療法の睡眠中一過性低酸素血症に対する効果
左は空気吸入時，中は酸素3 l/分吸入時，右は長期酸素療法後で酸素を吸わない状態．上から睡眠ステージ，Sa_{O_2}，肺動脈圧，体血圧（上から収縮期，平均圧，拡張期圧）を示す．低流量の酸素吸入がレム睡眠中の一過性低酸素血症を予防し，肺動脈圧上昇を防いでいる．
(Fletcher EC, Levin DC. Cardiopulmonary hemodynamics during sleep in subjects with chronic obstructive pulmonary disease. Chest 1984；85：6-14 より引用)

COPD患者に腎機能異常を合併することは多い。特に呼吸不全例では乏尿，高尿素窒素血症，低ナトリウム血症，血清クレアチニンの上昇がみられ，バソプレシン（抗利尿ホルモン antidiuretic hormone：ADH），アルドステロンが高値を示している。これらの異常は病態の重症度に一致して出現する。特に，高二酸化炭素血症の合併は腎機能への影響が大である。例えば，低酸素血症のみで高二酸化炭素血症や浮腫を伴わない例では上記の異常は認めないが，高二酸化炭素血症を伴う例では血中アルドステロン，ADH，血清ナトリウムは正常であるが血漿レニンは高値を示す。さらに，より進行した浮腫を伴う呼吸不全例では血中アルドステロン，ADHの上昇，低ナトリウム血症を伴う（図6）。

低酸素が腎機能に与える影響については，動物実験ではPa_{O_2}が40 Torrから腎臓の酸素消費量が低下し始め，同時に糸球体濾過量，ナトリウム排泄，尿細管でのナトリウムの再吸収の低下が起こる。健常人ではSa_{O_2}を87～74％に低下させた場合，尿量，イヌリンクリアランスが低下するが酸

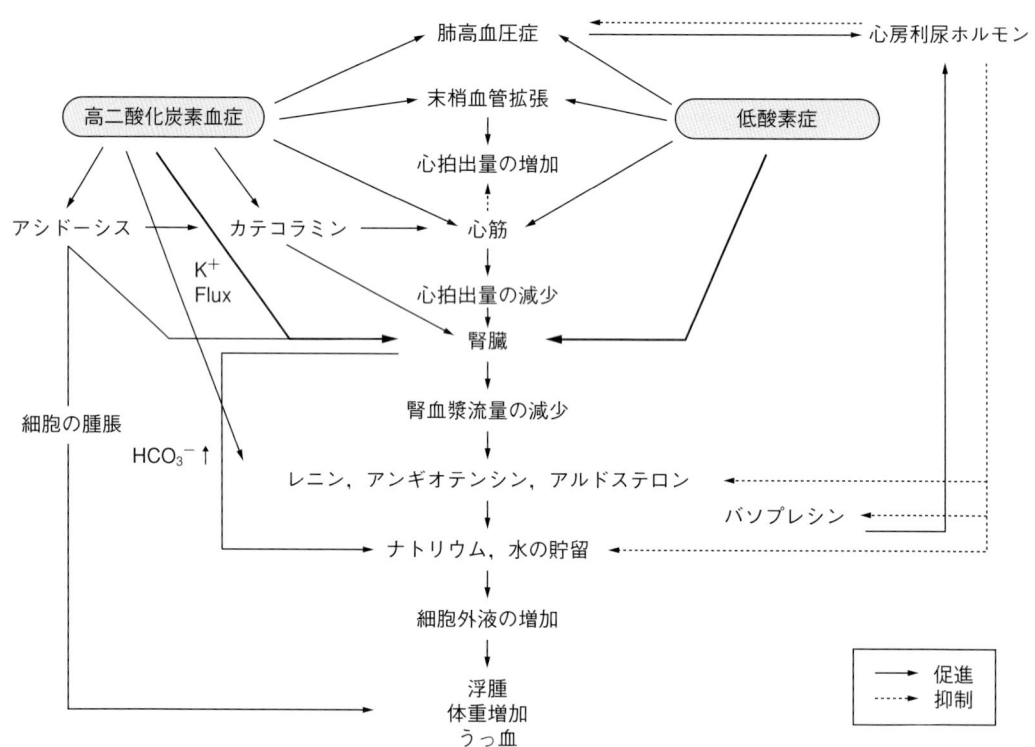

図6 呼吸不全患者にみられる高二酸化炭素血症，低酸素症の腎機能への影響
(Kilburn KH, Dowell AR. Renal function in respiratory failure. Arch Intern Med 1971；127：754-62 より改変引用)

素吸入でもとへ戻る．COPD患者でも同様にPa_{O_2}が40 Torr以下で尿量は低下し始め，酸素吸入により尿量は増加する．

　最近肺高血圧症合併例では血漿心房性ナトリウム利尿ペプチド（artial natriuretic peptide：ANP）が増加していることが報告されている．ANPはナトリウム，水の貯留に拮抗的に作用し，また肺血管拡張作用のあることから，むしろ上記の異常に対する防御的反応と考えることができる．ANP分泌に対する長期酸素療法の効果についてはまだ報告はないが，急性効果については血漿ANP濃度を軽度低下させる．

(5) 肝臓

　COPD患者にみられる肝機能異常は，一般に低酸素の程度が強いものほど，期間が長いものほどLDH，AST（GOT），ALT（GPT）の上昇を認める．高ビリルビン血症を伴う例は少ない．肝臓への血流は66～83％が門脈系から，17～34％は肝動脈系から供給されている．門脈圧は10～13 cmH_2O，肝静脈圧は2～5 cmH_2Oと灌流圧が非常に小さい．したがって，肝臓への酸素供給は門脈血流の影響が大きい．右心不全例では肝静脈圧上昇の結果，灌流圧は低下し，同時に存在する低酸素血症のため肝細胞への酸素運搬は低下し，著しい肝障害が惹起される．うっ血性心不全では肝

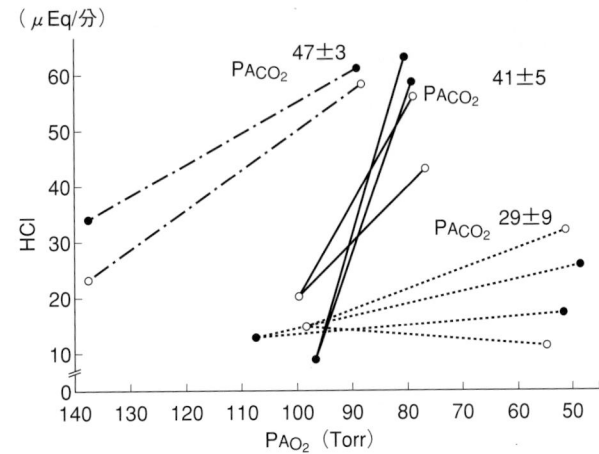

図7 P_{ACO_2}, P_{AO_2} と胃酸（HCl）分泌量との関係
対象は健康成人男子2名（●, ○）．吸入酸素濃度が下がるほど，吸入二酸化炭素濃度が高くなるほど胃酸の分泌量は増加する．P_{ACO_2}：肺胞気二酸化炭素分圧，P_{AO_2}：肺胞気酸素分圧．
(Naitove A, Tenney SM. Effects of hypoxia and hypercapnia on gastric acid secretion. Gastroenterology 1962；43：181-8 より引用)

血流は約1/3に低下するといわれている．さらに，中心静脈圧が上昇すると門脈も受動的に拡張し，機械的に肝細胞を圧迫し肝細胞がさらに障害される．

したがって，長期酸素療法の肝機能への生理学的意味はPa_{O_2}の改善のみでなく，同時に期待される心機能，腎機能の改善により肝静脈圧が低下し，肝臓の灌流圧の上昇により肝血流量の増加，肝細胞への酸素運搬の改善によるところが大である．

(6) 胃

COPD患者に胃粘膜病変の合併（14〜43％）が多く，その発生に低酸素血症が関与している．低酸素血症は胃の防御因子と攻撃因子の両方に影響する．防御因子として胃粘膜細胞への血流が重要な役割をしている．生体では胃壁への血流のうち87％が粘膜および粘膜下層へ分布しているが，低酸素下では粘膜血流は低下する．特に胃体部への影響が大きい．胃体部は好気性エネルギー代謝が盛んなところであり，血流低下の影響を受けやすいといわれる．

攻撃因子としては低酸素により胃酸分泌が亢進することが明らかにされている．特に，高二酸化炭素血症を伴う場合，より胃酸分泌が増強する（図7）．

したがって，長期酸素療法によりPa_{O_2}を改善させることは，胃粘膜に対する防御，攻撃因子の両面から有効であろう．

(7) 造血器

一般に高地居住者に多血症を認め，平地居住者が高地へ移動した場合，その直後から赤血球の鉄利用は亢進し，網状赤血球は増加し，骨髄は過形成になる．しかし，白血球系，血小板の変化は起こらない．これら一連の変化は血中のエリスロポエチンの上昇が関与し，酸素吸入でもとへ戻る．COPD患者では高度の多血症を伴うことは少ないが，長期酸素療法によりヘマトクリットは低下する．このとき，全赤血球は低下し，全血漿量は変化しない．赤血球中の2,3-DPGは減少する．夜間酸素吸入より連続吸入の方がその効果は大きい．

(8) 筋肉

慢性呼吸不全のCOPD患者では骨格筋の筋肉の萎縮，筋力の低下，嫌気性糖分解の亢進，好気性糖分解の低下，酸化酵素を多く含むⅠ型筋線維の相対的減少が報告されている。これら患者に9カ月間のHOTを行うと，嫌気性糖分解と好気性糖分解は変化しないが[15]，クレアチンリン酸を利用したエネルギー効率は改善する[16]。

(9) その他

① 性機能（性的能力）

性行為の問題については患者からの訴えも少なく見逃すことが多い。しかし，COPD男性患者の19〜30％がインポテンツを訴え，35％が呼吸困難を理由に性行為を行っていない。また，性行為自体の回数も減少している。この原因については，ただ単に性行為中の呼吸困難とそれによるフラストレーションにより性生活に対する興味を失っていたり，配偶者の看病により夫婦の関係がうまくいっていないこと，うつ，心気症，ヒステリーなどの心因性による性機能障害が主であるが，器質的障害も報告されている[17]。長期酸素療法の効果について臨床研究はみられないが，行為前・中あるいは後の酸素吸入は呼吸困難を軽減させ運動能を改善する。精神神経障害の改善により心因性インポテンツの改善も期待できる。

② 行動範囲

HOTは日常生活において行動範囲を広める。特に，携帯用酸素ボンベの小型軽量化，携帯用液体酸素，呼吸同調装置（デマンドバルブ）による酸素使用時間の延長など医療機器の進歩によるところが大きい。また，酸素供給業者の協力で遠方への旅行も可能である。

―― ま と め ――

長期酸素療法の生理学的意義とその効果を各臓器別に解説した。長期酸素療法，夜間酸素療法の有用性はその予後改善の面からも明らかである。しかし，臓器別にみた生理学的機序については，長期的研究が必要なため臨床報告が少なく，かつ解明されていない部分が多い。

【参考文献】

1) Report of the Medical Research Council Working Party. Long term domiciliary oxygen therapy in chronic hypoxic cor pulmonale complicating chronic bronchitis and emphysema. Lancet 1981；Ⅰ：681-5.
2) Nocturnal Oxygen Therapy Trial Group. Continuous or nocturnal oxygen therapy in hypoxemic chronic obstructive lung disease. Ann Intern Med 1980；93：391-8.
3) 斉藤俊一，宮本顕二，西村正治ほか．在宅酸素療法実施症例の全国調査結果について．厚生省特定疾患呼吸不全調査研究班平成7年度研究報告書．p.5-9.
4) 川上義和ほか：呼吸不全における酸素吸入の血液および組織酸素化に対する効果．日胸疾会誌 1977；

15：680.

5) Gibson GE, Pulsinelli W, Blass JP et al. Brain dysfunction in mild to moderate hypoxia. Am J Med 1981；70：1247-54.
6) Krop HD, Block AJ, Cohen E. Neuropsychologic effects of continuous oxygen therapy in chronic obstructive pulmonary disease. Chest 1973；64：317-22.
7) Block AJ. Neuropsychological aspects of long-term oxygen therapy Eur J Respir Dis 1986；146 (Suppl)：417-9.
8) Petty TL, Stanford RE, Neff TA. Continuous oxygen therapy in chronic airway obstruction：Observations on possible oxygen toxicity and survival. Ann Intern Med 1971；75：361-7.
9) Weitzenblum E, Sautegeau A. Long-term oxygen therapy can reverse the progression of pulmonary hypertension in patients with chronic obstructive pulmonary disease. Am Rev Respir Dis 1985；131：493-8.
10) Javaheri S, Parker TJ, Liming JD, et al. Sleep apnea in 81 ampulatory male patients with stable heart failure. Circulation 1998；97：2154-9.
11) Hanly PJ, Millar TW, Steljes DG, et al. The effect of oxygen on respiration and sleep in patients with congestive heart failure. Ann Intern Med 1989；111：777-82.
12) Javaheri S, Ahmed M, Parker TJ. et al. Effects of nasal O_2 on sleep-related disordered breathing in ambulatory patients with stable heart failure. Sleep 1999；22：1101-6.
13) 小島里織，中谷　眞，城谷知彦ほか．慢性心不全患者に対する在宅酸素療法の効果．J Cardiol 2001；38：81-6.
14) 入来　正．腎．入来　正，小林敬介編．生理学．東京：文光堂；1987. p. 833-58.
15) Jakobsson P, Jorfeldt L, Henriksson J. Metabolic enzyme activity in the quadriceps femoris muscle in patients with severe chronic obstructive pulmonary disease. Am J Respir Crit Care Med 1995；151：374-7.
16) Jakobsson P, Jorfeldt L. Long-term oxygen therapy may improve skeletal muscle metabolism in advanced chronic obstructive pulmonary disease patients with chronic hypoxaemia. Respir Med 1995；89：471-6.
17) Fletcher EC, Martin R. Sexual dysfunction and erectile impotence in chronic obstructive pulmonary disease. Chest 1982；81：413-21.
18) Tenney SM, Lamb TM. Physiological consequence of hypoventilation and hyperventilation. In：Handbook of Physiology, section 3 Respiration. 1965；2：983.
19) Fleetham JA, Bradley CA, Kryger MH et al. The effects of low flow oxygen therapy on the chemical control of ventilation in patients with hypoxemic COPD. Am Rev Respir Dis 1980；122：833-40.
20) Fletcher EC, Levin DC. Cardiopulmonary hemodynamics during sleep in subjects with chronic obstructive pulmonary disease. Chest 1984；85：6-14.
21) Kilburn KH, Dowell AR. Renal function in respiratory failure. Arch Intern Med 1971；127：754-62.
22) Naitove A, Tenney SM. Effects of hypoxia and hypercapnia on gastric acid secretion. Gastroenterology 1962；43：181-8.

（宮本顕二）

3 在宅酸素療法における睡眠呼吸障害

―― はじめに ――

　在宅酸素療法（home oxygen therapy：HOT）は1985（昭和60）年3月から保険診療として認可され，その基準は2004年の改訂で，それまでの慢性呼吸不全と肺高血圧症に加えて慢性心不全へ適応が拡大された（41頁表1参照）。慢性心不全に関しては，患者のうち，NYHA（ニューヨーク心臓協会）Ⅲ度以上であり睡眠時のチェーン・ストークス呼吸がみられ，無呼吸低呼吸指数（apnea and hypopnea index：AHI）が20以上である症例である。したがって，HOTを開始する際，睡眠時呼吸障害を的確に把握し，睡眠時低酸素血症の有無を評価する頻度は増している。

　睡眠時呼吸障害のスクリーニングとしてはメモリー機能付きのパルスオキシメータが利用できる（図1）。ただし，慢性心不全へのHOTの適応判定を行う際は，ポリソムノグラフィによるスリープスタディ（終夜検査）が必要とされている。左室駆出率（left ventricular ejection fraction：LVEF）が40％以下の慢性心不全患者のうち，30～50％がチェーン・ストークス呼吸を伴うと報告されている[1]。

　慢性呼吸不全に対してもスリープスタディは有益であり，睡眠時低酸素の原因の検討，睡眠段階の評価，酸素療法を含めた種々の治療法の効果判定に用いられる。睡眠中に酸素飽和度が著しく低下した状態（90％未満）が20～30分と持続したあとに回復するという状態を繰り返す症例がしば

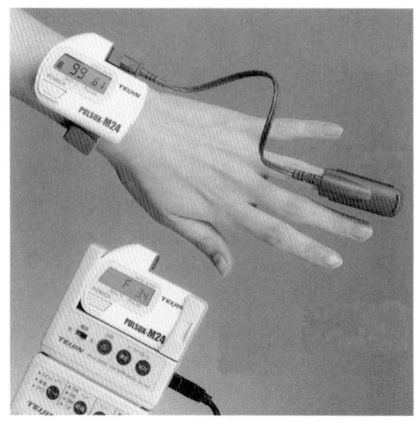

図1　メモリー機能付きのパルスオキシメータ

しばみられるが，これは低換気に伴う低酸素血症と考えられ，このような場合にはポリソムノグラフィによる検査の適応である．低換気が確認されれば，自覚症状や入院歴なども含めてHOTとマスク式補助換気療法（noninvasive positive pressure ventilation：NPPV）の併用が検討される．

1）睡眠時呼吸障害の検出法

　睡眠時呼吸障害の確定診断には，終夜検査法としてポリソムノグラフィが必要となる．しかしながらこの検査は検査項目も多岐にわたるため，患者の状況によって検査のステップを踏んで行われる．

(1) 臨床症状および検査所見からの疑診

　慢性呼吸器疾患患者に，いわゆる睡眠時無呼吸症候群（sleep apnea syndrome：SAS）を合併した際は，家族の問診も重要となる．すなわち閉塞型の睡眠時無呼吸症候群では，激しいいびきと無呼吸が指摘される．しかし慢性呼吸器疾患患者の睡眠時呼吸異常は，主として低換気によるものが多く[2]，睡眠中の観察からは予測のつかない低酸素血症を来すことがある[3]．また臨床症状では，昼間の知的および運動能力の低下，早期起床時の頭痛などがある．以上の所見以外に説明のつかない肺高血圧症，心不全，予想以上に悪い昼間の低酸素血症，ホルター心電図（Holter ECG）などにおける睡眠時の不整脈の多発なども，終夜検査の適応となる．

(2) 基礎疾患の診断

　睡眠時呼吸障害の頻度の高い疾患として表1のような病態が挙げられる．このような疾患背景と臨床症状から睡眠時呼吸障害の存在を疑うことができる．慢性呼吸器疾患は，睡眠時呼吸障害とそれによる睡眠時低酸素血症を来すことが多く，特に肺結核後遺症患者では，日中覚醒時血液ガス所見から，予測のできない睡眠時動脈血酸素飽和度（SaO_2），の低下を認めることがある[3]．したがって，慢性呼吸器疾患は終夜検査の適応疾患となりうる．

(3) スクリーニング検査

　前述したように，ポリソムノグラフィは検査項目が多く，限られた施設で行われることが多い．したがって睡眠時呼吸障害が疑われる際，まずスクリーニング検査を行う．スクリーニング検査としては，メモリー機能付きのパルスオキシメータの利用が適している．その解析結果（図2）における，酸素飽和度の波形から，閉塞性の睡眠時無呼吸や慢性呼吸不全における低換気が起こっていることの推測が可能となる．測定に際しては，睡眠を阻害しないプローブを用いるように注意したい．現在よく用いられているプローブのタイプを図3に示す．

(4) 睡眠時呼吸障害の簡易検査装置

　酸素飽和度に加えて呼吸状態（気流曲線，胸・腹壁の呼吸運動）を終夜記録できるいわゆる睡眠

表1 睡眠時呼吸障害の関連病態

上気道(解剖学的)狭窄	扁桃肥大，腫瘍(リンパ腫，扁平上皮癌，喉頭癌)，口蓋帆咽頭機能障害をまねく咽頭フラップ，小舌肥大，小顎症(Pierre-Robin症候群)
慢性呼吸器疾患	COPD，陳旧性肺結核
内分泌異常	外因性肥満，甲状腺機能低下症，先端肥大症，Cushing症候群，汎下垂体機能低下症
筋肉・骨核異常	ポリオ，筋ジストロフィ，筋萎縮性側索硬化症，脊柱後側彎症，Shy-Drager症候群
中枢神経系疾患	脳卒中(特に後小脳動脈，中大脳動脈)，脳血栓，頭部外傷，疼痛除去目的の両側腹側外側頸部コルドトミー，脳炎，脳幹部腫瘍
心血管系疾患	慢性心不全，心筋症，腎不全に伴う容積負荷，慢性高山病
その他	真性多血症

表2 ポリソムノグラフィ

睡眠ステージ	脳波，オトガイ筋筋電図，電気眼位図
心肺循環動態	ECG
Sa_{O_2}およびPa_{O_2}	パルスオキシメータ
呼吸パターン	口および鼻の気流の検知 ・サーミスタ 換気運動の検知 ・胸・腹バンド

時呼吸障害の簡易検査装置も発売されている（生態情報モニタ：モルフェウス®，図4）。この装置の使用により，睡眠中の低酸素の出現とその際の呼吸状態の関連性がみられる（図5）。慢性心不全のチェーン・ストークス呼吸とAHIや無呼吸の型（閉塞型，中枢型）も判断できる。また，ECGリードを使用することによりホルター心電図の同時検査も可能となる。

(5) ポリソムノグラフィ

ポリソムノグラフィには，さまざまな検査の組み合わせがあるが（表2），基本的には，呼吸のモニタとして，鼻および口における気流，胸壁および腹壁の換気運動の記録，睡眠の評価には，脳波（EEG），電気眼位図（EOG），オトガイ筋筋電図（EMG）がある。循環系の評価には，心電図，時にSwan-Ganzカテーテルを留置し，肺動脈圧の連続記録，心拍出量などの検討も行われる。低酸素血症のチェックには，パルスオキシメータによるSa_{O_2}の連続測定を行う。

以上のようにポリソムノグラフィは多項目にわたる検討で，以下にそれらの実際とデータの評価について述べる。

① 睡眠ステージ

睡眠ステージ判定のためには，EEG，EOG，EMGの検討が必要である。筆者らは，EEGの記録はcentral regions（C3，C4）とoccipital regions（O1，O2）を用いているが，睡眠ステージの判定には，C4-A1またC3-A2からの記録で十分である。

EOGは，左右の眼球運動の記録を，EMGは，オトガイ筋，下オトガイからの筋電図の記録を用

図2　A

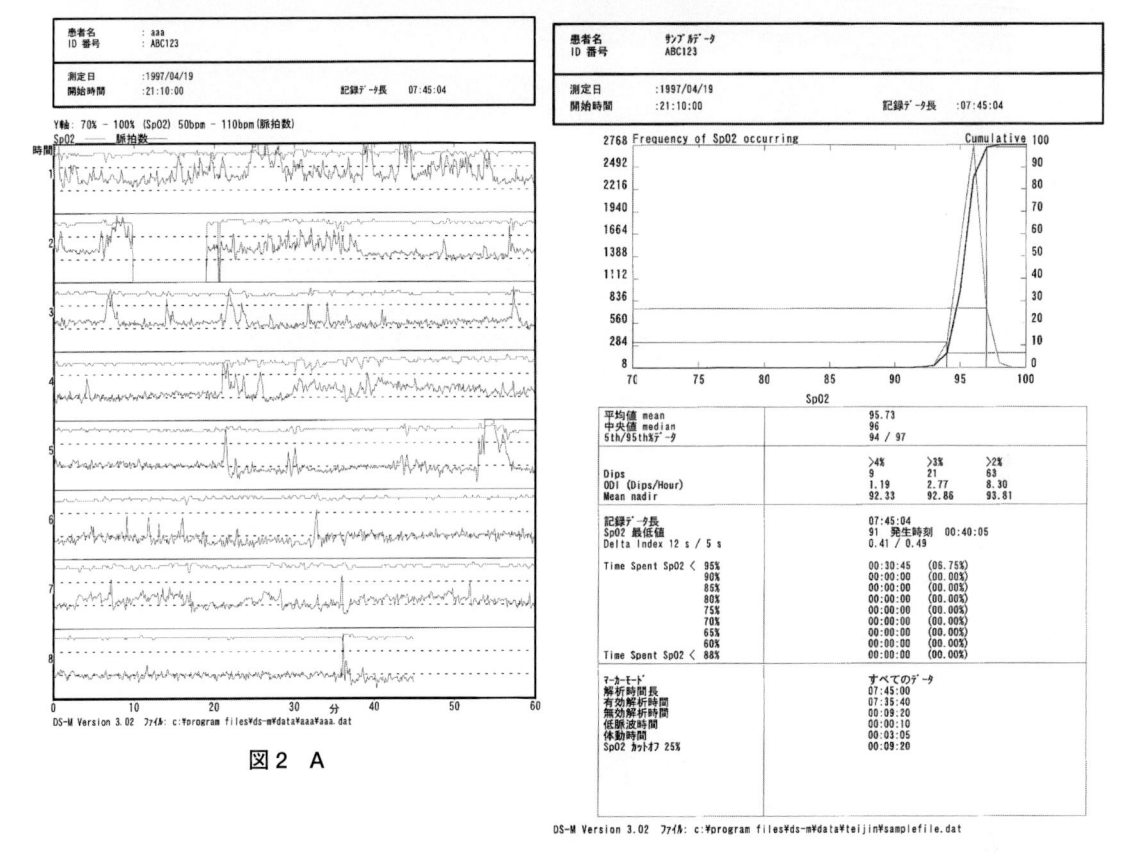

図2　B

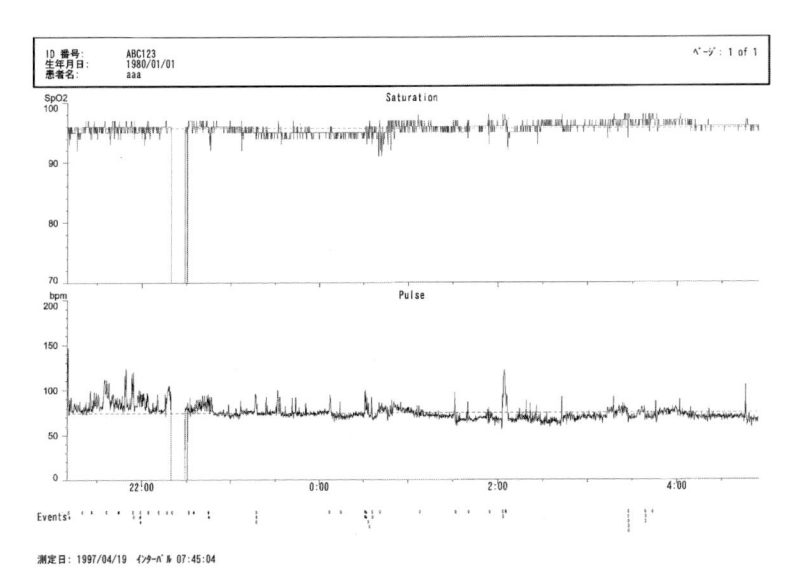

図2　C

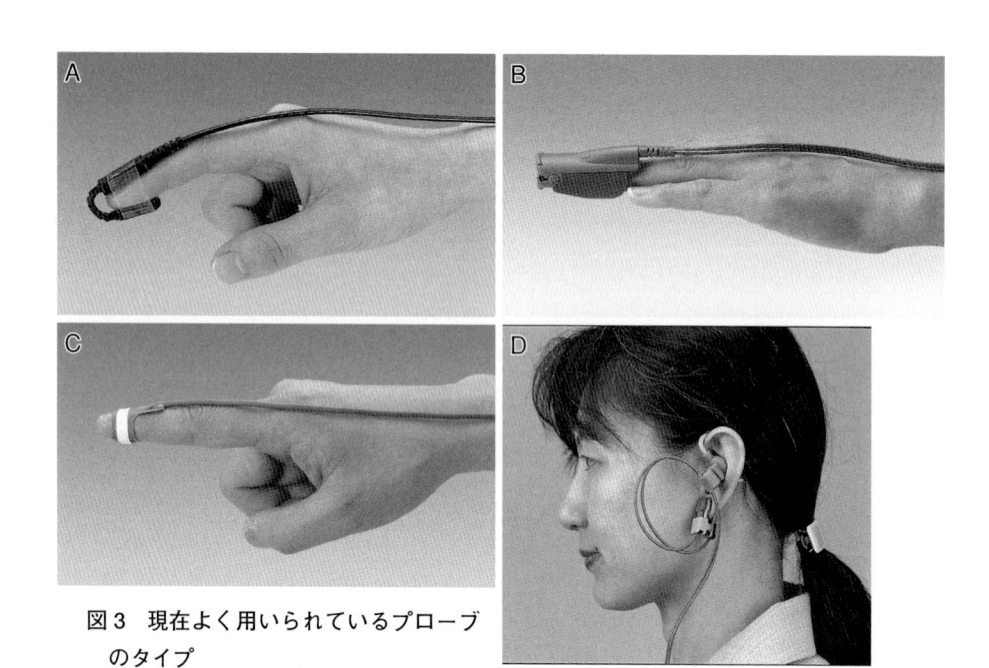

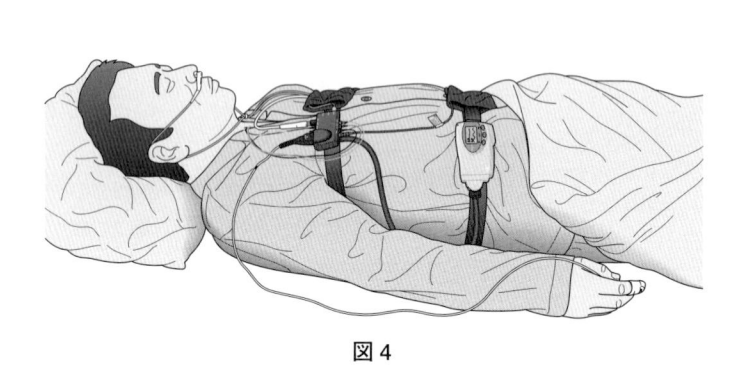

図3 現在よく用いられているプローブのタイプ

図4

いる（図6）。睡眠ステージには，W（覚醒，wakefull ness），Ⅰ（very light sleep），Ⅱ（light sleep），Ⅲ（moderately deep sleep），Ⅳ（deep sleep），レム（paradoxical sleep, dreaming sleep）に分類される（図7）。また，Ⅰ，Ⅱ，Ⅲ，Ⅳをnon-REM睡眠，Ⅲ，Ⅳをslow wave sleepと称する。

次に慢性呼吸器疾患患者における睡眠ステージ判定の意義について述べる。低酸素血症の約80％がレム睡眠中に生じ，また全睡眠時間の約20％がレム睡眠である。したがってレム睡眠の平均Sa_{O_2}は，覚醒時および他の睡眠ステージに比し著明に低値を呈する。Kooら[4]は，中等度の閉塞性換気障害を認める慢性閉塞性肺疾患（chronic obstructive pulmonary disease：COPD）患者に睡眠時血液ガス所見を検討したところ，覚醒時に比し動脈血酸素分圧（Pa_{O_2}）の最小値の平均値は13.5±3.9 Torr低下し，それに伴い動脈血二酸化炭素分圧（Pa_{CO_2}）の上昇を認めたと報告している。また睡眠ステージ別に検討しているが，レム睡眠時にPa_{CO_2}とPa_{CO_2}の変動が最も大きい

図5

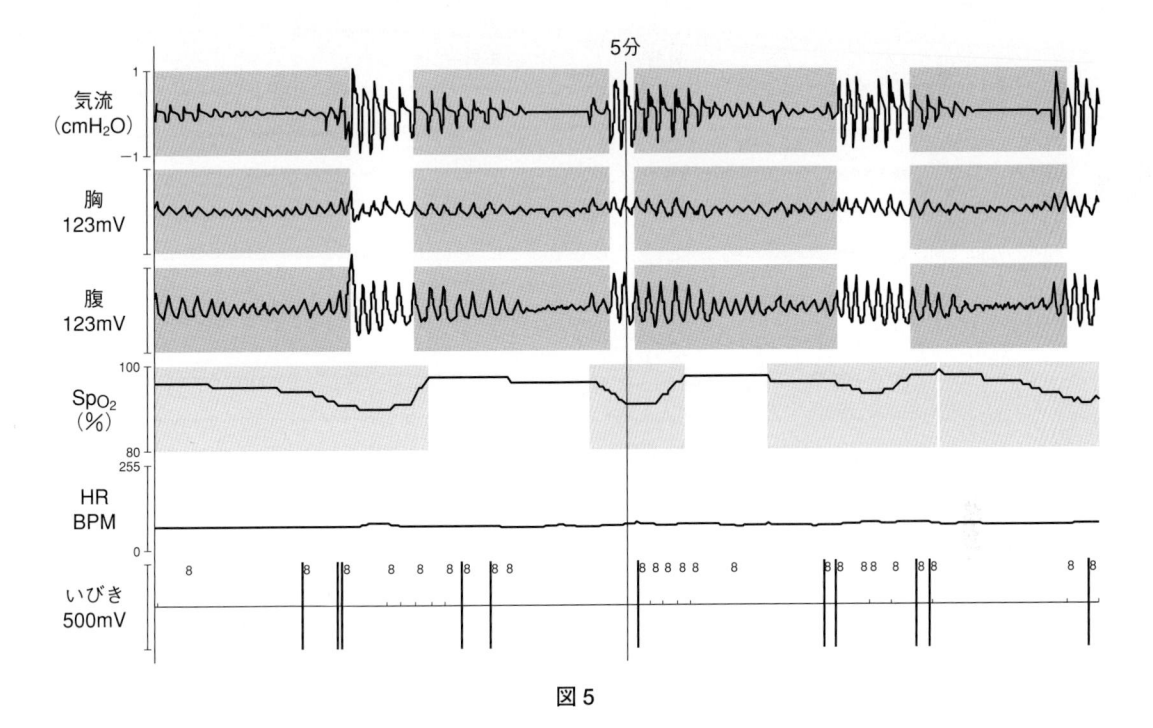

図6 脳波,心電図,電気眼位図の記録電極の位置

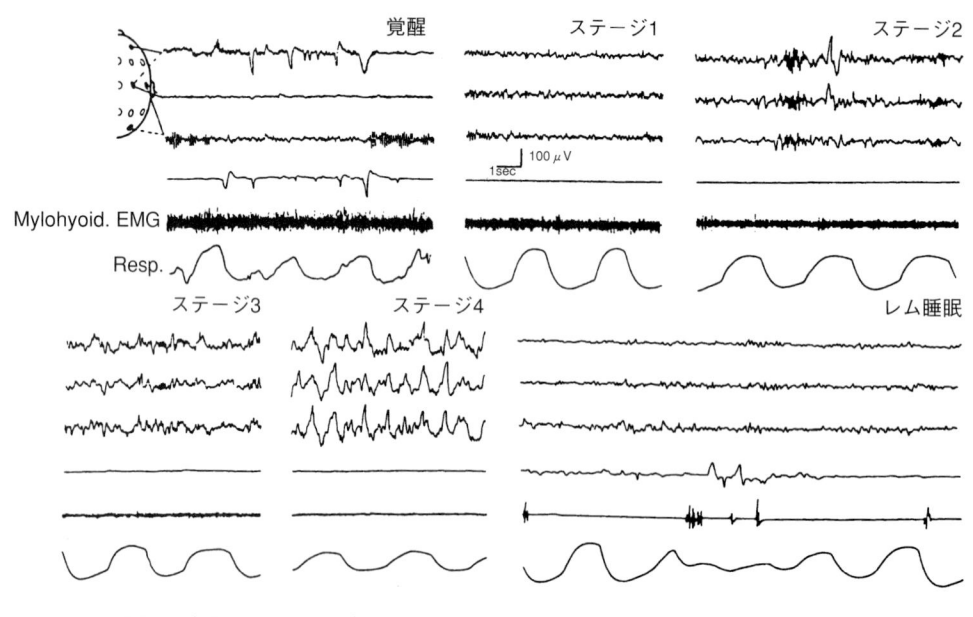

図7 覚醒時, ステージⅠ, Ⅱ, Ⅲ, Ⅳ. レム睡眠相のポリソムノグラフィ

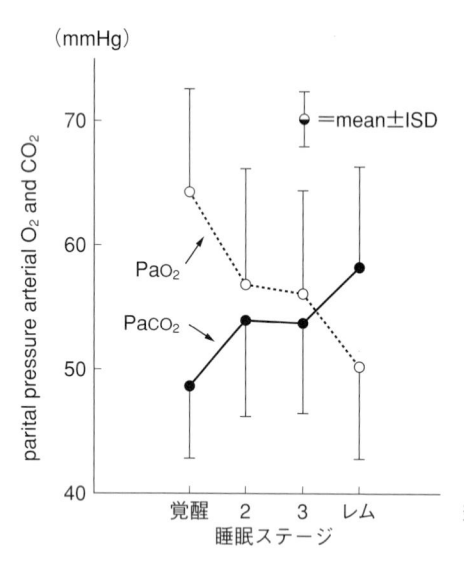

図8 COPD患者の睡眠ステージと動脈血ガス分圧
(Koo KW, Sax DS, Snider GK. Arterial blood gases and pH during sleep in chronic obstructive pulmonary disease. Am J Med 1975；58：663-70 より引用)

(図8)。また睡眠時 Sa_{O_2} に関した検討では，Fleethman ら[5]や，Calverly ら[6]は，覚醒時およびノンレム睡眠時に比し，レム睡眠時は著明な Sa_{O_2} の低下を呈したと報告している。このように睡眠により低酸素血症は悪化し，特にレム睡眠時には著明となる。したがって睡眠時呼吸障害の病態を検討する際は，睡眠ステージの判定は必須だが，睡眠時低酸素血症の有無の観察を目的とするなら，睡眠ステージの評価は必須ではないと，筆者は考えている。

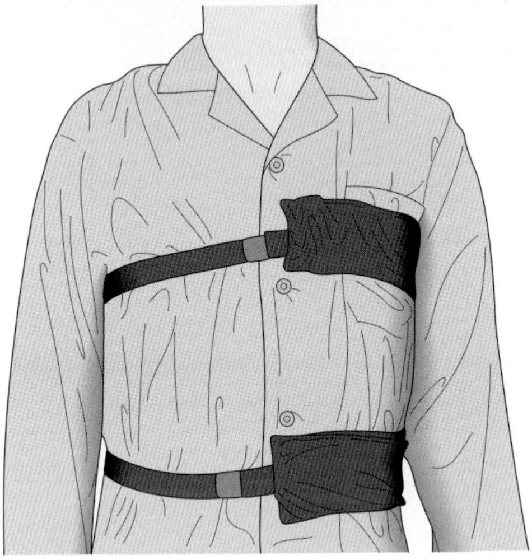

図9

② 心肺循環動態

睡眠時の心肺循環動態の評価に関しては，ECGによる不整脈の有無，心拍数の変化をモニタリングする。

③ 動脈血酸素飽和度（Sa_{O_2}）

睡眠時の低酸素血症の有無を検討する際，パルスオキシメータを用いてSa_{O_2}の連続測定が一般的である。パルスオキシメータは，光を当てて血液の透過光の吸収度を測定する際に，心臓の拍動に一致して変化する成分を取り出し分析することにより，Sa_{O_2}を算出することができる。

④ 呼吸のモニタ

睡眠中の呼吸のモニタは，睡眠時呼吸障害の検知とその種類の判定が主な目的となる。呼吸のモニタの内容は，口および鼻の気流の検知と，胸壁および腹壁運動による換気動態の観察からなる。口，鼻の気流の検知は，定性的な評価としてサーミスタを用いる。定量的な方法としてはマスクを使用し，ニューモタコグラフを用いて換気量を測定する方法がある。

胸壁および腹壁運動の検知は，コイルを埋め込んだ伸縮性のあるバンドを胸壁および腹壁に巻き付けて測定する（図9）。原理は，呼吸運動により変化する胸・腹壁に巻かれたバンドの横断面積の変化がオシレータを介し，アナログ信号として胸壁・腹壁運動が表される。EEG，S_{O_2}などと合わせ，リアルタイムで測定記録をモニタリングし（図10），自動解析するシステムが利用されている。

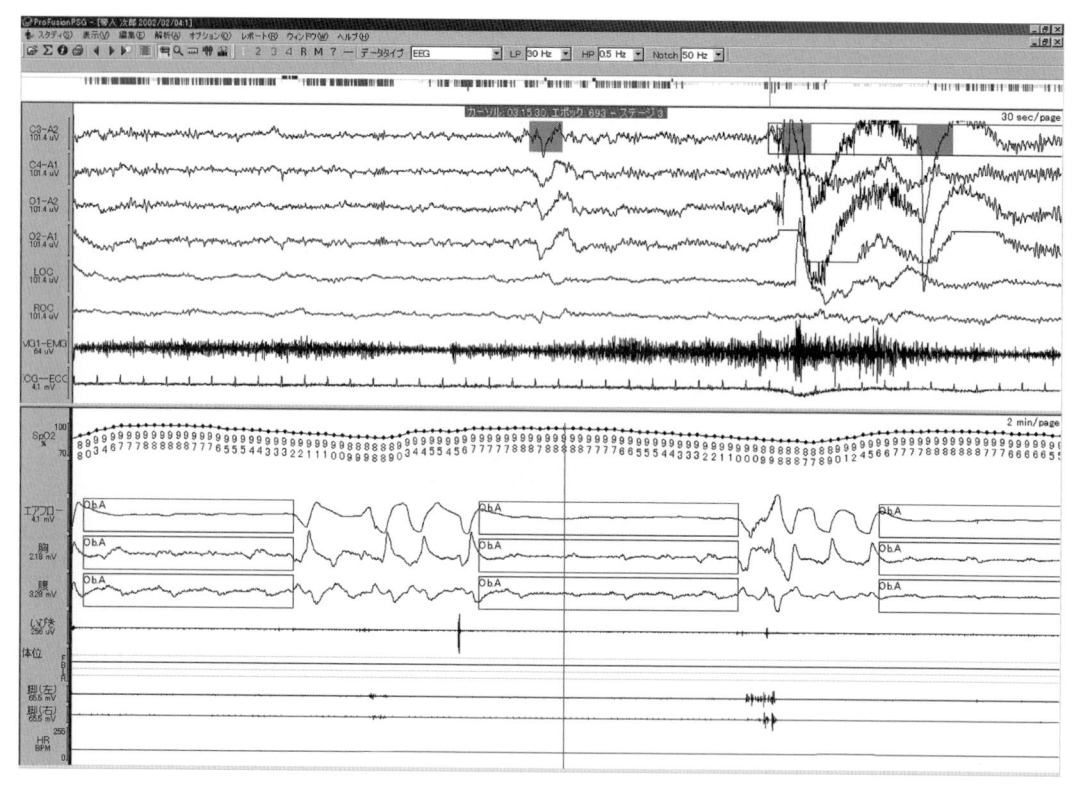

図10

2) 睡眠時呼吸障害と睡眠時Sa$_{O_2}$低下の概念

　睡眠時呼吸障害には，無呼吸，低呼吸，周期性呼吸ないし不規則呼吸がある．無呼吸は，口および鼻の10秒以上の気流の停止と定義される．無呼吸には，胸・腹壁の換気運動が停止し，口および鼻の気流の停止を認める中枢型，上気道が閉塞するため換気運動は認められるが，気流は停止し，胸・腹壁が奇異運動を示す閉塞型，中枢型から閉塞型に移行する混合型がある．一方，換気の50％以上の低下に，酸素飽和度（Sp$_{O_2}$）の4％以上の低下を伴うものを低呼吸（hypopnea）と一般に定義し，睡眠1時間あたりの無呼吸と低呼吸の合計の回数をAHIという．筆者らは，睡眠時Sa$_{O_2}$が85％以下となる時間の累積が10分以上なら著明な睡眠時Sa$_{O_2}$の低下と判断し，持続酸素療法の適応と考えている．

―― お わ り に ――

　慢性呼吸器疾患患者では，覚醒時血液ガス所見からは予測できない低酸素血症を認めることがある．したがってHOT開始にあたり，睡眠時換気動態と睡眠時低酸素血症の有無を検討する必要がある．本項では，睡眠時呼吸異常および睡眠時低酸素血症の検出方法について解説した．

【参考文献】

1) Sleep-related breathing disorders in adults : recommendations for syndrome definition and measurement techniques in clinical research. The report of an American Academy of Sleep Medicine Task Force. Sleep 1999 ; 22 : 667-8.
2) Catterell JR, Calverley PMA, MacNee W et al. Mechanism of transient nocturnal hypoxemia in hypoxic chronic and emphysema. J Appl Physiol 1985 ; 59 : 1698-703.
3) 成井浩司, 坪井永保, 中田紘一郎ほか. 慢性呼吸器疾患患者における覚醒時動脈血所見と睡眠時動脈血酸素飽和度に関する検討. 厚生省特定疾患呼吸不全調査研究班平成元年度研究報告. 1989.
4) Koo KW, Sax DS, Snider GK. Arterial blood gases and pH during sleep in chronic obstructive pulmonary disease. Am J Med 1975 ; 58 : 663-70.
5) Fleethman JA, et al. Chemical control ventilation and sleep arterial oxygen de saturation in patients with COPD. Am Rev Respir 1980 ; 22 : 583-9.
6) Calverly PMA, Brezinova V, Douglas NJ, et al. The effect of oxygenation on sleep quality in chronic bronchitis and emphysema. Am Rev Dis 1982 ; 126 : 206-10.

〈成井　浩司〉

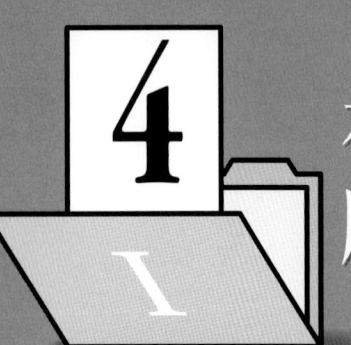

4. 在宅酸素療法における肺循環動態

―― はじめに ――

　呼吸不全とは原因のいかんを問わず，動脈血ガス，特に動脈血酸素分圧（Pa_{O_2}）と動脈血二酸化炭素分圧（Pa_{CO_2}）が異常で，そのために生体が正常な機能を営みえなくなった状態と定義されている。生体が正常な機能を営めないということは，肺病変によるガス交換に加え，循環障害，組織酸素化の障害を示しており，臓器不全をも包括する概念を示しているといえる。

　種々の原因による慢性呼吸不全のうち安定した病態にあるものに，入院以外の状況で酸素投与を行い，自宅療養，社会復帰を可能とすることを目的として在宅酸素療法（home oxygen therapy：HOT）が行われるようになった。さらに，低酸素血症の有無を問わず肺高血圧症にも HOT が適応されるようになり，患者およびその家族に充実した社会生活，家庭生活がもたらされるようになっている。

　HOT の適応基準として 2004（平成 16）年度診療報酬では，①チアノーゼ型先天性心疾患，②高度慢性呼吸不全例のうち，在宅酸素導入時に Pa_{O_2} 55 Torr 以下の者および Pa_{O_2} 60 Torr 以下で睡眠時または運動負荷時に著しい低酸素血症を来す者，③肺高血圧症，④慢性心不全としている。

　日本胸部疾患学会（現日本呼吸器学会）肺生理専門委員会は 1988（昭和 63）年，HOT の適応基準として，あらかじめ酸素吸入以外に有効と考えられる治療（抗菌薬，気管支拡張薬，利尿薬など）が積極的に行われており，その後少なくとも 1 カ月以上の観察期間を経て安定期にあり，以下の条件を満たすこととして，安静，室内気吸入下で Pa_{O_2} 55 Torr 以下のもの，ただし Pa_{O_2} 55 以上 60 Torr 以下でも，臨床的に明らかな肺性心，肺高血圧症〔肺動脈平均圧（pulmonary arterial pressure：PAP）20 Torr 以上〕，睡眠中あるいは運動時に長時間にわたり著しい低酸素血症（Pa_{O_2} が 55 Torr 未満あるいはこれに相当する低酸素血症）となるものとしていた。特に肺性心について記載されていたのは，慢性肺疾患では低酸素血症の進行とともに肺高血圧症，肺性心を合併し，患者の予後を悪化することが知られているためであり，心臓カテーテル検査の成績から，HOT が考慮される Pa_{O_2} 60 Torr 以下ではほとんどの例で肺動脈平均圧 20 Torr 以上への昇圧がみられ，特に肺高血圧症，肺性心と明記しなくてもすでに肺循環障害が存在していることが強く示唆されている。すでに換気障害に基づく肺高血圧症への酸素療法の有効性は確立されており，さらに 2002 年度の診療報酬改訂で，ガス交換異常の有無にもかかわらず，肺高血圧症を独立した HOT の適応疾患としたのは，原発性肺高血圧症，肺血栓塞栓症などの肺血管を一時的に障害する疾患群に対する酸素

療法の有用性を示した臨床成績を評価してのことと考えられる。

1) 呼吸不全と肺循環障害

　呼吸器系の主な機能であるガス交換が障害され，動脈血ガスの異常を来した病態を呼吸不全という。呼吸不全の診断に関しては，厚生省（現厚生労働省）特定疾患呼吸不全調査研究班により，室内気吸入時のPa_{O_2}が60 Torr以下となる呼吸障害，またはこれに相当する呼吸障害を呈する異常状態を呼吸不全と診断するとの考え方が提案され，一般に広く用いられている。したがって，呼吸不全の診断に中心的役割をなすものがPa_{O_2}の低下にあることは明らかであるが，この結果として生ずる呼吸不全の病態は，基礎疾患の種類や程度，および呼吸不全に至る過程などによって大きく異なっている。

　呼吸不全の循環面への影響として，主たるものは肺循環障害であり，その主体をなすものは肺高血圧症である。肺高血圧症の存在は右室負荷をまねき，右室拡張，右室肥大による肺性心，さらに右心不全を引き起こし，慢性肺疾患患者の予後に大きく影響を及ぼす。肺性心とは肺，肺血管または肺ガス交換を一次的に障害して肺高血圧症を来す疾患であり，その過程で，右室拡大（右室拡張/右室肥大）あるいは右室不全が起こることと定義される（New York Heart Association；NYHA, 1979）。

　肺循環系は低抵抗容量型であることがその血行力学的特徴とされている。すなわち，予備血管床が豊富であるうえ肺血管は伸展性に富むため，激しい運動などにより肺血流量が大きく増加しても，肺動脈圧はあまり上昇せず安定している。実際に若年者における安静時の肺動脈平均圧の正常値は，13±4 Torrと体血圧に比べかなり低い値を示している。疾患により肺動脈圧が正常値を超えた場合，肺高血圧症とされるが，慢性閉塞性肺疾患（chronic obstructive pulmonary disease：COPD）などの肺実質病変の場合，肺動脈平均圧が20 Torr以上を肺高血圧症とするのに対し，原発性肺高血圧症など肺血管病変が主体の疾患では，肺動脈平均圧が25 Torr以上を肺高血圧症としている。慢性肺疾患を対象としてPa_{O_2}と肺動脈平均圧の関係をみると，図1のように負の相関を

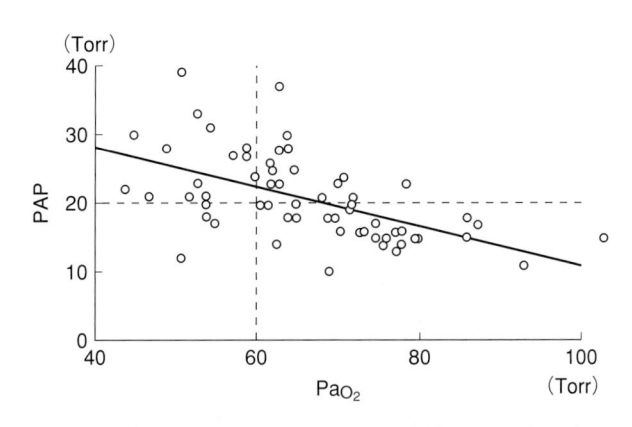

図1　慢性肺疾患におけるPa_{O_2}と肺動脈平均圧（PAP）の関係
　Pa_{O_2}の低下に伴いPAPの上昇が認められる。

示し，一般に，呼吸不全の程度が進行するにつれて肺高血圧症の程度もより重症になると考えられている。

肺高血圧症の発生機序としては，①肺血流量増大（心拍出量増加），②肺静脈圧上昇（左心機能不全），③肺血管床減少，④低酸素性肺血管攣縮（hypoxic pulmonary vasoconstriction：HPV），⑤多血症による血液粘度の増加，⑥一酸化窒素(NO)などの血管拡張物質とエンドセリンなどの血管収縮物質とのバランス異常が考えられている。

慢性肺疾患でみられる肺高血圧症の場合には，肺実質病変に伴う肺血管床の器質的な減少，HPVによる肺血管攣縮に加え，低酸素血症に続発する多血症，水分貯留による循環血液量増加，気道抵抗増大による胸腔内圧上昇の結果起こる左房圧，肺血管抵抗の増大などが複雑に絡み合い肺高血圧症が成立すると考えられている。

Abrahamら[1]はCOPDの12例に14〜15％の低酸素負荷を行った。その結果，肺動脈圧の上昇がみられ，それに比し心拍出量の増加は少なく，結果として全肺血管抵抗の増加は大きなものであり，この主たる原因は肺胞気低酸素による肺血管攣縮であると考えた。

慢性低酸素症による肺高血圧は短期間の低酸素による肺高血圧よりはるかに高度になり，また酸素吸入による効果が現れるには数週間を要する。このことから慢性低酸素における肺高血圧症は機能的肺血管攣縮だけでなく，肺血管構造変化を伴い成立するものと考えられる。しかしHPVそのものが肺高血圧症の発生機序として重要な役割を担っていることに疑いはなく，呼吸不全時の中心的病態である肺高血圧症を理解するために，HPVの生理学的意義および発生機序について知っておく必要がある。

HPVの生理学的意義は，第1に肺の局所での換気血流比（$\dot{V}_A/\dot{Q}$）をできるかぎり効率よく保つことにある。すなわち肺内に無気肺などが生じた場合，その部分の肺血管を収縮させることによりシャント効果を減らし，生体が低酸素血症をまねくことを防ぐための防御機構となっている。第2に局所ではなく両肺がびまん性に低酸素状態に陥った場合，肺動脈圧を上昇させ，その結果また肺尖部への血流分布を増加させて，今まで血流のなかった毛細血管にも血流が生じる毛細血管"再疎通（recruitment）"現象を起こし，ガス交換面積を増やす。しかしこうした全肺の低酸素状態は，再疎通の限界を越えると，肺動脈圧の上昇という好ましからざる結果のみをまねくことになる。こうした機序による肺高血圧症の発症はCOPDなどで，肺胞低換気領域が肺内にびまん性に生じた場合にみられるものである。HPVが起こる機序としては，血管作働性物質（vasoactive chemical mediators）が分泌あるいは放出され，肺血管を収縮させるという説と，低酸素そのものが直接肺血管平滑筋に作用すると考える説などが提唱されている。低酸素状態により収縮する肺血管の部位としては，肺小動脈が主たる部位と考えられており，肺胞気の低酸素状態および低酸素血症はともに肺血管を収縮させると考えられている。

肺血管緊張度は肺血管局所に作用する血管拡張物質と血管収縮物質のバランスにより保たれている。血管拡張物質としてNO，プロスタサイクリンなどがあり，血管収縮物質としてエンドセリン-1（ET-1），トロンボキサンA_2などがある。COPD症例では肺動脈ET-1濃度が高値を示すこと，低酸素負荷がNO合成を抑制することなどが報告されている。中西ら[2]は，COPD患者で混合

静脈血酸素投与を行った成績ではET-1は混合静脈血酸素分圧（$P\bar{v}_{O_2}$）と逆相関，肺血管抵抗と相関し，酸素投与は混合静脈血ET-1濃度を有意に低下させたと報告している。

低酸素血症の結果，2次性多血症が起こり，血液粘性を増加し肺血流に対して抵抗を増大させる。これは骨髄を刺激して赤血球数を増加させ，酸素結合能を増加させるため，低酸素に対する反応としてエリスロポエチン産生の増加が起こるためと考えられる。

2）呼吸不全と組織低酸素症

呼吸不全では組織低酸素症（hypoxia）が起こり，細胞ミトコンドリアでのエネルギー代謝障害が起こっている。すなわち組織の酸素消費量にみあう十分な酸素供給が行われないと組織のP_{O_2}は低下してくる。組織の酸素化が十分であるか判定する指標として$P\bar{v}_{O_2}$が用いられる。組織への酸素供給量はPa_{O_2}，心拍出量，ヘモグロビン(Hb)により決定され，各組織の酸素消費量との関係で$P\bar{v}_{O_2}$が変動する。$P\bar{v}_{O_2}$の正常下限値は35 Torrであるが，このときのPa_{O_2}はほぼ60 Torrに相当する（図2）。COPDを対象としたPa_{O_2}，動脈血-混合静脈血酸素容量較差（$\Delta a\text{-}\bar{v}C_{O_2}$），動脈血-混合静脈血酸素飽和度較差（$\Delta a\text{-}\bar{v}S_{O_2}$）の関係をみた成績では，$Pa_{O_2}$が60 Torr以下になると$\Delta a\text{-}\bar{v}C_{O_2}$，$\Delta a\text{-}\bar{v}S_{O_2}$とも低下を示すようになり，組織の低酸素症が顕著になることが示されている（図3）[3]。この成績からも組織への酸素供給が障害され，代謝を嫌気的解糖に依存するようになれば，組織の機能不全へと進行することから慢性呼吸不全をPa_{O_2} 60 Torr以下と定義している根拠が立証されている。

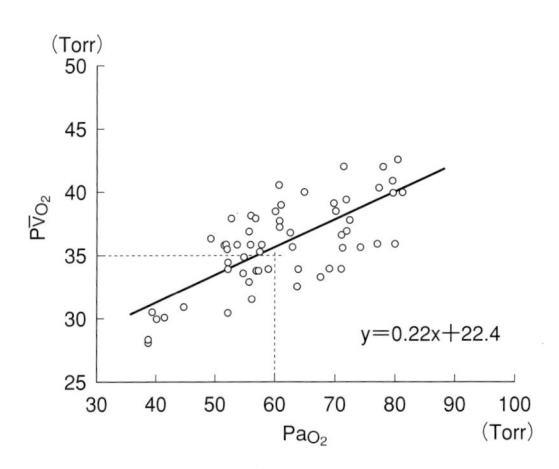

図2　慢性肺疾患患者におけるPa_{O_2}と$P\bar{v}_{O_2}$の関係

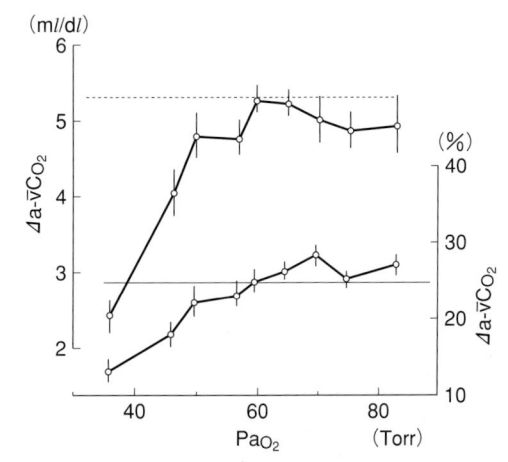

図3　COPD患者におけるPa_{O_2}，$\Delta a\text{-}\bar{v}C_{O_2}$，$\Delta a\bar{v}S_{O_2}$
(Kawakami Y Irrie T, Kishi F. and respiraory failure in COPD patients: a theoretical study based on clinical data. Respiration 1982；43：436-43 より引用)

3）慢性呼吸器疾患と肺高血圧症

　日本呼吸器学会，日本循環器学会など8学会合同により循環器疾患の診断と治療に関するガイドライン（1999-2000年度合同研究班報告）が作成され肺高血圧症の定義が行われている。それによれば肺高血圧症とは，肺動脈圧の上昇を認める病態の総称であり，肺動脈圧上昇の原因はさまざまである。健常者では，安静臥位にて肺動脈平均圧は15 Torr を超えず，加齢による上昇を考慮しても20 Torr 以上にはならない。したがって一般には，安静臥位での肺動脈平均圧が25 Torr を超える場合，また，肺実質疾患，睡眠時無呼吸症候群，低換気症候群では肺動脈平均圧が20 Torr を超える場合に，肺高血圧症と診断されるとされている。また肺高血圧症の分類は World Symposium on Primary Pulmonary Hypertension 1998, WHO 1998 により行われている（**表1**）。

　わが国では肺結核後遺症による呼吸不全が肺気腫に次いで多く，肺高血圧症を合併する頻度は肺気腫55％に対し，肺結核後遺症では76％と高率である。慢性呼吸器疾患の予後を決定する因子として肺動脈平均圧20 Torr 以上の肺高血圧症，$P\bar{v}_{O_2}$ 35 Torr 以下の組織低酸素症，酸素吸入による肺動脈圧，肺血管抵抗の低下が重要とされており，肺循環動態の注意深い観察は，患者の予後に大きく影響する。

表1　肺高血圧症の分類

1. 動脈圧の上昇による肺高血圧症	4) 肺胞性低換気障害
1) 原発性肺高血圧症	5) 高山病
2) 特定の疾患に関連して起こる肺高血圧症	6) 新生児の肺疾患
膠原病，先天性心疾患，肝硬変，門脈圧亢進，ヒト免疫不全ウイルス（HIV）感染，薬剤，新生児遷延性肺高血圧症	7) 肺胞毛細血管異形成症
	4. 慢性血栓・塞栓性疾患による肺高血圧症
2. 肺静脈圧の上昇による肺高血圧症	1) 肺血栓塞栓症（近位肺動脈の血栓・塞栓性閉塞）
1) 左心不全	2) 末梢肺動脈の閉塞（遠位肺動脈の閉塞）肺塞栓症（血栓，腫瘍，虫卵，寄生虫，異物），肺動脈血栓，鎌状赤血球貧血
2) 僧帽弁，大動脈弁弁膜症	
3) 肺静脈主幹部の外因性圧迫	
3. 呼吸器疾患または低酸素に伴って起こる肺高血圧症	5. 肺血管の直接的な障害による肺高血圧症
1) COPD	1) 炎症　肺住血吸虫症，サルコイドーシス
2) 間質性肺疾患	2) 肺血管腫症
3) 睡眠時無呼吸症候群などの睡眠時の呼吸障害	

（World Symposium on Primary Pulmonary Hypertension 1998, WHO 1998）

4）換気障害に基づく肺循環障害と酸素療法

　急性低酸素血症は軽度〜中等度の肺高血圧症を招来するが，慢性低酸素血症はさらに高度の肺高血圧を示すことが多く，図1のように低酸素血症と肺動脈平均圧は負の相関を示す．この肺高血圧症の最初の発生機転は機能的な低酸素性肺血管攣縮であるが，さらに低酸素状態が持続すると肺動脈壁の増殖性変化，特に血管平滑筋の肥大，過形成が起こり，これらの変化は血管内腔狭小，肺血管抵抗の増大をもたらし酸素投与に対する反応性を低下させる．このように肺高血圧症は右心機能，酸素運搬能障害をもたらし，さらに動脈壁の増殖性変化は酸素投与による肺高血圧の速かな寛解を困難にする．このような増殖性変化は数日〜数週間で起こるとされている．わが国において慢性肺疾患で心臓カテーテル検査を施行し経過を観察した全国調査では，肺高血圧症（肺動脈平均圧20 Torr 以上）の有無で比較すると，肺高血圧症群では明らかに予後不良であった（図4）[4]．

　呼吸不全に対する酸素療法の急性効果をみるとCOPDの18例に純酸素を20〜30分吸入させた結果では，肺動脈平均圧の低下は平均2.7 Torr の低下がみられ，なかでも1例は6 Torr 以上の低下を示した．心拍出量は酸素投与後低下を示していたが低酸素血症を伴ったCOPDに対する短時間の酸素投与の効果は，肺血管緊張度の軽減が主たるものであった[5]．また，別の報告ではCOPDに対する酸素吸入効果が慢性恒常状態より急性増悪期においてより大きく肺動脈圧低下を示し，このことは呼吸不全の急性増悪における肺高血圧はかなりの部分が急性肺胞低酸素による肺血管緊張度の増大によることを示していると考えられる[6]．

　このように，酸素投与は急性呼吸不全においては肺動脈圧を低下させることが認められているが，さらに，安定した状態にある慢性低酸素血症での酸素投与の肺循環に与える有効性が報告されている．

　欧米ではCOPDを対象として長期酸素投与の治療効果が早くから検討が行われており，米国のNocturnal Oxygen Therapy Trial Group（NOTT, 1980）[7]，英国の Medical Research Council Working Party（MRC, 1981）[8] の報告がよく知られている．米国では1967年から軽量ボンベに入った液体酸素を利用して外来での長期酸素療法が開始されており，この装置は4 l/分で2〜3時

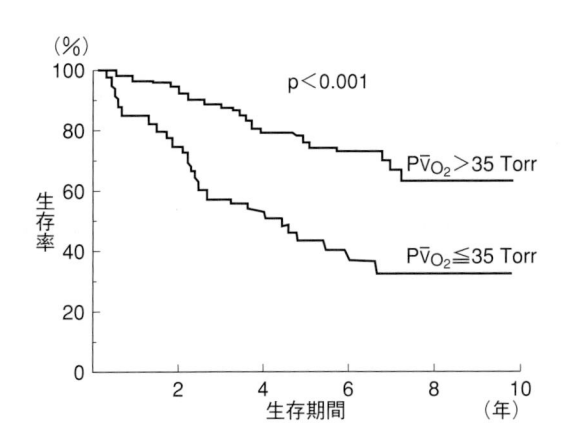

図4　慢性肺疾患にいて組織低酸素からみた生存期間の違い

〔平賀俊尚，西村正治，宮本顕二ほか．慢性肺疾患患者の生存率と準呼吸不全の呼吸機能・肺循環動態の検討―右心カテーテル検査が施行された全国205例の追跡調査（1990年）．厚生省特定疾患呼吸不全調査研究班平成2年度研究報告書．1990. p. 75-80 より引用〕

間酸素を供給できるようになっていた。Pettyら[9]は低流量の酸素を1日24時間, 25カ月間投与し続けても臨床的に何ら問題は認めず, むしろ生活能力運動耐容能の向上, 多血症の改善, 肺血管抵抗の減少が認められたと報告した。これ以後, 長期酸素療法による慢性呼吸不全における肺循環障害の治療効果についての検討が報告されるようになった。

慢性気管支炎患者6例に1～3l/分(27～34%)の酸素を4～8週間吸入させ, 前後で心臓カテーテル検査を行い肺循環に与える影響を検討した結果では, 肺動脈平均圧は42.5から32.3 Torrへと低下を示し, また心拍出量には変化はみられなかった。ヘマトクリット値も51.4から42.5%に低下し多血症の改善も認めた。これらの所見から肺高血圧は長期に酸素投与を行うことにより可逆性の変化を示し, また肺血管平滑筋の過形成も減少するかもしれないと推論した[10]。MRC[8]ではPa$_{O_2}$ 40～60 TorrのCOPD症例を対象とし, 酸素投与を受け500日以上生存した男子33例を, 酸素投与を受けなかった対照33例と比較して肺循環動態を観察した。その結果, 肺動脈圧は変化率－0.06と観察期間中ほとんど変化はなかったが, 対照では2.79の変化率を示し, 酸素投与により肺高血圧症の進行が抑制されることを報告した。また, Pa$_{O_2}$ 60 Torr以下, 平均46 Torrの肺性心を伴ったCOPD72例に長期酸素投与を行った報告では, 40例に酸素投与前および12カ月後に右心カテーテル検査を行い肺動脈圧は平均で28.3から26.1 Torr, 心拍出量は5.9から6.7 l/分, 全肺血管抵抗は59.2から51.1 kPal^{-1}sと変化を示し, 肺循環障害の改善をみている[11]。

1日の酸素吸入時間についてはCOPD8例に1日15時間の酸素投与を1年間続け, 酸素投与前後で心臓カテーテル検査を行い長期酸素投与の効果を検討した結果, 平均でPa$_{O_2}$は52.0から48.6 Torr, Pa$_{CO_2}$は53.6から56.0 Torrと不変であったが, 肺動脈平均圧は38.7から25.0 Torrへ, 赤血球量(red cell mass:RCM)は43.4から28.0へといずれも改善を示し, 酸素投与の肺循環への有効性を示した[12]。しかし, 喫煙例では肺動脈平均圧は30.6から29.4 Torr, RCMは40.9から39.1と変化がなく, 酸素療法でも喫煙の有害性が指摘されている。Starkら[13]も1日15時間の酸素投与では肺動脈圧の低下をみるが12時間では不十分であるとし, 1日15時間を4～6週間の酸素投与をした3例では肺血管抵抗には変化がみられなかったが, 1日15時間, 23～59週間酸素を投与された5例では, 肺循環動態の改善がみられたと報告している。

宮本[14]は肺高血圧症を伴った慢性肺疾患症例においてHOTの有無で予後を検討した結果, 平均生存期間は施行群で有意に改善が認められ, 換気障害型肺高血圧症に酸素療法が有効であることを示した。

5) 肺血管型肺高血圧症と酸素療法

肺血管型肺高血圧とは肺血管が一次的に障害される疾患群であり, 原発性肺高血圧症(primary pulmonary hypertension:PPH), 肺血栓塞栓症がこれまで治療対象として研究されてきた。PPHは肺高血圧症の基礎疾患となりうる心肺疾患がなく, 原因不明で, 高度な前毛細管性肺高血圧症を示す病態であり, 予後不良の疾患である。治療法は血管拡張療法, 肺移植が適応となるが, 酸素療法の有効性も報告されている。長坂ら[15]はPPH4例にHOTを行い, 循環動態, 予後の評価を行っ

た．それによると，臨床症状は1例を除いてNYHAの機能分類でⅠ度以上改善を示し，長期酸素療法後に心臓カテーテルの再検査のできた2例では肺動脈圧の低下がみられた．また生命予後も平均観察期間が6.8年と良好な成績を得ている．肺動脈圧と組織低酸素の関係について換気障害型呼吸不全ではPa_{O_2} 60 Torrのときに$P\bar{v}_{O_2}$ 35 Torrに相当することが示されたが，肺血管型肺高血圧症でPa_{O_2}と$P\bar{v}_{O_2}$の関係をみた報告ではPa_{O_2} 69.6 Torrのときに，$P\bar{v}_{O_2}$ 35 Torrと組織低酸素がPa_{O_2}が60 Torr以上，70 Torr以下の準呼吸不全の段階ですでに認められている（図5）．

　循環器疾患の診断と治療に関するガイドライン（1999-2000年度合同研究班報告）では肺高血圧症の治療を，証拠のレベル，勧告の程度に分けて検証している．証拠のレベルはレベルA（高）：多数の患者を対象とする多くの無作為臨床試験によりデータが得られている場合，レベルB（中）：少数の患者を対象とする限られた数の無作為試験，あるいは非無作為試験または観察的登録の綿密な分析からデータが得られている場合，レベルC（低）：専門家の合意が勧告の主要な根拠となっている場合に分類し，勧告の程度をClass Ⅰ：手技・治療が有用・有効であることについて証明されているか，あるいは見解が広く一致している，Class Ⅱ：手技・治療の有用性・有効性に関するデータまたは見解が一致していない場合がある，Class Ⅱa：データ・見解から有用・有効である可能性が高い，Class Ⅱb：データ・見解により有用性・有効性がそれほど確立されていない，Class Ⅲ：手技・治療が有用・有効ではなく，時に有害となる可能性が証明されているか，あるいは有害との見解が広く一致しているに分類して，疾患ごとに評価した．これによれば慢性安定期のCOPDに対するHOTはClass Ⅰ，レベルA，肺結核後遺症ではClass Ⅰ，レベルB，慢性肺血栓塞栓症はClass Ⅱb，レベルC，原発性肺高血圧症はClass Ⅱb，レベルCと評価されている（表2）．

―――まとめ―――

　現在までに，酸素投与により慢性呼吸不全における肺循環障害が改善されることが多数報告されている．それらによると高度の低酸素血症，高度の肺高血圧に伴う右室肥大，右心不全に対して長期酸素療法により肺循環動態の改善がみられ，生存期間の延長があることが示され，長時間の酸素投与が有効であることが報告されている．ただ，低酸素血症，肺高血圧症が比較的軽度な症例に対する長期酸素療法による肺循環改善効果については否定的な意見もあり，これからの検討が必要で

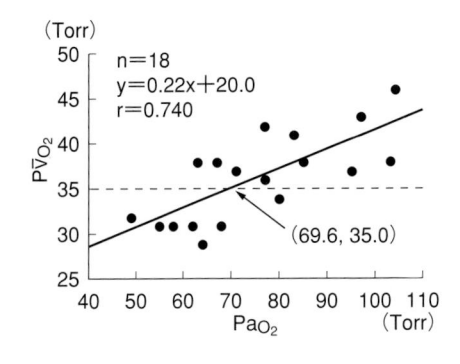

図5　肺血管型高血圧症におけるPa_{O_2}と$P\bar{v}_{O_2}$の関係

$P\bar{v}_{O_2}$ 35 TorrのときにPa_{O_2}は69.6 Torrを示し，換気障害型肺高血圧症に比べ準呼吸不全の段階で組織低酸素が起こっている．

(n=18, y=0.22x+20.0, r=0.740, (69.6, 35.0))

表2 在宅酸素療法の治療ガイド

肺実質疾患に伴う肺高血圧症の治療

1. COPD
   1) 慢性安定期
      Class I
      ①適応基準を満たす症例に対するHOT (Level A)

      Class II a
      ①適応基準を満たす症例に対する肺移植 (Level B)

      Class II b
      ①血管拡張薬の経口または（持続）静脈内投与 (Level B)
      ②一酸化窒素の吸入投与 (Level B)
      ③ volume reduction surgery (Level B)
      ④リハビリテーション (Level B)

   2) 急性増悪期
      Class I
      ①高二酸化炭素血症を伴っていない低酸素血症に対する酸素療法 (Level C)
      ②高二酸化炭素血症を伴った場合の換気補助療法 (Level B)

      Class II a
      ①感染が明らかな増悪因子となっている場合の抗菌療法 (Level C)
      ②気道収縮が明らかな増悪因子となっている場合の気管支拡張療法 (Level C)
      ③ステロイド薬の全身投与 (Level C)

2. 肺結核後遺症
   Class I
   ①適応基準を満たす症例に対するHOT (Level B)

   Class II a
   ①気道収縮あるいは気道分泌の亢進している症例に対する気管支拡張薬, 去痰薬 (Level C)
   ②肺結核の再燃を伴う場合の抗結核薬 (Level C)

3. 特発性間質性肺炎（IIP）
   Class II a
   ①適応基準を満たす症例に対するHOT (Level B)

   Class II b
   ①ステロイド薬を含む免疫抑制薬の全身投与 (Level C)
   ②血管拡張薬の全身投与 (Level C)

4. 肺サルコイドーシス
   Class II a
   ①ステロイド薬の全身投与 (Level B)
   ②プロスタサイクリンの静脈内投与 (Level B)
   ③適応基準を満たす症例に対するHOT (Level C)

原発性肺高血圧症の治療

Class I
①プロスタサイクリン持続静注法 (Level A)
②肺移植 (Level A)

Class II a
①抗凝固療法 (Level B)
②カルシウム拮抗薬 (Level B)
③ BPS経口薬 (Level B)
④一酸化窒素吸入法 (Level B)

Class II b
① HOT (Level C)
②心房中隔裂開術 (Level B)

肺血栓栓症に伴う肺高血圧の治療

1. 慢性肺血栓塞栓症
   Class II a
   ①抗凝固療法が禁忌でない場合のワルファリンカリウム (Level C)
   ②血栓内膜摘除術 (Level C)

   Class II b
   ①下大静脈フィルタ留置 (Level C)
   ②酸素吸入療法 (Level C)

ある。

　わが国の換気障害型呼吸不全の原因疾患は肺気腫が最も多く，次いで肺結核後遺症によるものが症例数は減少しているが，第2位を占めている．肺結核後遺症では肺高血圧症の合併頻度が高く，安静時の動脈血ガス分析値，肺循環動態だけでなく，運動時，睡眠時の評価を加えて，HOTを行っていく必要がある．

【参考文献】

1) Abraham AS, Hedworth-Whitty RB, Bishop JM. Effects of acute hypoxia and hypervolemia singly and together, upon the pulmonary circulation in patients with chronic bronchitis. Clin Sci 1967；33：371-80.
2) 中西正教，岡村誠太郎，出村芳樹ほか．慢性閉塞性肺疾患における酸素投与の混合静脈血エンドセリン-1濃度に及ぼす影響の検討．日呼吸会誌 2001；39：721-5.
3) Kawakami Y, Irie T, Kishi F. Criteria for pulmonary and respiratory failure in COPD patients：a theoretical study based on clinical data. Respiration 1982；43：436-43.
4) 平賀俊尚，西村正治，宮本顕二ほか．慢性肺疾患患者の生存率と準呼吸不全の呼吸機能・肺循環動態の検討—右心カテーテル検査が施行された全国205例の追跡調査（1990年）．厚生省特定疾患呼吸不全調査研究班平成2年度研究報告書．1990. p. 75-80.
5) Burrows B. Arterial oxygenation and pulmonary hemodynamics in patients with chronic airway obstruction. Am Rev Respir Dis 1974；110：64-70.
6) Abraham AS, Cole RB, Bishop JM. Reversal of pulmonary hypertension by prolonged oxygen administration to patients with chronic bronchitis. Circ Res 1968；23：147-57.
7) Nocturnal Oxygen Therapy Trial Group. Continuous or nocturnal oxygen therapy in hypoxic chronic obstructive lung disease. Ann Intern Med 1980；93：391-8.
8) Medical Research Council Working Party. Long term domicialy oxygen therapy in chronic hypoxic cor pulmonale complicating chronic bronchitis and emphysema. Lancet 1981；Ⅰ 28：681-6.
9) Petty TL, Finigan MM. Clinical evaluation of prolonged ambulatory oxygen therapy in chronic airway obstruction. Am J Med 1968；45：242-52.
10) Abraham AS, Cole RB, Green, ID, et al. Factors contributing to the reversible pulmonary hypertension of patients with acute respiratory failure studied by serial observations during recovery. Circ Res 1969；24：51-60.
11) Cooper CB, Waterhouse J, Howard P. Twelve year clinical study of patients with hypoxic cor pulmonale given long term domicialy oxygen therapy. Thorax 1987；42：105-10.
12) Calverley PMA, Loggett RJ, McElderry L, et al. Cigarette smoking and secondary polycythemia in hypoxic cor pulmonale. Am Rev Respir Dis 1982；125：507-10.
13) Stark RD, Finnegan P, Bishop, JM. Long-term domicialy oxygen in chronic bronchitis with pulmonary hypertension. Br Med J 1973；3：467-70.
14) 宮本顕二．慢性肺性心への影響．日呼吸会誌 1992；30：175-9.
15) 長坂行雄，藤田悦生，波津龍平ほか．原発性肺高血圧症の長期（在宅）酸素療法．厚生省特定疾患呼吸不全調査研究班昭和63年度研究報告書．1989. p. 57-60.

（角坂育英）

II

在宅酸素療法の準備と実施

1 適応基準と禁忌

——はじめに——

　在宅酸素療法（home oxygen therapy：HOT）の適応基準と禁忌について述べる．適応基準について，わが国では1985年，厚生省（現厚生労働省）により本法が初めて保険適用になって以来，1988年3月の改正（睡眠時・運動時の項などを追加）を経て，1994年に最終案として，現行のものが提示された．

　2005年は，HOT保険適用20年目にあたるが，その間非侵襲的陽圧換気（noninvasive positive pressure ventilation：NPPV）の出現や，パルスオキシメータ（経皮的酸素飽和度測定器）など，適応に影響を与える状況も出現してきており，本項では，適応と，それらの問題点にも触れる．なお，禁忌事項については，患者自身の問題と，患者を取り巻く環境的な要因に分けて述べる．

1）在宅酸素療法の適応基準

(1) 適応患者の選択（適応疾患も含めて）（表1）

　まずHOTの適応患者としてすでに1984年，日本胸部疾患学会肺生理専門委員会が呈示した基準[1]を参考にすると，主に肺・胸郭・心臓などの障害のための呼吸不全状態が，ある期間継続すると予想される臨床的に安定した病態をもつ慢性呼吸不全患者で，酸素投与を必要とする場合である．そして家庭で酸素投与を実施しうれば入院を必要としない患者である．入院中に酸素療法を受

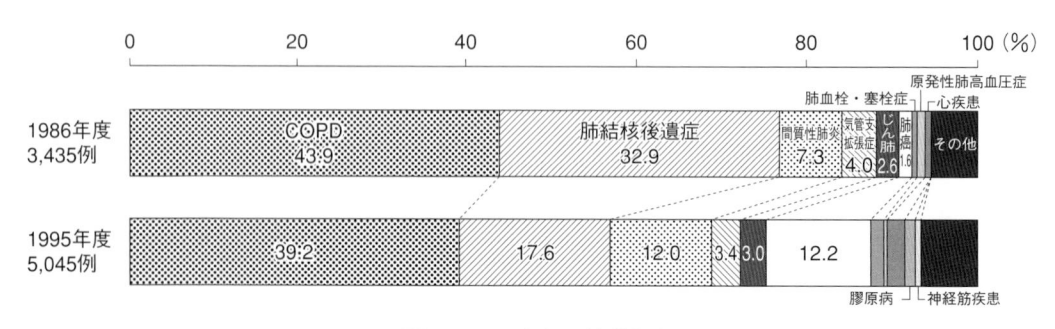

図1　HOT患者の基礎疾患

表1 HOT 保険適用基準

1. 対象疾患	①高度慢性呼吸不全例 ②肺高血圧症 ③慢性心不全 ④チアノーゼ型先天性心疾患
2. 高度慢性呼吸不全例の対象患者の範囲	Pa_{O_2} が 55 Torr 以下の者（エビデンス A）および Pa_{O_2} 60 Torr 以下で睡眠時または運動負荷時に著しい低酸素を来すもの（エビデンス C）で医師が在宅酸素吸入治療を必要であると認めた場合および慢性心不全患者のうち，医師の診断により，NYHA Ⅲ度以上であると認められ，睡眠時のチェーン・ストークス呼吸がみられ，無呼吸低呼吸指数（1時間あたりの無呼吸および低呼吸数をいう）が 20 以上であることが睡眠ポリグラフィー上，確認されている症例とする。ただし適応患者の判定に，パルスオキシメータによる酸素飽和度から求めた Pa_{O_2} を用いることは差し支えない

（厚生労働省 2004 年 4 月）

け，危険のないことが確認できた場合が望ましいが，入院の困難な症例では要件がそろえば外来にて開始することも可能である。

さらに HOT の意義や危険性，機器の取り扱いなどについて患者および家族が十分理解でき，また HOT 開始後，定期的な外来受診などにより病態の変化が当該医療機関で把握でき，緊急時には適切な処置をとりうる患者であることが条件である。

(2) 血液ガスからみた適用基準

厚生省が1994年に告示した保険診療上の HOT の適用基準は表2のごとくである。諸外国のものと比較すると，まず基本的な適用条件として，安静時の動脈血酸素分圧（Pa_{O_2}）を 55 Torr 以下と決めているが，これは米国やカナダ，オーストラリアとも同じレベルであり妥当な線である。ただ今回は Pa_{O_2} の代わりに経皮的動脈血酸素飽和度（Sp_{O_2}）を用いてもよいこととなったが，実際には Pa_{O_2} 55 Torr という境界を Sp_{O_2} で表すと，pH などの条件により若干異なるが，おおむね 87～89％の付近を移動するため，具体的な Sp_{O_2} の基準について医師の判断に任されていると考えられるが，米国ではこれを 88％としている。わが国でも Sp_{O_2} による基準の追加のため，血液ガス分析装置をもたない一般の診療所などでも，パルスオキシメータさえあれば HOT の適応を判定でき，対象患者の漏れを最小限にするという点では適切な基準の設定と考えられる。

この基準のもう一つの特徴は，睡眠時および運動負荷時に著しい低酸素血症を来した場合に適応される点である。諸外国の基準でも，どこまでの低酸素血症が適応となるのかについて具体的にされている場合は少なく，今回の基準でも明らかにはされていない。

表2 HOT適応基準の米国との比較

	日本	米国
作成部署（年度）	厚生省保険局（1994）	Medicare（1990）
睡眠時	覚醒時 $Pa_{O_2} \leq 60$ Torr で著しい低酸素血症	$Pa_{O_2} \leq 55$ Torr または $Sp_{O_2} \leq 88\%$ あるいは $Pa_{O_2} \geq 10$ Torr または $Sp_{O_2} \geq 5\%$ の低下
覚醒時 ・安静時 Pa_{O_2}	≤ 55 Torr	≤ 55 Torr
Sp_{O_2}	Pa_{O_2} に換算して同上	$\leq 88\%$
その他		ただし，$56 < Pa_{O_2} < 59$ Torr，$86 < Sp_{O_2} < 89\%$ でも，浮腫・肺性P波，$Ht \geq 56\%$ なら適応可
・運動時	安静時 $Pa_{O_2} \leq 60$ Torr で著しい低酸素血症	$Pa_{O_2} \leq 55$ Torr または $Sp_{O_2} \leq 88\%$

（1994年4月厚生省告示）

(3) 睡眠時・運動時の低酸素血症と適応基準

① 睡眠時低酸素血症からみた適応基準

近年，非侵襲的モニタであるパルスオキシメータの発達とともに睡眠時呼吸障害の研究が進み，慢性呼吸器疾患においても，覚醒時には認められない睡眠時低酸素血症の存在が明らかになってきている。特に慢性閉塞性肺疾患（chronic obstructive pulmonary disease：COPD）では睡眠時低酸素血症の程度は覚醒時 Pa_{O_2} からある程度の予測がつくのに反し，肺結核後遺症では予測外の睡眠時低酸素血症が存在することが判明してきた（図2)[2]。これら夜間の酸素飽和度低下の成因に関しては，レム（rapid eye movement：REM）睡眠期の肺胞低換気などが主な理由であり，その機序から考えると酸素療法のみで対応してよいか問題は残るが，酸素吸入により酸素飽和度低下（desaturation）の程度が減じることは事実である。米国の基準では，睡眠時に $Pa_{O_2} \leq 55$ Torr または $Sp_{O_2} \leq 88\%$，あるいは覚醒時との比較で $Pa_{O_2} \geq 10$ Torr または $Sp_{O_2} \geq 5\%$ の減少，さらに睡眠時に低酸素血症の徴候あるいは症状のあることなどとされており，より明確に示されている。さらに厳密には酸素飽和度低下時間も問題になり，厚生省特定疾患呼吸不全調査研究班では表3に示すような睡眠時低酸素血症の判定基準と治療適応基準を暫定的に決めている。

② 運動時の低酸素血症と適応基準

保険適用基準に述べられている運動負荷時の低酸素血症については，その運動負荷量と，運動による酸素飽和度低下の程度が示されていないため，しばしば臨床の場ではその判定に迷うことがある。

慢性呼吸器疾患では，運動の程度を変えると，多くの場合 Pa_{O_2} の低下を認め，特に肺線維症で

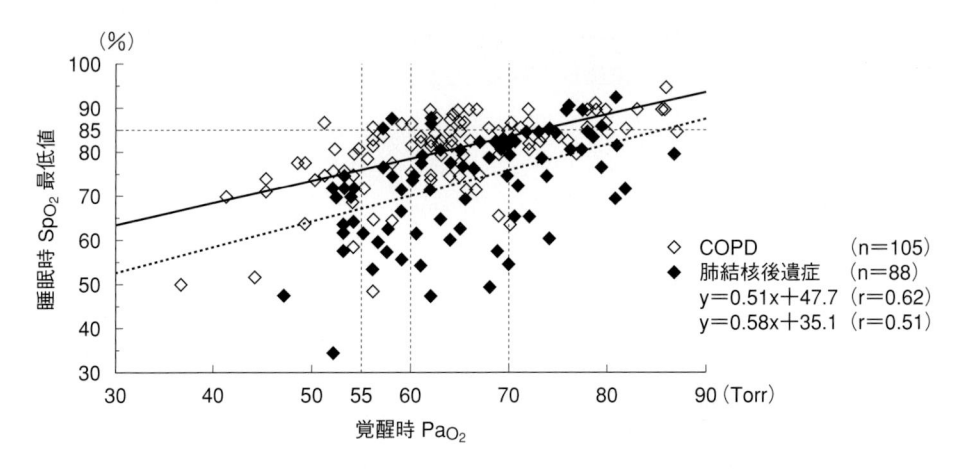

図2 睡眠時低酸素血症の程度：COPDと肺結核後遺症例との比較

肺結核後遺症では覚醒時 $Pa_{O_2} \geq 70$ Torr でも睡眠時 Sp_{O_2} 最低値が85％以下となる症例が多い．
(佐久間哲也ほか．在宅酸素療法の適応基準に関する検討—睡眠時低酸素血症について．第3報．厚生省特定疾患呼吸不全調査研究班平成2年度報告書，1991. p.28 より引用)

表3 睡眠時低酸素血症の暫定判定基準

1. 基準値より4％以上の Sp_{O_2} の低下を sleep desaturation とする．
2. 無呼吸発作時の Sp_{O_2} 最低値（nadir Sp_{O_2}）またはその平均値，睡眠中の Sp_{O_2} 最小値（lowest または minimum Sp_{O_2}），睡眠中の Sp_{O_2} 平均値あるいは睡眠ステージごとの平均値などを指標とすることがある．
3. 酸素飽和度・睡眠累積時間関係（percentage of time spent below 90%）
   1) $Sp_{O_2} < 90\%$ の時間が5分以上，または全睡眠期間の1％以上の場合に，睡眠呼吸障害とする．
   2) $Sp_{O_2} < 90\%$ の時間が20分以上，または全睡眠時間の5％以上の場合に，睡眠呼吸障害の治療の必要性を示す．
   3) $Sp_{O_2} < 85\%$ の場合は，持続時間にかかわらず有意とする．

(厚生省特定疾患呼吸不全調査研究班，1996)

は，肺気腫症や肺結核後遺症に比べ，その程度が強いことが知られている[3]．

したがって酸素吸入基準として，どの程度の負荷を標準とするかであるが，日常生活動作（ADL）の範囲，すなわち最大酸素摂取量または最大心拍数の50～60％の負荷を基準として判定すべきであると考えられる．

一方，Pa_{O_2} の低下について先の米国の基準では，$Pa_{O_2} \leq 55$ Torr あるいは $Sp_{O_2} \leq 88\%$ と明示されている．わが国の基準にあてはめると，前提条件として $Pa_{O_2} \leq 60$ Torr という規定があるため，運動による酸素飽和度低下の米国基準の"$Pa_{O_2} \leq 55$ Torr"とはその差が5 Torr しかなく，安静時 $Pa_{O_2} \leq 60$ Torr の患者であれば多くは適応となる可能性が強い．

またもう一つの問題点として，これらの適応によってHOTを開始した場合，労作時のみ酸素を

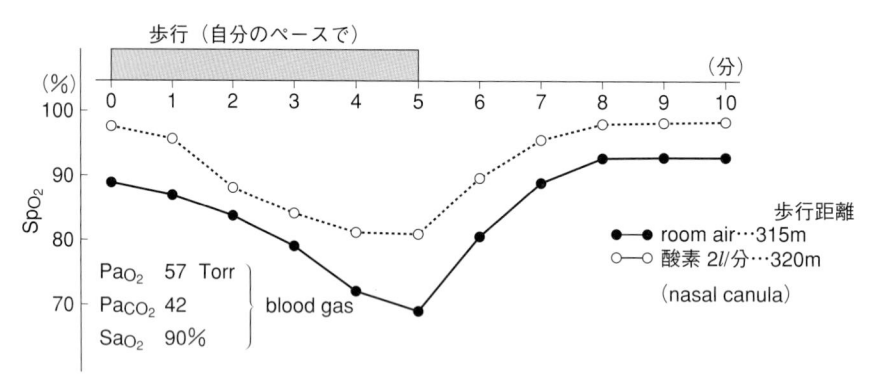

図3 5分間歩行試験の1例（大気下と酸素吸入下との経皮 SpO_2 値の比較）

吸入するのか，あるいは安静時も含めて酸素吸入しておいた方がよいのかは，保険適用基準では明らかにされておらず，常に日常臨床では迷うところである．私見では，ADL の良好な患者では動き回ることも多く，睡眠中を除く全日吸入が望ましいと考えている．

さらに酸素吸入流量については，①労作時には換気量の増加による吸入酸素濃度の低下，②二酸化炭素（CO_2）蓄積の心配はない，③強い低酸素血症も予想される，などの点から安静時酸素流量の2倍以上の流量を指示すべきである．なお，可能なら個々の症例で，歩行試験により至適酸素流量を確認すべきである（図3）．

(4) 在宅酸素療法と非侵襲的陽圧換気療法との併用に関する適応

一応，慢性呼吸不全の睡眠時の酸素飽和度低下に対し，酸素吸入ではなく近年，NPPV いわゆる鼻マスクを用いた非侵襲型人工呼吸器による，2相性の陽圧呼吸の方が，より根本的な治療であると提唱されてきている[4)5)]．その理由として，睡眠時酸素飽和度低下が主に肺胞低換気によっているという事実であるが，欧米ではすでに拘束性換気障害や神経筋疾患，後側彎症に睡眠時 NPPV を行い，呼吸筋疲労の改善，覚醒時 PaO_2 の上昇，臨床症状や運動能力の改善などがもたらされることが報告され，さらにその開始基準としては，動脈血二酸化炭素分圧（$PaCO_2$）60～65 Torr になった場合としている[4)]．

臨床的には，すでに HOT を行っている肺結核後遺症例などで，基準を満たした場合，睡眠時 NPPV を日中の酸素吸入に加えて開始する．

(5) 境界域の低酸素血症

保険適用では，安静時 PaO_2 < 55 Torr 以下となっているが，55 Torr < PaO_2 < 65 Torr のいわゆる準呼吸不全症例に対する HOT の適応については，PaO_2 自体の測定誤差，疾患や病態自体常に不安定であること，酸素吸入により，息切れの改善例のあることなどから臨床的判断に悩むことが多い．

この点について，このような中等度低酸素血症患者（56～65 Torr）で3年間の追跡では生存率

の改善がない[6]とした報告もあるが，QOLの観点から呼吸困難度の改善も適応の一つにすべきとする意見もある。

　現状では，息切れと血液ガスとは必ずしも一致しない例のあることはすでに知られた事実であり，特に労作時の肺気腫症などに顕著に認められるが，息切れを客観的に評価することはかなり難しく，吸入酸素濃度を上げてPaO_2を必要以上に高いレベルで運動させるということの肺生理学的な意味もまだ十分明らかにされていないわけで，今後エビデンスの集積が必要とされる[1]。

2) 在宅酸素療法が禁忌となる場合

(1) 患者自身に起因する場合

① 臨床的に病状または病態が不安定な場合

　在宅での酸素流量は，通常医師の指示がないかぎり変更されないことを原則としているので，まず病状が安定していない場合は，HOTはむしろ危険となる。すなわち，慢性呼吸器疾患増悪の原因としての気道感染や右心不全が，入院加療により十分コントロールされていなければ，たとえHOTを始めても，肺生理専門委員会の指摘しているように[1]，①酸素流量をしばしば変更する，②酸素3l/分以上を要す，③時に酸素投与により二酸化炭素蓄積を生ずる，などの結果をきたし，実際にHOTを継続することは困難となる。

② 喫煙と火気の使用

　酸素は，それ自身は可燃性ではないが，燃焼を著しく増強させる支燃性をもつ。したがって，酸素を吸入している間は当然のこととして喫煙は厳禁であるが，酸素濃縮器やボンベの周辺でも可能なかぎり火気を近づけるべきではない。

　また，今後普及するであろう液体酸素については，酸素吸入を実際に行っていなくても容器から直接酸素が少しずつ流出しているわけで，密閉した部屋や自動車内では大気の酸素濃度が意外に上昇することがあり[7]，注意を要する。さらに親容器から子容器へ液体酸素を移充填する際には，充填終了時に一過性に液体酸素が噴出するため，周囲5mの火気は禁止されている。なお，鼻カニューレで酸素ボンベから酸素吸入中に喫煙し，熱傷を受けた報告例[8]も散見される。

(2) 社会的禁忌

① HOTに対する患者および家族の理解が得られない場合

　在宅での酸素吸入装置の操作は，酸素濃縮器であれ酸素ボンベであれ，患者あるいはその家族に任されているわけであり，また在宅治療中の症状の増悪時に医療機関へ連絡するかどうかは，家族の判断に負うところが大きい。したがって患者およびその家族に対するHOTについての十分な教育は，その安全のためにも不可欠であり，その協力が得られない場合もHOTの禁忌となる。

② 通院が不可能な場合

　HOTを安全に行うには，最低1カ月に1回外来での診察は必要であり，保険適用基準にもうたわ

れている（在宅酸素療法指導管理料：2,500点）。遠方などのため患者の状態が十分把握できない場合は，できれば患者の居住地の近くの病院を紹介すべきである。

── おわりに ──

　HOTは，欧米ではすでに40年間，わが国でも保険適用後20年を経過しており，その適応については，HOTの普及とそれを取り巻く機器の開発などで少なからず変遷を遂げている。今回はHOTの現時点での適応と禁忌について，可能なかぎり多方面から検討し概説した。

【参考文献】

1) 横山哲朗．在宅酸素療法検討報告について．日胸疾会誌 1984；22：730-2．
2) 佐久間哲也ほか．在宅酸素療法の適応基準に関する検討；睡眠時低酸素血症について．第3報．厚生省特定疾患呼吸不全調査研究班平成2年度報告書．1991．p. 28．
3) 蝶名林直彦．在宅酸素療法の適応と導入．工藤翔二ほか編．呼吸器疾患最新の治療2001-2003．東京；南江堂：2001．p. 126-31．
4) Simmonds AK, Elliot MW. Outcome of domiciliary nasal intermittent positive pressure ventilation in restrictive and obstructive disorders. Thorax 1995；50：604-9．
5) 坪井知正，大井元晴．鼻マスク陽圧換気法を長期人工呼吸療法として導入した慢性呼吸不全41症例の検討．日胸疾会誌 1996；34：959-66．
6) Gorecka D, Gorzelak K, SW Sliwinski P et al. Effect of long-term oxygen therapy on survival in patients with chronic obstructive pulmonary disease with moderate hypoxemia. Thorax 1997；52：1522-7．
7) 日本呼吸器学会COPDガイドライン第2版作成委員会．安定期の管理，非薬物療法—酸素療法．COPD（慢性閉塞性肺疾患）診断と治療のためのガイドライン．第2版．2004．p. 92-6．
8) 池田譲治ほか．在宅酸素療法中に生じた熱傷の1例．日胸 1990；49：530-5．

（蝶名林直彦）

2 酸素供給装置

　在宅酸素療法（homeoxygen therapy：HOT）における酸素供給装置は，主に在宅に設置して家庭内で使用する装置（固定型あるいは据え置き型）と，外出に際して携帯する装置（移動型あるいは携帯型）の2つに大別される。現在使用できる酸素供給装置としては，酸素濃縮器，液体酸素，高圧酸素ボンベの3種類があり，それぞれの酸素供給装置に特有の利点と欠点がある（**表1**）。いずれの方法を選択するかは，患者の日常生活動作（ADL）や社会活動能力，生活環境や地理的条件などをもとにして，患者ごとに個別の判断が必要となる[1]。

　わが国の保険診療では，在宅設置用として酸素濃縮器，携帯用として液体酸素という組み合わせ

表1　酸素供給源による長所と短所の比較

		酸素濃縮器	液体酸素	高圧酸素ボンベ
固定型	長所	・操作が簡単 ・安全 ・長時間使用可能	・純酸素である ・電気代は不要 ・高流量に対応（〜10 l/分） ・運転音なし	・純酸素である ・電気代は不要 ・高流量に対応（10 l/分〜） ・運転音なし
固定型	短所	・電気代がかかる ・運転音あり ・停電時の対応が必要 ・純酸素ではない 　（吸着型95％，膜型40％）	・親器の定期交換が必要 ・自然蒸発のロスがある ・充填操作に注意が必要 ・届出義務あり	・定期交換が必要 ・配管工事が必要 ・設置場所の問題
移動型	長所	・小型で軽量（ボンベと同様の持ち運び感） ・家庭電源と自動車電源で使用可能 ・バッテリで可動 ・電源使用中も充電できる	・携帯型としては最も軽量 ・長時間の使用可能 ・親器から携帯型への充填は任意に可能	・航空機へ持ち込み可 ・酸素節約装置により長時間の使用が可能
移動型	短所	・運転音，振動がある ・バッテリ稼働時間が短い（約50分） ・バッテリ充電に時間を要する（約2.5時間） ・すぐに吸入できない（ウォームアップに3分間要する） ・バッテリ使用時間は3 l/分まで（電源使用時は5 l/分まで） ・純酸素でない（87％以上）	・自然蒸発のロスがある ・充填操作に慣れが必要 ・航空機へ持ち込み不可	・任意に充填できない ・液体酸素より重い ・酸素節約装置の使用に乾電池が必要

は認められていない。実際の使用には，在宅設置用の酸素濃縮器と携帯用の高圧酸素ボンベを組み合わせるか，在宅および携帯用に液体酸素を用いるかのいずれかを選択することになる。

1）酸素濃縮器

　HOTは，酸素濃縮器の開発により急速に普及したという歴史的な経緯もあり，現在最も広く用いられている酸素供給装置である。これは，酸素濃縮器が家庭用の電源で作動し大気中の酸素を濃縮する装置であるため，酸素濃縮器以前の据え置き型高圧ボンベのような設置工事や広い設置場所が不要で，手軽に使用でき，再充塡や定期的な交換の手間がない，などのメリットがある。また，電源のある部屋ではどこでも使用できるため，家庭内での使用において部屋から部屋への移動も可能で，任意に設置場所を変えることができる。

　酸素濃縮器は，原理的に膜型と吸着型の2種類に分類される。膜型酸素濃縮器は，わが国でHOTが保険適用となる3年前の1982年に製造・販売が始まった。酸素と窒素の透過性の異なる有機高分子膜（酸素富化膜）を通過させることにより酸素を濃縮するものであるが，その酸素濃度は約40%程度と低濃度にとどまっていた。酸素富化膜は温度依存性があり，冬季には流量が低下し夏季の高温時には増加するため，酸素濃度もこれによる影響を受けて夏は低下する。常に一定の性能を維持するため，夏・冬の流量切り替えスイッチを装備している。現在では，後述の高濃度酸素の得られる吸着型酸素濃縮器が主流となり，膜型が使用されることは極めてまれとなった。

　1986年には，わが国で初めての吸着型酸素濃縮器が使用されるようになり，純酸素とほとんど変わらない90〜95%の酸素濃度が得られるようになった。これは，空気中の窒素分子と酸素分子に対する吸着能力に差があるゼオライト粒子という窒素吸着剤の中に空気を送り込んで，高濃度の酸素を得るシステムである[2]。膜型酸素濃縮器のように温度差により流量が影響されることはなく，供給酸素濃度の安定性も高い。しかし，それでも従来の吸着型酸素濃縮器では高流量に対応できないことが問題であったが，最近になって従来の1塔ないし2塔式の窒素吸着筒から多筒式（最大12筒）が使用されるようになり，7 l/分の高流量に対応できる濃縮器（図1）も開発された[3]。

　濃縮器本体の小型化も進んでおり，わが国の住宅事情に合わせて設置に場所を取らない装置も開発されてきた。最も小型の据置型酸素濃縮器（図2，O_2グリーン小春®）では，吸入流量が2 l/分までと制限があるものの，重量10 kgで，高さ55 cmと非常にコンパクトになった。更に，本器では1.8 kgのバッテリの装着により，電源のないところでも使用できる（1 l/分で約3時間）ため，室内での移動も容易となり，短時間の自動車などによる移動まで可能となった。但し，家庭用電源で使用中はバッテリの再充電はできず，充電のためには専用の充電器が必要である。また，初期の吸着型酸素濃縮器の消費電力は約800 Wであったが，O_2グリーン小春®では1 l/分で60 W，2 l/分の使用でも90 Wと大幅に低下しており，1カ月の電気代も1,000円程度（1 l/分の使用）まで軽減された。最大の問題点は低流量にしか対応できない点であるが，今後は技術の進歩により高流量器もコンパクト化の方向で改良されるであろう。

　初期の吸着型酸素濃縮器は，55〜60 dBと非常に高い騒音が問題であったが，コンプレッサや

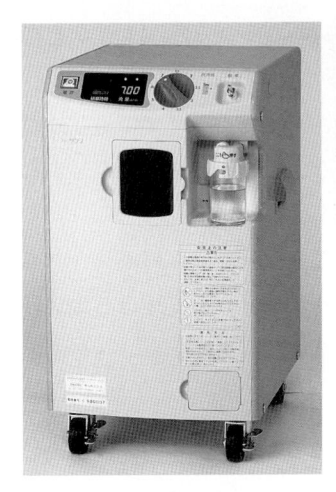

図1 酸素濃縮器（ハイサンソ T0-90-7H, 帝人ファーマ製）

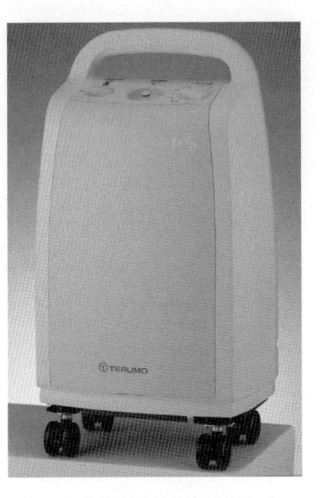

図2 小型酸素濃縮器（O₂グリーン小春, テルモ製）35×25×55 cm, 本体重量 10 kg.

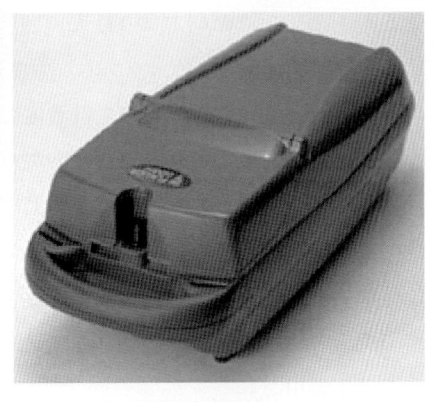

図3 携帯型酸素濃縮器（AIRWALK AW-1, 米国 AIRSEP 社製, 国内販売フクダ電子）18.4×41.4×13.9 cm, 本体重量 4.4 kg.

　ファンや吸音材などの改良も進み，現在では多くの機器において，30〜40 dB と低騒音化に成功しており使用時の振動もほとんど気にならないようになった。
　更に，アラームシステムを備えた機種も使用されるようになり，使用中に不具合が生じた際に警報を発するようになった。例えば，チューブの折れ曲がりなどによる閉塞により酸素が流れなくなった時，あるいは，空気取り入れ口のフィルター清掃を行わずほこりが大量に付着し空気の流入が不良となった時などに，流量警報が発せられ患者が異常に対応できるシステムが開発されている。また，最近の酸素濃縮器では，操作パネルの表示を大きくしたりフィルターや加湿器を脱着しやすくするなど誤操作防止の工夫がなされており，高齢者でも使いやすいような改良が重ねられている。
　家庭内の使用にあたっては，患者の生活活動範囲に応じて延長チューブを使用する。実際に 20 m までは延長チューブの長さによる吸入流量および酸素濃度への影響はない。ただし，長いチューブを用いる際には，延長チューブに折れ曲がりのないこと，コネクタのゆるみがないことを常に確認する必要がある[4]。
　これまで，酸素濃縮器の最大のデメリットは，電気作動式の携帯型の装置がなかった点であるが，最近わが国でもついにバッテリで稼働する携帯型酸素濃縮器（図3, AIRWALK®）が使用可能となった。本器は，18.4×41.4×13.9 cm と小型で，重量 4.4 kg と軽量である。移動時は専用の台車にセットし，従来の携帯型高圧酸素ボンベと同様の持ち運び感覚で使用できる。AIRWALK® は家庭電源と自動車電源で使用可能であり，長時間の自動車の移動が可能である。また，電源で使用中にも，バッテリの再充電でき，特別な充電器は必要としない。電源使用時は 5 l/分まで使用可能であるが，バッテリ使用時は 3 l/分まで流量の制限がある。据置型の酸素濃縮器と比較して運転音や振動が大きく，小型軽量とは言え携帯型高圧酸素ボンベと比較するとやや重く，使用感に多少の

難点がある。AIRWALK®の最大の問題は，バッテリの稼働時間が約50分と短く，バッテリ充電に約2.5時間を要することである。もちろん，酸素濃縮器なので純酸素ではなく，酸素濃度も87％以上と据置型と比較するとやや低濃度である。また，電源を入れた後，ウォームアップに約3分間を要し，すぐに吸入できないことも欠点の一つであろう。以上のような，バッテリをはじめとする問題点が解決されれば，携帯型酸素濃縮器は広く普及する可能性がある。

　酸素濃縮器の最大の欠点は，停電時の使用できない点と電気機器なので故障や動作の不具合の可能性がある点である。もちろん，最近の機種ではバッテリによるバックアップがある場合あるが，その使用時間は限られており，停電時あるいは故障時のために通常は携帯型高圧酸素ボンベを組み合わせて使用される。

2) 高圧酸素ボンベ

　歴史的に在宅酸素療法が始まった1970年ごろは，在宅で酸素吸入するためには大型の高圧酸素ボンベを設置する以外に方法はなかった。しかし，この方法では，屋外に何本も大型のボンベを置いて屋内に引き込む形をとるため，設置場所が問題となり配管工事も必要であるなどの使いにくさがあった。さらに，メンテナンスにも頻回のボンベ交換が必要であった。現在では小型で設備工事も不要な酸素濃縮器や液体酸素といった酸素供給装置の発達により，在宅での酸素供給用に高圧酸素ボンベが設置されることはなくなった。

　一方，携帯用の高圧酸素ボンベは軽量化が進み，酸素供給調節装置の開発により長時間使用可能となったことに加え操作性も改善されており，現在広く用いられている。以前の高圧酸素ボンベには，鉄製であり携帯型とはいえ非常に重いものであったが，1991年ころガラス繊維を用いたFRP（fiber reinforced plastic）容器が主流となってきた。最近では，アルミニウムのシームレスライナーにエポキシ樹脂を含浸させた高強度カーボン繊維を多層に巻き付けたカーボンFRPボンベ（図4）も開発された。カーボンFRPのウルトレッサCL®では，空重量1.0 kgと軽量化されている。このボンベでは，14.7 Mpaで300 l を充填して，さらに酸素供給調節装置を取り付けても総重量約2.5 kgで，高齢の患者でも使用の負担が軽減されてきた。高圧酸素ボンベは，液体酸素とは異なり容器に充填された酸素ガスが自然減少することはなく，長期の在宅での保管も可能である。

　高圧酸素ボンベの安全性は高く，国内線全域，およびアメリカ合衆国への出入国を除いた国際線の航空機への持ち込み・使用も可能である[5]。航空機内で医療用酸素ボンベを使用する場合は医師の診断書が必要であり，また，国内線では48時間，国際線では72時間前までに搭乗する航空会社の担当部署に連絡をとっておかねばならない。ただし，このようなボンベの航空機内への持ち込みの手続きは変更されることもあり，個別に航空会社に確認するようにする。目的地到着後のボンベの手配についても，在宅酸素供給会社と相談のうえ，あらかじめ患者が済ませておく必要がある。

　一方，高圧酸素ボンベのデメリットは，在宅において患者自ら再充填することができないため，一度空になったら酸素業者にボンベを回収してもらい再充填してもらわなければならない点である。このため，外出が頻繁な患者では，何本かのボンベを常備する必要があり，ボンベの交換も頻

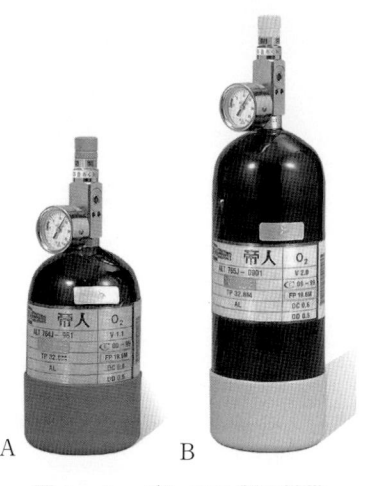

図4 カーボンFRP製の携帯型高圧酸素ボンベ（左：ウルトレッサCM，右：ウルトレッサCL，帝人ファーマ製）

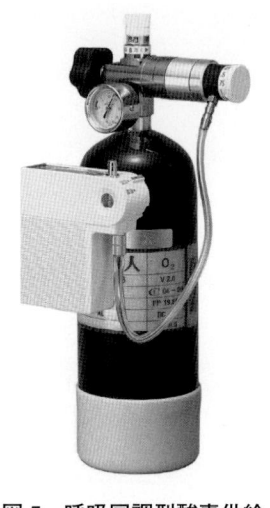

図5 呼吸同調型酸素供給調節装置（サンソセーバーⅡ，帝人ファーマ製）

回となる．また，最近の高圧酸素ボンベはFRP容器となって軽量化されたとはいえ，液体酸素の携帯用ボンベと比較すると重量の点ではいまだ及ばない．

携帯型の高圧酸素ボンベでは，使用時間が制限されることに最大の問題がある．そこで，ボンベの使用時間の延長のために開発されたものが，呼吸同調型酸素供給調節装置である．これは，患者が呼吸する際の吸気開始を圧や流速あるいは熱の変化などで感知し，吸気の間（呼吸期間の約1/3）だけボンベから酸素を供給するように弁を開閉させる装置で，直接ボンベに接続して使用される．この酸素調節装置器を用いることによりボンベの使用時間が従来の約3倍となった．最近の呼吸同調型酸素供給装置のサンソセーバーⅡ®（図5）では，アルカリ乾電池を使用して約200時間（2 l/分使用時）と使用時間が延長した．更に，液晶画面に設定流量と電池残量が大きく表示されなどの改良がなされ，30秒以上吸気を感知しないと警報音が鳴る無呼吸アラームを備えるなど改良が加えられている．この装置の欠点は，特に高齢者では取り扱いが容易でないことがあるという点と，電池式であるため電池が切れると使用不能になる点が挙げられる．

また，より長時間ボンベを使用できるようにするために，より高圧で酸素を充填する工夫も行われている．一部の地域，メーカーでは，従来の充填圧 14.7 MP（150 kg/cm^2）から19.6 MP（200 kg/cm^2）という高圧で充填できるボンベも使用されている．19.6 MPで充填すれば，14.7 MPの充填と比較して，使用時間を約30％延長することが可能である．

高圧酸素ボンベの使用にあたっては，ボンベを交換する際に，ボンベの上に流量計が取り付けられた減圧バルブを脱着させなければならない．高齢者やADLの低下した症例にとっては，この金属製のバルブは重く，しっかりねじを締めてボンベに取り付ける操作は容易ではない．この点を改良するために，最近では減圧バルブとボンベが一体化された構造の高圧酸素ボンベ（図6）も開発されている．

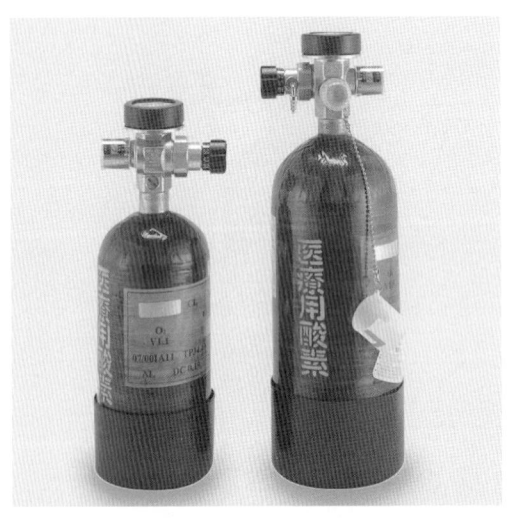

図6　減圧バルブと一体化された携帯型高圧酸素ボンベ（FRPグリーンバルブ付きボンベ，フクダ電子製）

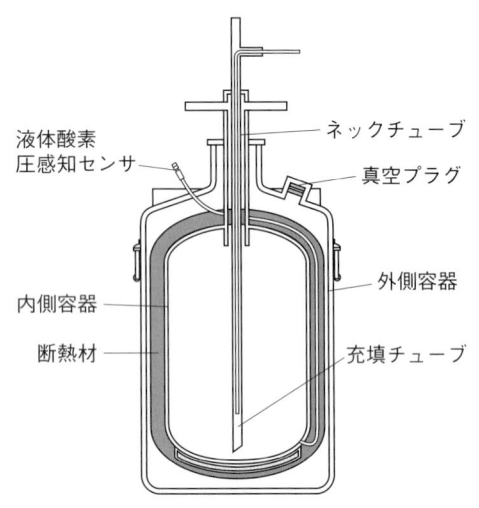

図7　液体酸素ボンベの基本構造

3）液体酸素

　液体酸素は，気体の酸素を－183℃以下で液化させ貯蔵したものである。液体酸素1 l は，気化により20℃，1気圧で856 l の気体酸素となる。液体酸素は通常魔法瓶のような二重構造をもった金属製の真空断熱容器（図7）に保存されているが，使用しなくても自然蒸発によるロスがある。居宅に大型の据え置き型ボンベを設置し在宅の際にはここから直接酸素を吸入し，外出時には据え置き型ボンベから携帯用ボンベに充填して使用する（図8）。液体酸素を設置型の容器から携帯用の容器に移し替える作業は第2種製造業務に属するため，高圧ガス取締法の適応を受け，患者自らが省庁に届け出ることが義務づけられているが，現在では医療用酸素業者がその手続きを代行できるようになった。据え置き型ボンベは，大きさによって36～46 l の液体酸素（気体酸素にして30,000～40,000 l）が充填可能であり，2 l/分で連続使用しても約3～4週間使用できる。

　液体酸素によるHOTは，1990年4月より健康保険の適応となり，その後，高流量を必要とする症例を中心に使用されるようになった。在宅設置用の酸素供給装置としての液体酸素のメリットを酸素濃縮器と比較すると，電気代が不要で運転音や振動がないなどの点が挙げられる。さらに，酸素濃度100％の純酸素の吸入が可能であり，最大10 l/分までの高流量にも対応できる利点もある。経済的にも，わが国の健康保険では液体酸素の方が酸素濃縮器よりやや低い点数設定となっており，患者の経済的負担もわずかながら少なくてすむ。液体酸素の最大のメリットは携帯型ボンベにあり，高圧ボンベに比較して極めて軽量（最も軽いもので約1.5 kg）で，患者自身が任意に充填可能である点である。このため，外出の機会が多く社会的に活動性の高い症例，高流量の吸入が必要な症例が最もよい適応となる[6]。最近の携帯用液体酸素ボンベには，電池不要の呼吸同調型酸素供給調節装置（図8B）を備えた装置も開発されており，さらに長時間の使用が可能となった。

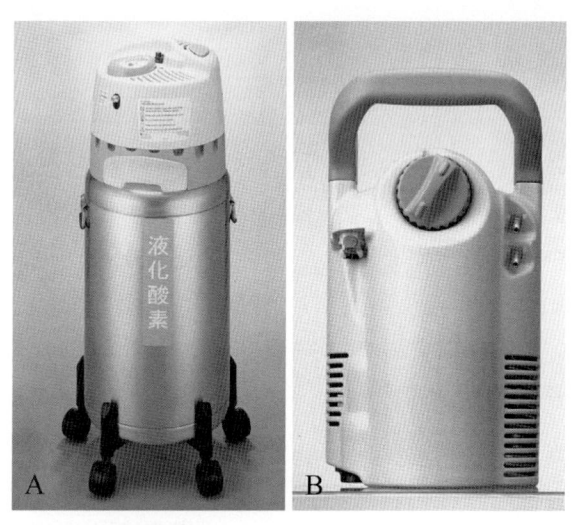

図8 液体酸素ボンベ（液体酸素システム HELiOS, タイコヘルスケアジャパン製）A：設置型（親器），B：携帯型（子器），高さ約27 cm，空重量1.1 kg

　液体酸素のデメリットとしては，据え置き型ボンベがやや大きく場所をとり，取り扱いがやや煩雑なことが挙げられる。特に据え置き型ボンベから携帯ボンベへの充填操作や注意点について十分習熟している必要があり，とりわけ高齢者の場合は大きな音が伴う充填操作は困難であることも少なくない。また，液体酸素の据え置き型ボンベは定期的な交換が必要である。最近のボンベでは自然蒸発のロスが少なくなり，交換頻度は減少してきたとはいえ，酸素業者によるボンベの定期交換（約1ヵ月に1回）は避けられない。しかし，酸素業者の定期的な訪問により安心感をもつ患者もいるため，患者によっては必ずしも短所であるとはいえない。航空機内への持ち込みはできず，全国的なネットワークで事業を展開している酸素業者も少ないため，旅行先での液体酸素の手配は困難であることが多い。以前は高流量酸素を要する例によく処方されていた液体酸素であるが，最近では使用頻度が減っており，現在では全在宅酸素症例の約5〜10％の使用にとどまっている。これは，上述のような液体酸素装置のデメリットに加え，最近の酸素濃縮器の高流量化や携帯用高圧酸素ボンベの軽量化・長時間の使用などの他の酸素供給装置の改善も関係していると思われる。現在では，1回の充填による携帯用液体酸素ボンベと酸素供給調節装置を備えた高圧酸素ボンベの使用時間を比較した場合，ほぼ同様と考えてよい。

4）酸素吸入器具

　酸素吸入のための器具には，患者が必要とする酸素濃度を設定して一定の酸素濃度を供給できるシステムと，患者の呼吸により吸入酸素濃度が変化するシステムの2つに分類される[7]。前者の代表的な吸入器具としてベンチュリマスクがあるが，呼吸状態の不安定なICUの患者などに使用されることが多く，HOT患者に使われることはまれである。HOTは状態の安定した慢性呼吸不全患

者が対象になるため，最も簡便な鼻カニューレが使用されることがほとんどである．

(1) 鼻カニューレ

鼻カニューレ（図9）は，最も簡便で装着感も良好で安価な酸素吸入器具であり，HOTにおいて一般的に使用されている．鼻カニューレは吸気流量の変動しやすい場合には不適であるが，呼吸状態が安定している慢性呼吸不全患者ではよい適応となる．通常は，耳介部に眼鏡のようにかけて使用し，安定性があり圧迫感や違和感も少ない[8]．通常，鼻孔間約1cmの2孔式の柔らかいプラスチック素材のものが用いられている．鼻カニューレの鼻腔内に挿入する部分をプロングと呼ぶが，このプロングの幅が患者の左右の鼻孔の幅に一致しているものが適切である．国内メーカーのカニューレであれば問題とならないことが多いが，外国製品は日本人の鼻の幅に合わず使用しにくいことがある．柔らかいプラスチック素材の方が頬部の皮膚に対する違和感が少なくてよいが，耳介の部分で折り曲がりやすいという欠点もある．ただし，鼻腔内に著しく分泌物が多い場合，鼻詰まりの著しい場合，ポリープなどにより鼻腔が閉塞している場合は使用できない．

鼻カニューレは低流量の酸素吸入患者に用いられ，約5l/分までは流量に比例して酸素濃度が上昇するが，6l/分以上の流量としてもF_{IO_2} 40〜45％以上を維持することはできない．鼻カニューレでは，吸入酸素濃度は患者の呼吸状態に応じて変化し，吸入酸素濃度と酸素流量の間には個体差が大きい．吸入酸素濃度は，呼吸数および1回換気量が増加すると逆比例して低下するため，分時換気量の変化しやすい症例に鼻カニューレは適切ではない．しかしながら，状態の安定したHOTの患者では分時換気量の変化は少ないため，鼻カニューレの使用は大きな問題とはならない．

鼻カニューレを用いて酸素吸入した際の副作用として，鼻腔粘膜の乾燥感を訴えることがあり，時に鼻出血を来すこともある．わが国では酸素吸入時の加湿は一般的に行われているが，酸素加湿にもかかわらず乾燥感を訴えることも少なくない．鼻腔の乾燥症状に対しては，対症的にステロイド薬の鼻腔内吸入が行われる．また，乾燥感とは逆に鼻汁を訴えることもある．鼻汁に対しては，乾燥感への対応と同様にステロイド薬のほか，抗ヒスタミン薬の鼻腔内吸入または内服などにより対症療法を行う．

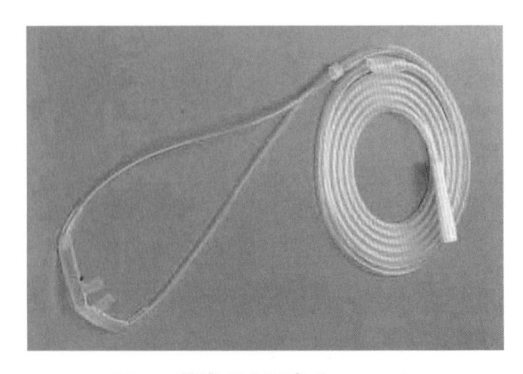

図9 酸素吸入用鼻カニューレ

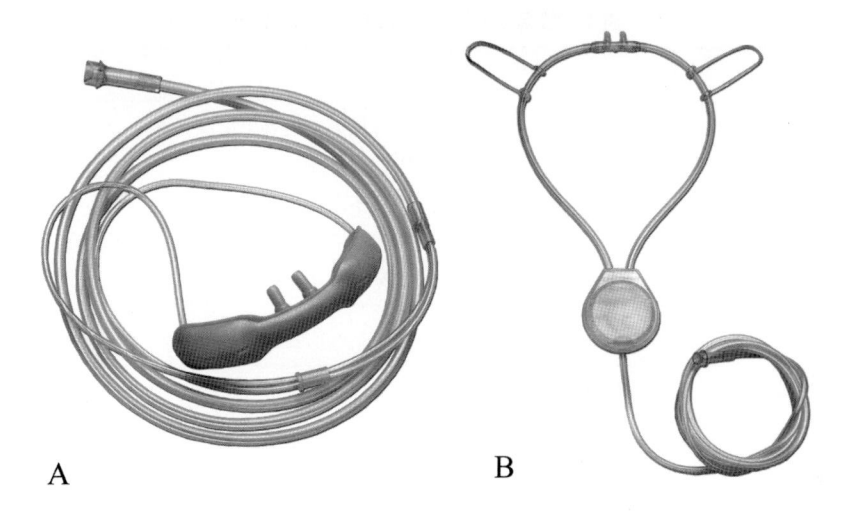

図10 リザーバー付き鼻カニューレ
A：オキシマイザー® (Oxymizer)，B：オキシマイザーペンダント® (Oxymizer Pendant)．いずれも米国 Chad Therapeutics 社製．

(2) リザーバー付き鼻カニューレ

　マスクを用いないで，より高濃度の酸素を効率的に吸入するシステムとして，リザーバー装置付きの鼻カニューレがある．これは，そもそも高圧酸素ボンベの使用時間を延長させるための酸素節約カニューレとして開発されたものである．しかし，現在では，高圧酸素ボンベの使用時間延長のためには，呼吸同調型酸素供給調節装置を用いることが一般的となっており，この目的でリザーバー付き鼻カニューレを用いることは少なくなった．現在は，通常の鼻カニューレで5 l/分以上の高流量の酸素吸入を要する間質性肺炎などの症例において，マスクを用いることなく高濃度酸素を吸入する目的で使用される．

　リザーバー付き鼻カニューレは，その一部に約 20 ml の酸素のリザーバーが設けただけの簡単な構造である（図10）．酸素を吸入しない呼気相には酸素をリザーバー内に貯えておき，この酸素を次の吸気相に送り出す仕組みになっている．吸気時にリザーバー内に貯えられた酸素を効率よく吸入できるため，通常の鼻カニューレよりも高濃度の酸素が吸入できる[9]．

　リザーバー付き鼻カニューレの利点と欠点を表2にまとめた．市販されているリザーバー付き鼻カニューレとしては，オキシマイザー®（図10A）とオキシマイザーペンダント®（図10B）がある．オキシマイザー®は，プラスチック製のリザーバーがちょうど鼻の下にくるため，鼻ヒゲのように見えるため外見上問題がある．また，鼻の下に大きく突出するリザーバーのため手元の視界が邪魔され，食事などの際に支障を生じるという欠点もある．オキシマイザーペンダント®は，素材のプラスチックがやや硬質でチューブも太く重いため，小柄な日本人にはフィットしにくく，使用時に鼻や耳の痛みを訴えることも多い．いずれも，美容上や快適性という点では難点がある．また，リザーバー付き鼻カニューレを使用した場合，ボンベの使用時間を長くするための酸素供給調

表2 酸素リザーバー装置の利点と欠点

利　点	欠　点
・高濃度の酸素吸入が可能 ・酸素が節約できる ・使い方は簡単 ・比較的廉価	・外見上，美容上に問題あり ・装着が快適でない ・日本人には大きすぎる ・呼吸同調型酸素節約装置が使えない ・鼻カニューレと比較して高価

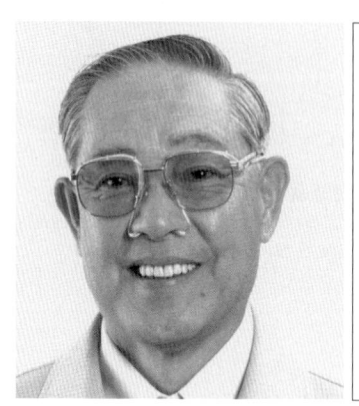

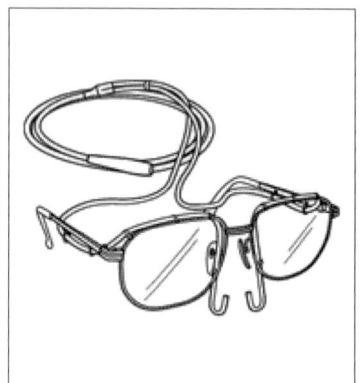

図11 眼鏡フレーム型鼻カニューレ（サンソメガネ，帝人ファーマ製）

節装置は使用できない。

(3) 眼鏡フレーム型鼻カニューレ

通常の鼻カニューレにおいても，見た目の悪さや美容上の問題点のため，酸素吸入しながら外出することを嫌がるHOT患者も少なくない。鼻カニューレの美容的な問題により酸素吸入のコンプライアンスが低下することは急性増悪の原因ともなりうる。このように，鼻カニューレの美容上の問題が酸素療法患者のQOLを低下させる場合には，眼鏡型鼻カニューレ（図11）が有用である。このカニューレは，眼鏡のフレームの一部が酸素のチューブとなっており，一見すると通常の眼鏡と区別がつかない。さらに，普通の眼鏡フレームと同様に，一般の眼鏡店でレンズを入れて使用することも可能である。特に活動的な在宅酸素吸入患者の社会参加に際しては，外見上・美容上の心理的負担を減らすことができ，QOLの向上に非常に有用である。なお，この眼鏡フレーム型鼻カニューレは，酸素供給調節装置を備えた携帯型高圧ボンベの使用にも支障はない[10]。

(4) フェイスマスク

高濃度酸素を必要とする症例では，フェイスマスク（図12A）が使用されることもある。さらに，リザーバー付きフェイスマスク（図12B）で10 l/分以上の高流量を投与すれば，F_{IO_2} 100%に近い酸素吸入が可能である。しかし，フェイスマスクは鼻と口を同時に覆ってしまうため圧迫感が

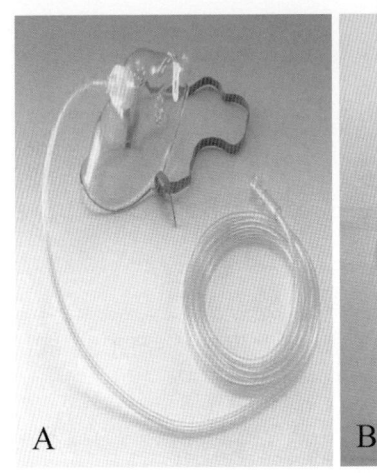

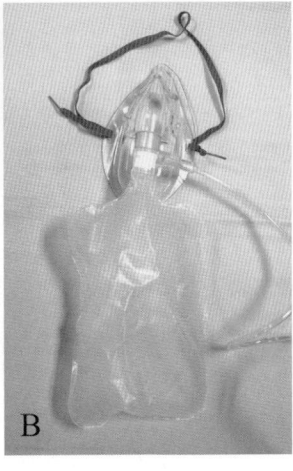

図12 酸素吸入用マスク
A：フェイスマスク，B：リザーバー付きフェイスマスク

強く，マスクを装着したままの食事も困難である。HOTにおいては，特殊な場合を除いて酸素吸入器具としてフェイスマスクが使用されることはまれである。

(5) 加湿器

わが国において酸素吸入時の加湿は日常的に行われているが，酸素吸入における加湿の必要性については議論がある。特に吸着型の酸素濃縮器の場合，窒素を吸着し酸素濃度を上げる過程で空気中の水蒸気も同時に吸着されるため，鼻腔の乾燥を来しやすく加湿が必要という意見もある。しかし，酸素加湿に関するいくつかの研究では，4 l/分以下の低流量の酸素吸入の場合，酸素の加湿によっても鼻腔の乾燥感や違和感などの副作用に変化はないことが報告されている[11]。米国呼吸療法学会の酸素療法のガイドライン[12] および米国胸部学会の慢性閉塞性肺疾患（chronic obstructive pulmonary disease：COPD）のガイドライン[13]では，4 l/分の低流量の酸素吸入において加湿は不要としている。また，加湿器内蒸留水は高率に病原微生物で汚染されているという報告もあり，感染管理の点からは加湿の及ぼす悪影響がむしろ問題視されている[14]。

HOTにおいては，加湿器内への蒸留水の補充や加湿容器の洗浄などの管理も患者や介護者が行うため，その手間や負担も考慮しなければならない。加湿器に水を補充したあとの装着がうまくいかないことが原因で，酸素吸入しているつもりでも実際には酸素が流れていないトラブルもありうる。症例によっては，加湿に用いる滅菌蒸留水を購入する手間やそのコストも無視できないこともある。わが国のHOTにおいても，慣例的に行われているというだけの理由で一律に加湿することなく，感染予防や安全な吸入酸素管理の観点からも，酸素加湿の必要性について議論を深め，コンセンサスを得る必要があろう[15]。このような観点より，最近の低流量酸素濃縮器の中には加湿器のない機種もある（図2）。

──おわりに──

HOTにおける酸素供給装置に関する今後の重要な課題として，以下の3点が挙げられている[16]。

① trouble free：使用においてトラブルがなく，機器の故障や異常の発生が限りなくゼロに近い。

② maintenance free：機器の信頼性を高め，定期点検が不要になること。患者の安心のためにもバックアップ体制の確保が前提となる。

③ user friendly：患者に優しく使いやすい機器への改善。軽量化，省電力化，低騒音化，高流量化はもとより，高齢あるいは病弱な患者でも無理なく使用できる簡便さ，視認性の良さなど誤操作を予防するための工夫も必要である。

近年のわが国の酸素供給装置は，上記の3つの課題についてかなり改善されており，開発メーカーの努力は評価に値すると思われる。歴史的に在宅患者のQOLは，機器とシステムの進歩とともに向上してきた部分も少なくない。今後もHOT患者が自立し高いQOLを維持した生活を送れるように，さらなる機器の進歩が望まれる。

【参考文献】

1) 中田紘一郎．在宅酸素療法導入における指導の実際．日医雑誌 1997；117：690-4.
2) 松原貞和．竹内雍監修．最新吸着技術便覧．エヌ・ティ・エス；1999. p. 444-454.
3) 酒井志野．在宅酸素療法─制度ならびに機器の up date─．MB Med Reha 2001；7：25-33.
4) 岸田遼生．酸素供給装置．都薬雑誌 2003；25：42-6.
5) 福薗謙一ほか．在宅酸素療法（HOT）患者の航空機旅行．呼吸と循環 1999；47：267-71.
6) 坪井永保．在宅酸素療法の新しいテクノロジー．呼と循 1994；42：445-51.
7) 亀井 雅ほか．呼吸管理の基本．medicina 2003；40：444-7.
8) 木田厚瑞．在宅酸素療法マニュアル．東京：医学書院；1997. p. 94-104.
9) 坪井永保．肺臓炎（間質性肺炎）患者のための在宅酸素療法．medicina 1997；34：1997-2000.
10) 川畑雅照．飯島克己編集．これ一冊で在宅主治医になれる．東京：南山堂；2001. p. 94-104.
11) Campbell EJ, et al. Subjective effects of humidification of oxygen for delivery by nasal cannula：a prospective study. Chest 1988；93：289-93.
12) AARC clinical practice guideline. Oxygen therapy in the home or extended care facility. Respir Care 1992；37：918-22.
13) Official statement of American Thoracic Society. Standard for the diagnosis and care of patients with chronic obstructive pulmonary disease（COPD）and asthma. Am Rev Respir Dis 1987；136：225-43.
14) 長岡優紀子ほか．酸素加湿器内蒸留水の汚染状況に関する臨床細菌学的検討．感染症誌 2004；78：S175.
15) 宮本顕二．経鼻的低流量（低濃度）酸素吸入に酸素加湿は必要か？日呼吸会誌 2004；42：138-44.
16) 木田厚瑞．呼吸ケアのデザイン．東京：日本医事新報社；2001. p. 214-21.

（川畑雅照，吉村邦彦）

3 酸素投与方法

―― はじめに ――

　酸素は吸入によって肺から血液に吸収され，酸素投与量は吸入気の酸素濃度〔F_{IO_2}（％）〕ないし流量/分（l/分）で示される。酸素療法の効果判定は，臨床症状と動脈血ガス分析およびパルスオキシメトリによる動脈血酸素飽和度（Sp_{O_2}％）によるが，酸素供給方法の目安が必要である。肺胞気の酸素分圧（P_{AO_2}）は呼吸のサイクルとともに変動して利用しにくく，気管内のガス採取は正確であるが侵襲的なので，F_{IO_2}を目安として用いる[1]。

　酸素療法を行うには，酸素供給源に加えて，患者と酸素供給源をつなぐもろもろの付属器具が必要になる。在宅酸素療法（home oxygen therapy：HOT）では一般に鼻カニューレを用いて酸素吸入を行う。患者によらず酸素濃度が一定になる高流量酸素療法と異なって（ベンチュリマスクを使用），患者各人にあった酸素流量を動脈血ガスでみながら決めなければならない。つまり酸素流量はさまざまで運動時にはもっと酸素流量を増やすことになる。また基礎疾患によりHOTでも高流量を要する人も出てきた。

　実際の酸素吸入にあたっては，酸素を吸入するための器具の取り扱いに患者および家族が十分習熟することが不可欠である。さらに今後患者のQOLの改善のための携帯酸素への需要がますます高まると思われ，軽くて小型の携帯酸素を長時間使う工夫が必要になってくる。最近約20年間に種々の技術的な進歩がなされてきた。この項ではこうした諸問題について述べることにする。

1）酸素投与の方法

　酸素投与法には高流量酸素投与法と低流量酸素投与法（低濃度酸素投与ではない）がある。高流量法は1回換気量を上回る高流量の酸素吸入気を投与する。ベンチュリマスクがこれにあたり，酸素が高速で流れると周りの空気を引き入れて一定濃度の酸素を得られるように設計されている。空気引き入れ口の大きさにより空気と酸素の混合比を変えて濃度が調節できる。24％，28％，31％，35％，40％，50％などの種類があり，4〜12l/分の純酸素が必要である。例えば28％のマスクを用いるときは，酸素と空気の混合比は1：10なので，酸素4lに対し空気40lつまりトータルフローとしては44lが，40％のマスクでは酸素と空気の混合比は1：3なので，酸素10lに対しトータルフローとしては40lが供給される。一方低流量法は，1回換気量に見合うだけの酸素吸入気を投与し

ないため1回換気量の一部を空気で補う必要がある。低流量法による酸素濃度は21%を超えて80%以上まで変化する。またF_{IO_2}は酸素の流量と患者の換気パターンにより異なる。鼻カニューレや鼻カテーテルはこれに相当し，50%以下の酸素を供給できる。この場合，純酸素の流量は，5 l/分以下である。1回換気量の非常に小さい人では，0.5〜1 l/分の比較的低流量でも驚くほど高濃度の酸素を吸っていることがありうるわけである。一方，呼吸数の多い人や1回換気量の大きい人ではF_{IO_2}は低下する。これが個人別に酸素流量を細かく指示される理由である。特に急性増悪期には，低酸素血症により維持されていた換気刺激が高濃度酸素投与によりなくなり意識障害を来すという危険がCO_2ナルコーシスとしてよく知られている。鼻カニューレないしカテーテルを用いた場合の酸素流量と酸素濃度の目安は，正常呼吸パターン（1回換気量500 ml，呼吸数20，吸・呼気比1：2）では，酸素1 l/分で24%，1 l/分上がるごとに4%アップである。つまり2 l/分で28%，3 l/分で32%，4 l/分で36%，5 l/分で40%，6 l/分で44%といった具合である。しかし臨床の場では，上に挙げた理由で，SpO_2や動脈血ガスをみながら低い流量から小刻みに酸素流量を調節することが多く調節低流量酸素療法という。フェイスマスクはもっと高濃度が必要なときに用い，5〜6 lで40%，6〜7 lで50%，7〜8 lで60%とされる。さらにリザーバーバッグ付きマスクであれば，6 lで60%，7 lで70%，8 lで80%，9ないし10 lでは80%以上の酸素を供給する。特に非再呼吸式であれば酸素濃度が高くなる。高流量法は，酸素濃度を細かく調節したいとき，鼻閉や，口呼吸で鼻カニューレでは酸素化が改善しないときに有効であり，急性期の管理によく用いられる。しかしマスクの大きさ調節，どうしてもマスクを嫌がる人の対策など個別対応が必要である。また酸素流量が多いため在宅では困難が伴う。他方低流量法の鼻カニューレは，安定期に用いられる基本的な方法であり，患者にも快適で，酸素流量も少なくてすみ，ベンチュリマスクより安価である。反面酸素濃度が不定であるという欠点がある。表1に酸素投与法の利点と欠点について示した。

また，十分な酸素化が得られない人ではオキシマイザー®[2]やオキシマイザーペンダント®[3]（図1）などの酸素節約カニューレを用いると約半分の酸素流量で同様の効果を得ることができ，患者には利便性がよい。

表1 酸素投与法と吸入気酸素濃度および利点と欠点

酸素投与法	酸素流量 (l/分)	吸入気酸素濃度 (%)	利点	欠点
鼻カニューレ	1〜6	約24〜44	簡便，快適，安価，在宅で汎用	酸素濃度不定
ベンチュリマスク	4〜12	約24〜60	酸素濃度一定，増悪期に有利	高価，高流量必要
リザーバーバッグ付き酸素マスク（非再呼吸式）	6〜12	約60〜99	高濃度酸素投与可能	マスクの密着必要，不快，高価，酸素中毒に注意

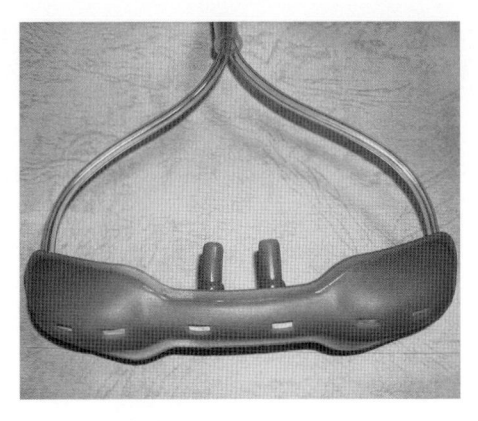

図1 酸素節約カニューレのオキシマイザー®（口髭型）

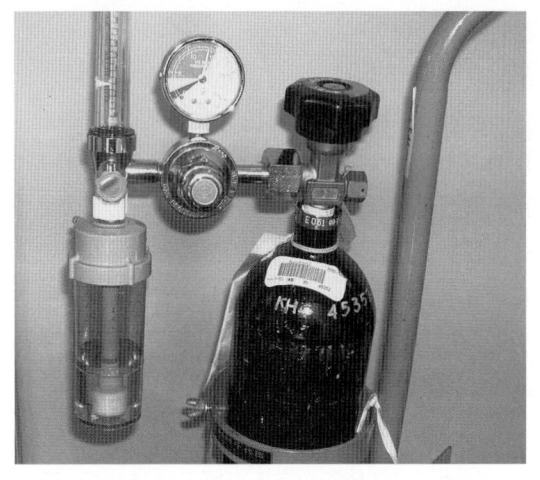

図2 一体化したバルブと圧力調整器，流量計および加湿器と酸素ボンベ

2）酸素吸入器具

　酸素吸入のためには，圧力調整器（減圧弁）および流量計，加湿器，酸素チューブ，酸素吸入器具（鼻カニューレ，鼻カテーテル，フェイスマスク）が必要である。最近は鼻カニューレと酸素チューブを一体にしたものが多い。酸素圧力調整器は酸素ボンベを供給源として使うときに必要である。なお酸素ボンベ，液化酸素，吸着型酸素濃縮器で供給されるのはドライな酸素なので加湿が必要であるとされてきたが，最近は安定期であれば2 l/分以下なら加湿不要とする傾向である[4]。携帯酸素は比較的短時間使用なので加湿器が付いていないものが多い。酸素吸入器具としては一般に鼻カニューレを用いる。したがって酸素流量5 l/分以下で低流量酸素療法を行うことになる。つまり本人の呼吸パターン（呼吸数と1回換気量）に応じて同流量でもF_{IO_2}が異なるので，各個人に応じた酸素処方が必要になる。

　ところで酸素供給源により，酸素吸入に必要な器具が若干異なるので，酸素供給源がボンベの場合（携帯酸素としてボンベを用いる場合も含めて），液化酸素の場合，酸素濃縮器の場合の3通りについて説明する[5]。

(1) 酸素ボンベ

　ボンベは容器の内容積で示され酸素は30℃，150気圧で充填される（内容積10 lで1,500 l）。ボンベには，減圧弁，流量計，加湿器（通常）が必要でこの3者は一体になっていることが多い（図2）。ボンベはいつでもどこでも（特に飛行機内，緊急用）使えて，大きさや種類も多く，自然蒸発もなく電源も要らないが，重さのわりに長時間もたないという欠点がある。酸素吸入器具としては，圧力調整器と酸素流量計，加湿器，酸素チューブ，鼻カニューレが必要である。ボンベの高圧ガス容器バルブをまずゆっくり開いて，バルブ口のごみを除去するために空吹きし，圧力調整期を

取り付ける．使用時は，バルブは十分開けるが全開にしない．全開なのにボンベが閉まっていると思い，さらに開けようとして破損することがあるからである．使わないときはバルブを閉める．

① 圧力調整器

圧力調整器は高圧の酸素ガスを使用圧力（通常 3.5～5 kgf/cm^2）に減圧する目的で用いる．酸素は強い支燃ガスなので次のような注意が必要である．ごみを入れない．容器バルブに取り付けるときには油脂を絶対に付着させない．ねじが硬いときには無理にねじ込まず不良として返品する．取り付けてバルブを開け，ガス漏れの有無をチェックする．取り付けのとき容器バルブは静かに空け圧力計の正面に顔を置かない（圧力計が万一破損すると危険なので）．

② 流量計と加湿器

圧力調整器に直接組み付けられているボンベ用と，配管のアウトレット用のアダプターの付いたパイピング用の2種類がある．流量計は一般に振り子式になっており，流量計は必ず立てておき，流量計の目盛は目の高さでボールの中央（特に断りのないかぎり）を読む．ダイアル式ではダイアルに合わせる．酸素流量計には，高流量（最大値 10～15 l/分）のものと，微量用（最大値 1～2 l/分）のものがあり，必要な酸素流量によりどちらを選ぶか決める．加湿器の水は精製水か沸かした水を決められた範囲に入れて使い，加湿器はしっかり緩まないように締め，チューブが加湿器からはずれないように注意する．酸素流量がきちんと出ているのに苦しいというときは水分補給後の加湿器の緩みが原因のことがある．最近は水の入ったパック状の加湿器も市販されておりこれを利用している施設もある．なお，低流量（3 l/分以下）では加湿器は不要との見解が普及しつつある．酸素チューブが極端に長すぎたり，よじれたり折れ曲がったり，圧迫されたりすると流量が不正確になる可能性があるので注意する．

③ 鼻カニューレ，鼻カテーテル，フェイスマスク

鼻カニューレは，最近は酸素チューブと一体型のものが多い，酸素カニューレの使い始めはかすかな臭気があるがまもなくなくなる．患者によっては酸素カニューレが硬い，鼻が乾燥する，鼻血が出るなどの訴えをする人がいる．酸素カニューレは，2～4カ月に1回は取り替えたほうがよい．また鼻の刺激症状の強い人では鼻に挿入しないオキシアーム®のような新しい器具の開発もなされている[6]．注意すべきことは，鼻閉時は実質的に十分な酸素吸入はなされず，低酸素血症の危険があるということである．重症の鼻炎や副鼻腔炎のときは要注意で，むしろフェイスマスクの方が安全である（もちろん増悪時の指示は主治医から受ける）．

鼻カテーテルは鼻腔より咽頭に挿入するが，深さは耳から鼻腔入口部までの長さを目安とし，リドカイン（キシロカインゼリー®）を十分塗って行う．フェイスマスクは病院で用いられることが多い．ベンチュリマスクは酸素の濃度を調節できて（24～50%）便利である．なお在宅では軽くて長時間使えることから携帯酸素に酸素節約器具（後述）を併用することが多い．酸素節約器具としては，呼吸同調式酸素供給器具（後述）が有用で，酸素ボンベとの一体型のものが簡便である．

(2) 液化酸素

液化酸素は，窒素と酸素の沸点（－183℃）の違いを利用して分離されたもので，密度は1.141

で気化すると容積が20℃で856倍になる。圧が0.15Mpa（1.5 kgf/cm^{2}に相当）以上になると自然蒸発が起こるが断熱剤を用いて蒸発を少なくしている。通常，酸素は親容器（設置型）から子容器（携帯型）に分注できる。液化酸素は軽くて長時間使えるという利点があり，子容器は約600〜1,000 lあり，重さは3〜4 kg前後であるが呼吸同調型を用いると1.4 kgまで減らせる。しかし液化酸素は使わないときでも自然蒸発するので，密閉された部屋に長時間置くことは避けねばならない。酸素吸入器具としては，設置型液化酸素の場合は，酸素流量計，加湿器，酸素チューブ，鼻カニューレが必要である。一方，携帯型液化酸素には加湿器は不要である。

(3) 酸素濃縮器

酸素濃縮器は空気を濃縮して高濃度の酸素を得る装置で，電源さえあればスイッチ一つで使える簡便性からHOTのほとんどを占めることとなった。吸着型と膜型があり，吸着型が主流である。膜型は酸素と窒素の高分子膜の拡散速度の違いを利用して約40％の酸素を得るもの，吸着型はゼオライトを詰めた吸着筒に空気を通して窒素を吸着させ約90％の酸素を得るもので，7 l/分までカバーできる。重要なことは，フィルターの掃除，水分が回路貯留防止，部屋の換気に常に注意することである。加湿器の緩みも時々問題になる。気泡は出ているのになにか苦しいというときは酸素チューブのはずれや圧迫，加湿器の閉め具合をチェックする。酸素吸入器具としては，吸着型酸素濃縮器の場合は，酸素流量計，加湿器，酸素チューブ，鼻カニューレが必要である。一方，膜型酸素濃縮器には加湿器は不要である。酸素濃縮器は，小型化，低消費電力，低騒音への強い要望に応えて，各機種とも工夫されている。また加湿器からのガス漏れなど加湿器トラブルが多いこと，経済的な負担，医学的に低流量では加湿は不要との見解もあり，加湿をしなくてもよい酸素濃縮器が市場に登場した（「酸素供給装置」の図2参照，49頁）。

3）実際に酸素吸入を行うにあたってのいくつかの注意

(1) 酸素吸入を行う場所の環境と換気

酸素供給源の周囲2 m以内には，火気または引火性または発火性のものを置かない。充填容器（ボンベ，液化酸素）は40℃以下に保つようにする。ボンベを使わないときはバルブを閉める。液化酸素の場合は自然蒸発により高濃度の酸素が貯留しないよう換気を図る。酸素吸入を行う場所では患者以外の人も喫煙しない。

(2) 日常点検

患者および家族の毎日の日常点検でHOTに関わるトラブルの多くは予防できる。
①酸素供給装置の外観，圧力計などの指示や酸素流量確認，②ガス漏れや加湿器の漏れはないか，③延長チューブの折れ曲がり確認，④酸素供給装置周辺の火気の有無，⑤酸素を供給する部屋の通風や換気状況，⑥消火器および工具の設置状況，⑦酸素吸入時は火気から2 m離す，⑧酸素の

残量確認（ボンベ，液化酸素），⑨酸素の置き場所の変更やホースを長くしたいときは，酸素業者に相談する。

(3) ガス漏れ，装置の異常などの場合の緊急措置

ガス漏れ，装置の異常などの場合は，患者・家族に対して，業者および医療機関に通報するよう指導する。平素から緊急連絡先を装置の見やすいところに明示しておく。

●緊急時の応急措置

ⅰ）流量が低下したとき：流量計から下流のガス漏れ，チューブのねじれ，チューブ内の結露を調べる。

ⅱ）容器バルブなどのガス漏れ：容器バルブを閉じ，ガス漏れの箇所を閉めなおし，ガス漏れを再点検する。

ⅲ）安全弁が作動して酸素が噴出したとき：ボンベの場合は酸素ガスがなくならないと酸素の噴出は止まらないので，火気を止め，室内のものは外に出す。液化酸素は安全弁が作動しないときは窓を開け換気に努め，子容器の場合は外に出す。

ⅳ）酸素チューブの火事：酸素吸入を中止し，酸素供給装置を止め（バルブを閉じ）消火を図る。

ⅴ）付近の火事：携帯用酸素に変え避難の用意をし，酸素供給装置を止める。延焼の危険のあるときは消防署に連絡する（ボンベ，液化酸素の場合）。

ⅵ）液化酸素による凍傷：水につけて少しずつ暖める。

ⅶ）液化酸素のバルブの凍結：自然に常温になるのを待つか，露出部なら布で拭く。凍った接続部にお湯をかけないこと。

(4) 外出または旅行のため，ボンベや液化酸素を携帯して鉄道，自動車に乗る場合

乗車中は換気に注意し，患者以外のものも喫煙しない。列車は禁煙車か禁煙の時間帯を選ぶ。車内に引火性のものがないか確認し，充填装置を40℃以下に保つため，直射日光や暖房による加温を避ける。1,500 l 以上のボンベは車内に転がらないよう固定する。

4）携帯酸素

軽くて長時間使える携帯酸素への要望は多い。携帯酸素としては，携帯用ボンベ，携帯用液化酸素，携帯用酸素濃縮器がある[7]。携帯酸素処方は設置型とは別に，種類と酸素流量を記載する（図3）。在宅用携帯酸素は軽いアルミ合金ボンベやFRP（fifber reinforced plastic）複合容器が用いられ，ガス量にして165〜500 l のボンベがある。充填圧も通常は150 kgf/cm^2 であるが近々FRP複合容器では200 kgf/cm^2 のものも使えそうである。

携帯酸素用液化酸素を使う場合は，事前に医師，看護師，酸素業者から液化酸素（器具）の基礎知識，選定した機種による移充填操作（確実にできるまで繰り返す），緊急時の対応方法などにつ

／1401　（患者用）
在宅酸素・在宅人工呼吸療法

独立行政法人
国立病院機構 東京病院

提出医 ＿＿＿＿＿＿＿＿

600 在宅酸素療法 □ 新規　□ 継続（□ 処方変更あり）

酸素流量（ℓ／分）：安静時（　　）体動時（　　）睡眠時（　　）

酸素使用時間　　時間／日

在宅設置用酸素供給源

601 □ 液体酸素：□ 連続型（ヘリオス以外）　□ ヘリオス
602 □ 酸素濃縮器：□ 吸着型　□ 膜型
603 □ 酸素ボンベ：□ 1500 ℓ　□ 500 ℓ　□ 7000 ℓ　□ 6000 ℓ

携帯用酸素供給源　□ あり　□ なし

604 □ 液体酸素：□ 連続型　□ ヘリオス
605 □ 酸素ボンベ
□ セーバーあり：□ M　□ L　□ その他（　　）；□ 呼吸数調節型
□ セーバーなし：□ 400 ℓ　□ 500 ℓ　□ 300 ℓ　□ その他（　　）

610 在宅人工呼吸療法 □ 新規　□ 継続（□ 処方変更あり）

611 □ **非侵襲的陽圧人工呼吸**　□ 鼻マスク　□ 顔マスク
・使用機種　□ NIPネーザル □ シンクロニー □ BiPap S／T30 □ オニキス □ その他（　　）
・使用時間：　　時間　夜（　　時間）昼（　　時間）
・設定条件
・モード：T，　S／T　S　・呼吸数：　／分　・併用酸素：　ℓ／分
・IPAP　cmH_2O　・EPAP　cmH_2O　・I%　%

612 □ **気管切開人工呼吸**：機種（　　）条件：1回換気量　呼吸数　酸素流量
613 □ **体外式陰圧人工呼吸**：機種（　　）条件：

620 □ **持続陽圧呼吸（CPAP）**
・使用機種：□ レムスター　□ バーチュオソ　□ スィーブメイト　□ その他（　　）
・設定条件：□ Auto CPAP　□ 固定型（　　cmH_2O）

かぜの予防を心がけましょう。病状の変化があった時は早めに受診しましょう。電話のそばに、診察券の番号と主治医名を控えたメモをおいておくと役立ちます。
連絡先　独立行政法人 国立病院機構 東京病院

図３　在宅酸素処方指示箋の１例

いて指導を受ける。操作を行う場所は火気から５m以上離れ，近辺に消火器を置く。凍傷予防のため革手袋を用いる。親容器と子容器の接着面に水やごみの付着のないことを確かめ，あったら布でふき取る。親容器と子容器の完全な接続を確認後充塡を開始し，充塡中はその場を離れず，異常があったらすぐ充塡を中止する。終了後充塡量と液化酸素が床にこぼれていないかどうかを確認する。子容器は倒さない。またHOTのため移充塡容器を使用する20日前までに都道府県知事に一定書式で届け出ねばならない（通常酸素業者が代行する）。

携帯用酸素濃縮器は保険適用がないが，膜型，吸着型両方とも開発されており，自動車のシガレット用の電源を利用して自動車の旅行に使うのに有用である。吸着型は呼吸同調型酸素供給器を用いている。

5）酸素節約の工夫

ところで携帯酸素は容量が少ないので，いかに酸素を節約して長持ちさせるかという工夫が必要になる。酸素使用量を節約する試みとして，①オキシマイザー（鼻髭型）®2)，オキシマイザーペン

ダント®3)などのリザーバー器具を用いるもの,②経気管酸素投与[8,9],③呼吸同調型酸素供給器具を用いるもの[7,10]などの報告がされてきた。オキシマイザー®,オキシマイザーペンダント®は,呼気時にリザーバーに酸素を貯めて,吸気初期に約20 mlの高濃度酸素を吸入させるようにしたもので,私たちも約1/2の酸素節約効果(標準法の1/2の酸素流量で同等の酸素化)を得たが,やや見栄えが悪いという欠点がある。最近は6 l/分以上の高流量を要する人に在宅でも使用している。

気管に経皮的に細いチューブを入れて酸素を投与する経気管酸素投与法は,Heimlichの報告以来欧米では使用例が増えている。チューブが外から見えないという美容上の効果とともに,通常の1/2～1/4に酸素使用量を節約できる。高流量の酸素使用者および鼻出血など酸素使用による鼻症状の強い人で,意欲のある人に特に有用である。非代償性の高二酸化炭素血症や出血傾向のある人は不適である。

呼吸同調型酸素供給器具の原理は,吸気初期に少量のパルス上の酸素を供給して酸素化の効率化を図り,酸素使用量を節約しようとするものである。酸素ボンベないし液化酸素と組み合わせて使用する(図4,5)。酸素使用量は連続投与の1/2～1/3(機種によっては1/7)に節約できる。トリガーセンサーには,圧センサー,圧勾配センサー,フローセンサーなどがあり,重量は300～400 g前後である。感度調節が可と不可,電源(乾電池やバッテリー)が要と不要(ニューマチック)とに分かれる。同調器に必要な条件としては,同調弁の作動が良好なこと,弁の開放音ないし酸素の駆出音が静かなこと,軽量なこと,弁の作動しないとき(呼吸数が異常に多いか異常に少ないとき,あるいは吸気を感知できないとき)の安全対策,操作が簡便なこと,流量調節の可能なことなどである。一般に鼻閉,口呼吸のときは,同調率が低く吸気圧が弱いため作動しないこともある。同調型酸素供給器を処方する前に安静時および歩行試験で安全に使えるかテストし,感度を調整す

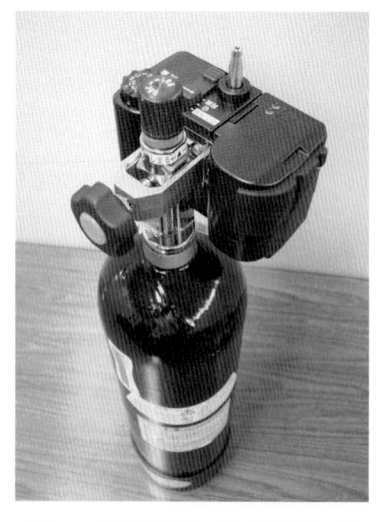

図4 呼吸同調器付携帯用酸素ボンベ

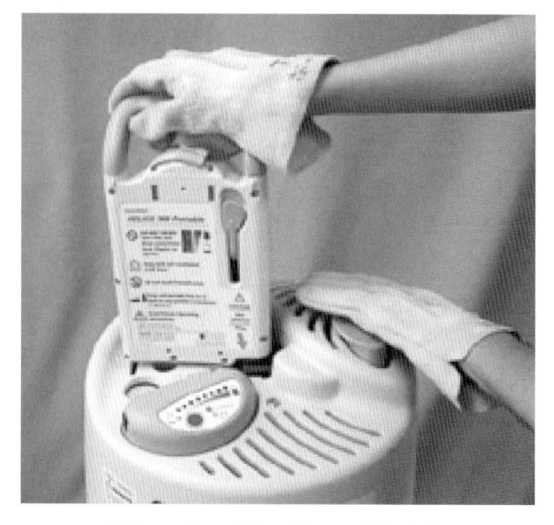

図5 呼吸同調型携帯用液化酸素

る．ともあれ簡便さと軽さが好まれて呼吸同調型酸素供給器は今後も普及するものと思われる．

【参考文献】

1) Shapiro BA, et al. Clinical application of respiratory care. 4th ed. Mosby Year Book, 1991.
2) Hagarty EM, Skorodin MS, Stiers WM, et al. Performance of a reservoir nasal cannula（Oxymizer）during sleep in hypoxemic patients with COPD. Chest 1993；103：1129-34.
3) Moore-Gillon JC, George RJ, Geddes DM. An oxygen conserving nasal cannula. Thorax 1985；40：817-9.
4) 宮本顕二．経鼻的低流量（低濃度）酸素吸入に酸素加湿は必要か？ 日呼吸会誌 2004；42：138-44.
5) 日本医療ガス協会．「在宅酸素療法用酸素供給装置の保守点検業務サービスマーク」認定に係わる更新時講習会テキスト．平成17年9月改訂．2005.
6) Dinesen T, McDonald L, McDonald S, et al. A Comparison of the OxyArm Oxygen Delivery Device and Standard Nasal Cannulae in Chronic Obstructive Pulmonary Disease Patients. Respir Care 2003；48：120-3.
7) 町田和子，川辺芳子，芳賀敏彦ほか．携帯酸素の技術的な進歩．日胸疾会誌 1992；30：1466-74.
8) Tiep BL, Barnett J, Schiffman G, et al. Maintaining oxygenation via demand oxygen delivery during rest and exercise. Respir Care 2002；47：887-92.
9) Yaeger ES, Goodman S, Hoddes E, et al. Oxygen therapy using pulse and continuous flow with a transtracheal catheter and a nasal cannula. Chest 1994；106：854-60.
10) Orvidas LJ, Kasperbauer JL, Staats BA, et al. Long-term clinical experience with transtracheal oxygen catheters. Mayo Clin Proc 1998；73：739-44.

（町田和子）

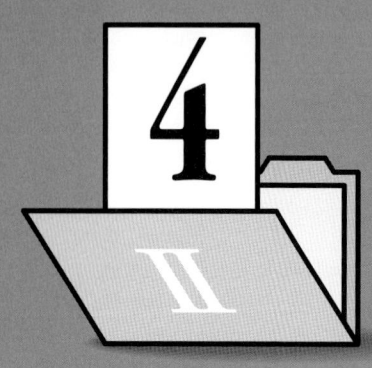

4 在宅酸素療法実施の手順と実際

―― はじめに ――

　本項では，在宅酸素療法（home oxygen therapy：HOT）が適応となった患者に対し，どのような手順でHOTが安全に，かつ遅滞なく開始されるかについて述べる．図1に，筆者らの施設で構成した，HOTに関わる職種の概略を示すが，医師をはじめこれらの職種は，相互に密接に関連しており，またなかでも家族のHOTに占める役割は大であり，患者のみならず家族への教育も十分になされねばならない．以下に各職種別にHOT遂行のため行うべき業務を要約して記載するとともに，酸素濃縮器や液体酸素装置の選択法などについても触れる．

1）医師の行うべき手順

(1) 酸素吸入方法についての検討

① 吸入流量の決定

a）鼻カニューレによる場合

　長期に及ぶHOTの開始時には，至適な酸素流量を慎重に決定しなければならないが，欧米の報告では，対象疾患を慢性閉塞性肺疾患（chronic obstructive pulmonary disease：COPD）として一括しており，その酸素流量は2 l/分に一定した報告が多い[1,4]．しかしわが国では，「Ⅱ章1の1）HOTの適応基準」でも述べたように，対象疾患が欧米とやや異なり，強い拘束性障害を有する肺

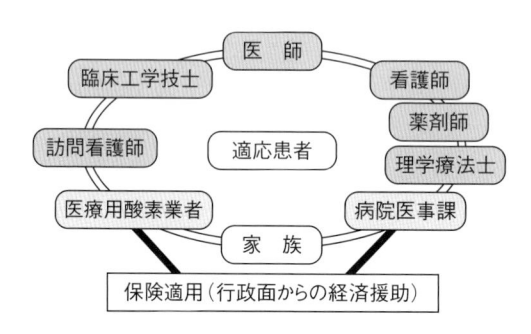

図1　医療面からの安全監視

表1 疾患別の酸素吸入流量

疾患	n	酸素流量（l/分）	Pa_{O_2}（平均 Torr）	Pa_{CO_2}（平均 Torr）
胸膜胼胝	13	0.33 ± 0.12	56 → 74	53 → 53
間質性肺炎	5	2.1 ± 0.6	51 → 70	37 → 38
肺気腫症	12	1.1 ± 0.8	53 → 72	44 → 46
びまん性汎細気管支炎（高度進展例）	20	1.1 ± 0.6	52 → 66	45 → 47

（虎の門病院在宅酸素療法例）

結核後遺症や一部の間質性肺炎も含まれるため，酸素吸入による二酸化炭素の上昇（前者）や，また逆に過換気による吸入酸素濃度の低下（後者）を考慮しなければならない。

表1に筆者らの施設でHOTを施行した患者50名についての疾患別の鼻カニューレによる酸素流量を示すが，肺結核後遺症（主に胸膜胼胝）は0.5 l/分以下，肺気腫症は1 l/分前後，間質性肺炎のみ2 l/分前後であった[2]。酸素吸入による血液ガスの変動をその右に示すが，筆者らはPa_{O_2}の目標値として，65～70 Torr，Pa_{CO_2}は有意に上昇しない（5 Torr以内の上昇）こととしている。

なお流量の設定にあたっては，患者のわずかな病態の変化や換気状態によって，同じ酸素流量でも吸入酸素濃度などが異なり，同一条件で何回かの血液ガスを確認する必要がある。また酸素濃縮装置を使用する患者に対しては，特に2 l/分以上の高流量を要する場合，本装置では酸素濃度が90％以下に低下する[3]ため，本装置を用いながら吸入酸素流量を検討する必要がある。

b）運動時の酸素流量

運動時は安静時とは異なり，酸素消費量の増大・過換気による吸入酸素濃度の低下などのため安静時の酸素流量の1.5～3倍程度必要とする。図2は，慢性呼吸不全を呈した気管支拡張症の症例について，経皮的動脈血酸素飽和度（Sp_{O_2}）をモニターしたものであるが，掃除や洗濯など日常の活動動作によりSp_{O_2}は低下し，本例は通常2.0 l/分の吸入流量であるが，労作時には3.0～4.0 l/分の酸素流量が最低必要である。

したがって簡便的には，通常の歩行時には安静時の酸素流量＋1.0 l/分が必要となるものとしてよく[3]，Sp_{O_2}が90％以下にならないように酸素流量を設定すべきである[4]。

② 酸素吸入時間の決定

在宅での酸素吸入時間については，すでに欧米の報告で，1日12時間吸入と終日吸入を比較した予後に関する成績でも，後者の方が有意に良好な生存率を呈している[5]ことからも明らかなように，可能なかぎり長時間の吸入とすべきであり，原則的には24時間吸入が望ましい。24時間吸入の際，常に問題となるのが，①経費（running cost）および，②仕事中，ないし移動中の酸素吸入の2点である。

①は酸素ボンベの場合，携帯用小型ボンベの保険適用が，2004年4月現在1,500 l程度のボンベで月1回880点までと制限されていること，また酸素濃縮装置に対する電気代が保険適用となっていないことなど，現時点の隘路となっている。②は携帯用の酸素吸入器の問題また職場や交通機関の

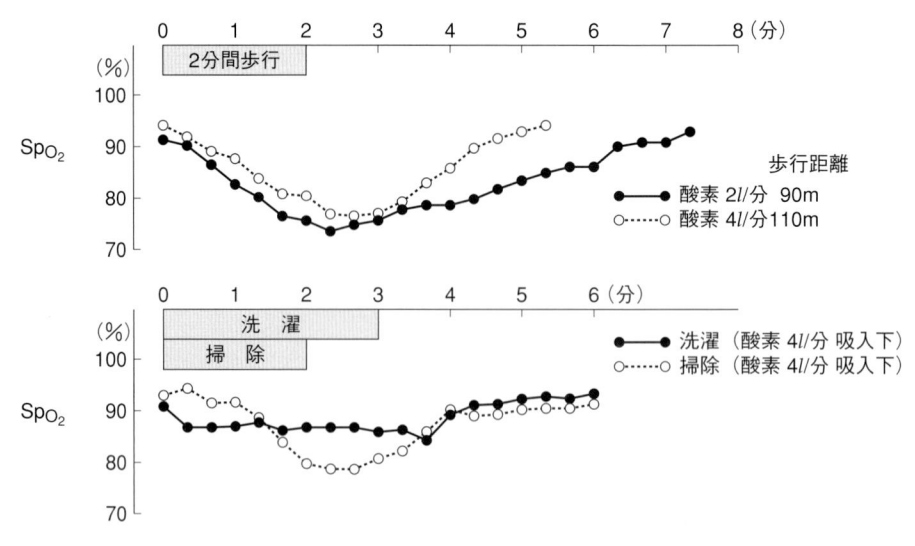

図2 日常生活における各種労作時のSp_{O_2}
(42歳,女性,気管支拡張症)

中での酸素吸入が心理的あるいは習慣的に行われにくいことなどが問題となるが,それらを改善させるよう周辺の人々の理解を図ることも時に必要となる。

③ 酸素供給装置の選定―酸素供給装置の組み合わせはどうするか

1990年4月以降,HOTのための酸素供給装置として液体酸素システムが正式に使用認可され,かつ保険適用になっているが,日本も欧米と同様に,酸素供給装置として酸素シリンダー(酸素ボンベ),酸素濃縮装置,液体酸素の3器種が出そろっている。HOTのためにこれらの3器種をどのように使用するかは,医師の処方によるが,その選択のためには各器種の安全性,至便性,経済性,携帯性などを含む多くの因子があり,本項ではまずそれらの器種の特徴を述べ,さらに実際の組み合わせについて述べる。

a) 酸素シリンダー

明らかに高圧ガス(150 kgf/cm^2)であり,容器は酸素(気体量)として300 l 前後から7,000 l までであるが,後に述べる液体酸素に比し容量のわりには重いのが一つの欠点である。圧ゲージにより酸素残量は分かるが,充填は業者でないと行えず,容量の小さいものは頻回の交換を要する。吸入酸素自体に問題はないが,容器の取り扱いについては患者や家族に安全に関する十分な教育を要する。

b) 酸素濃縮装置

電気駆動で大気中の酸素を濃縮する装置であるが,大別して吸着型と膜型に分かれる。現在は吸着型酸素濃縮装置が中心であり,安全性に問題はないが,酸素濃度が流量約3 l/分以上になると90%以下に低下する器種のあること[12]と,携帯用として現在よい器種のないことが欠点である。なお酸素濃度に関し,最近5〜7 l/分でも90±3%(ハイサンソ® TO-90-5H®,TO-90-7H,帝人)と性能の向上した器種も存在する。

c）液体酸素

気体の酸素は，-183℃以下になると液化すること，またその体積が著しく小さくなる（1/850）ことから，しかるべき容器があれば逆に，液体の酸素を気化させつつ吸入できる。通常，約20〜40 l の液体酸素を入れる設置型貯蔵庫と，1〜2 l の携帯用のものとに分かれる（**図3**）。酸素濃度に問題はなく，設置型のもののみを使用する場合は，酸素シリンダーほどの交換も必要としない。しかし本装置は携帯使用にこそ意義があり，設置型から携帯用への酸素移充填に慣れる必要がある。また容器の性格上，酸素吸入を行わなくても常に少量ずつ酸素が蒸発消失していくことは欠点である。

以上3器種を比較して概説したが，その要点を**表2**に示した。

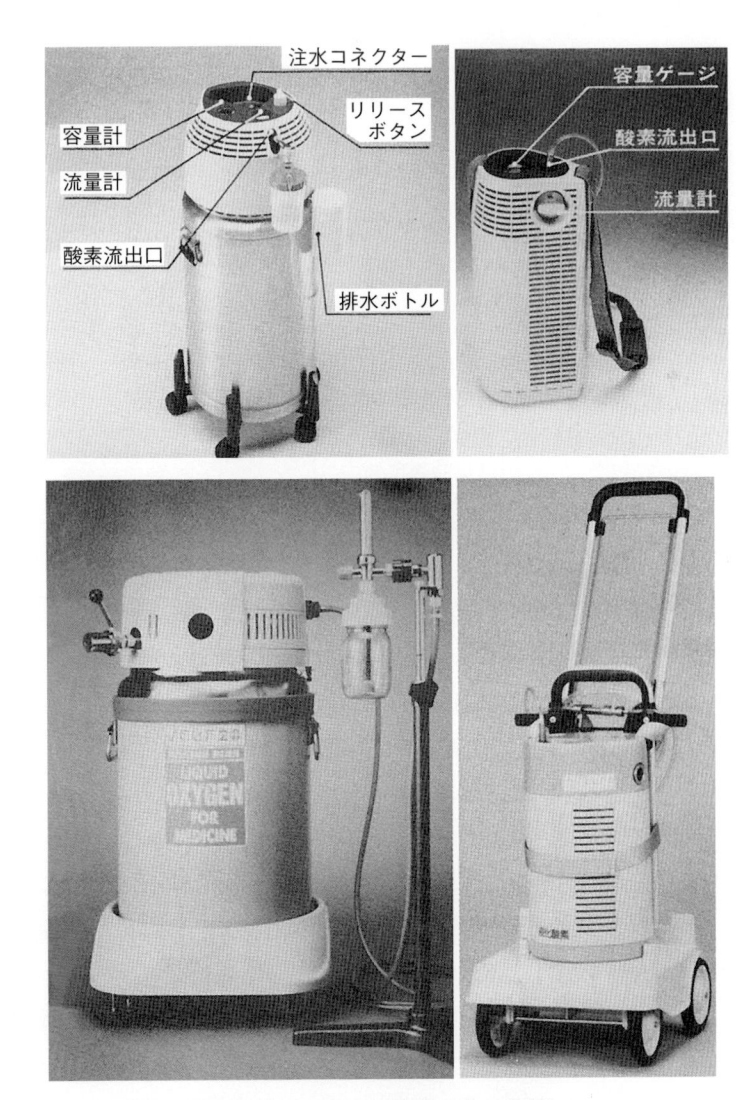

図3　液体酸素システム（性能は表2参照）
上：コンパニオン®（ピューリタン・ベネット製）
下：セルフ®（大和酸器）
（いずれも左側に設置型，右側に携帯用を示す）

Ⅱ．在宅酸素療法の準備と実施

表2 酸素供給装置の比較

	酸素シリンダー	酸素濃縮装置	液体酸素	
主な器種	500〜7,000 l	TO-90® 3C, 2L, 3N, 5H, 7H, クールサンソ FH-3®	コンパニオン®21, 31, 41	セルフ®
	ウルトラレッサ®		コンパニオン®1,000	マイセルフ®
酸素濃度	100%	95〜60%	100%	100%
流量	流量計による	0.25〜7.0 l/分	〜6 l/分	10 l/分以上可
			portable stationary	携帯用設置式
酸素容量 (l)	500, 1,500, 7,000	無限（電源要）	1,058, 17,290〜33,756	600, 17,800〜38,000
容器重量（酸素満タン時）	6 kg, 15 kg, 57 kg	22 kg	3.4 kg, 42〜73 kg	3.2 kg, 46〜101 kg
加湿	可	可	不能	不能
騒音	なし	ごくかすかな振動音のみ	減圧弁作動音のみで、ほぼ問題なし	減圧弁作動音のみで、ほぼ問題なし
気体充填の頻度（高流量の場合）	しばしば	不要	酸素シリンダーより少ない	酸素シリンダーより少ない
携帯性	300 l 程度の小型の物が携帯可	なし	ポータブルタイプは携帯可	ポータブルタイプは携帯可
安全性	高圧装置であり注意要	安全性に優れる	火気は厳禁である	火気は厳禁である
保険適用	（＋）	（ただし、電気代は保険適用外）	（＋）	（＋）

④ 器種の選定

各器種の特徴を主に性能面から述べてきたが，経済的側面に関しては多々問題がある。わが国では，2004年4月現在，厚生労働省の定める保険点数では，在宅酸素療法指導管理料2,500点（チアノーゼ型先天性心疾患の場合1,300点）に加えて，酸素ボンベ使用で月に3,950点，酸素濃縮装置使用で4,620点の保険点数加算があり，液体酸素では，3,970点となっている（**表3**）。

したがって保険で多くがカバーされ，患者自身の自己負担額は極めて少額となるが，酸素濃縮装置の場合の電気代は今のところ自己負担となっている。しかし医療全体としてみると，**図4**に米国の例を示したが，保険適用のない場合では，酸素流量により各器種の経済効率は異なっており[6]，流量が増すにつれて酸素ボンベは酸素濃縮装置に比し高価になる。日本では保険適用のため今のところ問題にはならないが，将来的には考慮する必要がある。

第2のポイントとして，携帯用として使用する頻度が挙げられるが，職場復帰や外出などのため移動することの多い患者では，液体酸素システムが最もよい適応となる[7]。

第3は，酸素流量の問題であるが，肺結核後遺症例などで極めて低流量（0.2 l/分以下）が必要なときは，従来酸素ボンベに付いた流量計でないと流量調節が難しかった。しかし最近の酸素濃縮装置は，0.25 l，0.5 l 程度の低流量のコントロールまで可能となってきており（TO-90®シリーズな

表3 診療報酬の変遷

		1985.3	1986.4	1988.4	1990.4	1992.4	1994.4	1996.4	1998.4	2000.4	2002.4	2004.4
I	〈指導管理料〉	700点 2回/月を限度	1,400点 1回/月を限度	1,500点 同左	1,500点 同左	1,800点 同左	2,000点 同左	2,300点 同左	2,500点 同左	2,500点 同左	2,500点 同左	2,500点 同左
II A	〈酸素費用〉 ○酸素ボンベ	使用した酸素の費用を10で除した点数	4,000点	4,000点	4,000点	4,000点	4,000点	4,200点	4,500点		4,500点	3,950点	3,950点
II A	○酸素濃縮装置	2,500点 2回/月を限度	5,000点	5,000点	5,000点	5,000点	5,000点	5,500点	5,800点	同左	5,500点	4,620点	4,620点
II A	○設置型 液化酸素装置	—	—	—	4,000点	4,200点	4,500点	4,800点		4,800点	4,320点	3,970点
II B	○携帯用 酸素ボンベ	—	—	1,200点	1,200点	1,200点	1,200点	1,300点		1,200点	990点	880点
II B	○携帯型 液化酸素装置	—	—	—	1,200点	1,200点	1,200点	1,300点		1,200点	990点	880点

○IにIIを加算。

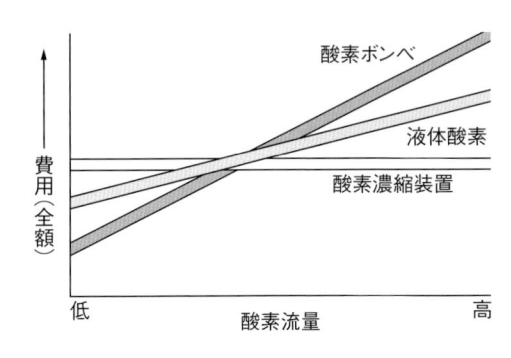

図4 酸素供給装置の違いによる経済性の差(米国の例)
(O'Ryan JA, Burns DG. Pulmonary rehabilitation：From hospital to home. Chicago：Year Book Medical Publishers；1989．p.12 より引用)

ど),濃縮装置の使用頻度が増えている.以上のポイントについては**表4**に箇条書きで示した.

結論としては,現行の保険では,酸素濃縮装置＋酸素シリンダーか,液体酸素システムかの二者択一が最も多いのではないかと考えるが,医師,患者,家族,看護師,臨床工学士などがそろって,最も便利なHOTのシステムを個々の患者について考える必要がある.

⑤ 患者教育

従来酸素吸入は入院中にのみ行われていたわけで,それを在宅へ移行するにあたっては患者およびその家族にHOTの意義,機器の取り扱い法,安全面のチェックなど多くの点についてそれぞれの立場から説明する必要がある(表5).

表4　器種選定の基準

	（例）
1. 病態的原因（疾患，重症度などによる吸入流量，吸入時間など）	
1）極めて低流量（0.2 *l*/分以下）	酸素ボンベ
2）間質性肺炎などで高流量（3 *l*/分）を要す	酸素濃縮装置（ハイサンソ® TO-90-5 H）
2. 患者側原因	
1）携帯用として頻繁に使用	液体酸素システム
2）多くは臥床しているが，室内歩行程度	酸素濃縮装置
3）携帯用として時々使用	酸素濃縮装置＋酸素ボンベ
3. その他の要因	
1）酸素充填や交換（液体酸素と酸素ボンベ）が不可（業者が遠い，家族の協力が得られないなど）	酸素濃縮装置
2）火気から装置を遠ざけにくい（家が狭いなど）	酸素濃縮装置

表5　医療機関が患者に行う教育の要点

医師の行う教育	臨床工学技士の行う教育	看護師の行う教育
①HOTの意義	①機器の取り扱い方	①体温，脈拍，浮腫などの測定方法
②疾病および病態の説明	②日常行う安全点検の方法	②在宅酸素療法日誌の記載方法
③酸素の効果と副作用	③保険のしくみ（説明）	③食事，運動など日常生活とリハビリテーション指導
④外来受診の方法	④緊急時の連絡先確認	④外来薬の効能説明と内服確認
⑤呼吸不全悪化徴候と医療機関連絡へのタイミング		

　HOTは，決して原疾患を治癒させるものではないこと，吸入酸素流量は勝手に変更してはならないこと，呼吸不全の増悪因子と悪化徴候などは，特に重要な点である。

　また患者自身の疾患の性質や病状および重症度についての適切な説明とともに，安定期の動脈血酸素分圧（Pa_{O_2}）・動脈血二酸化炭素分圧（Pa_{CO_2}）（大気下と酸素吸入下）の値を患者自身あるいは家族に周知させておいた方がよい。

　外来受診の方法として，月に1回は必ず通院し，また受診時には適時血液ガス測定を行うことなどを説明し，さらに感染症状・右心不全徴候のあった場合には，定期通院以外であっても医療機関へ連絡し，なるべく早く受診する必要性を納得させる。

2）看護師の行う業務

看護師がHOTのために行う最も重要なことは，入院中の患者教育と退院後の外来指導である．

(1) 患者教育

基本的には医師と共通する部分も多いが，入院中患者との接触において最も身近な看護師は，各患者の環境や個性に合わせて，個別に疾患および治療に対する指導および教育がなしえる．

日常生活範囲の指導については，入院中に行った血液ガス値や10分間歩行距離・運動負荷試験の成績などから推定してその枠を決める．

教育については，HOT中に起こりうる感染や右心不全，CO_2ナルコーシスや低酸素血症についての自他覚症状の変化など十分理解させる．

また，COPDに対するHOTの適応についても，2004年にわが国で出されたガイドライン[8]でも，包括的呼吸リハビリテーションの一環としてHOTが行われなければならないとされている．

さらに在宅での症状および所見を経過を追って記入できる在宅酸素療法日誌の記載法を説明し[9]，さらに個々の患者に対して，体温や脈拍の測定法や浮腫の確認法などを周知させる（表5）．

なお退院時には，外来通院法，特に急性増悪の際の病院への連絡法などを医師や臨床工学技士とともに徹底しておくことは重要であり，あわせて外来での処方薬の確認なども行う．

(2) 訪問看護

リハビリテーションのすべての領域で，この訪問看護の占める役割は，多大なものがあると思われるが，わが国では最近ようやく訪問看護料として保険点数が制定された状態で（保健師または看護師による場合，360点），HOTに対し実際に訪問看護が行われている施設は，近年各地に訪問看護ステーションが設置されてきており，その訪問を受けている患者は急速に増加している．図5に訪問看護の実施内容の一例[10]を示すが，これらのきめ細かい指導により，HOTはより快適にまた正確かつ安全に行われるのが望ましい．

3）HOT実施の手順と実際

HOTが1985年春保険適用になって以来，医学的適応の変遷とともに，在宅療養指導管理料を含む診療報酬の要点を表3, 6, 図6に記載するが，酸素吸入機器により，いずれも所定点数は異なっているが，携帯用酸素装置に限っては統一されている．なおチアノーゼ型先天性心疾患の場合は，1,300点と決まっており，その他の加算は認められていない．

またHOTの適応4病態（①高度慢性呼吸不全例，②肺高血圧症例，③慢性心不全例，④チアノーゼ型先天性心疾患）のうち，慢性心不全について，医師の判断でNYHA Ⅲ度以上の呼吸困難があり，睡眠時チェーン・ストークス呼吸がみられ，睡眠ポリグラフィ上，無呼吸低呼吸指数（apnea and hypopnea index：AHI）1時間あたりが20以上であることが，確認されている症例に

訪問日　年　月　日			
サイン			
氏名　　　　　　　　男・女　ID No.		主治医	
住所		電話	
生年月日　年　月　日			
通院時間・方法		《現病歴》	
診断名			
障害者手帳　有・無・手続中　級			
使用器具			
使用開始			
酸素吸入量　　　　l/分　　　　時間			
通院時使用器具			
酸素吸入量　　　　l/分			
《既往歴》			

《患者の一般状態》

体温／脈拍数／血圧	
呼吸数／呼吸音	
咳・痰	
体重／浮腫の程度	
動悸・CO₂ナルコーシス	
排泄	尿
食飲	水分ml/日
薬　内服状況（頓用の薬も含む）	
睡眠	便通

《S. O. A. P》
《その他》患者の外来への希望も含む

住居の状況	器具設置場所 ・安定性 ・間隔（周囲15cm） ・火気（5m以内） ・冷暖房の直接風 ・落下物 ・換気 ・予備の置き場

《酸素器具の管理・使用方法》 主たる取扱者

	器具の洗浄	
流量守られているか	加湿器の水	
カニューレチューブの折れ、水滴	フィルター	
外観の異常	カニューレ	
酸素容器交換手技	異常時の対応（パンフレット読まされているか）	
加湿器の水位・気泡		
リークはないか	業者の連絡先	
酸素圧下がっていないか		
ボンベ使用手技		

《家族構成》Key person

《ADL》

HOTに対する受け入れ　良・不良

図5　在宅酸素療法患者の訪問看護チェックリストとその内容
(聖路加国際病院　訪問看護部)

表6 〈C103〉在宅酸素療法の診療報酬

在宅酸素療法指導管理料
1　チアノーゼ型先天性心疾患の場合　1,300 点
2　その他の場合　　　　　　　　　　2,500 点

注 1　在宅酸素療法を行っている入院中の患者以外の患者に対して，在宅酸素療法に関する指導管理を行った場合に算定する．
　 2　酸素ボンベを使用した場合は，所定点数に 3,950 点を加算する．
　 3　酸素濃縮装置を使用した場合は，所定点数に 4,620 点を加算する．ただし，この場合において注 2 に規定する点数は加算できない．
　 4　携帯用酸素ボンベを使用した場合は，所定点数に 880 点を加算する．
　 5　設置型液化酸素装置又は携帯型液化酸素装置を使用した場合は，所定点数にそれぞれ 3,970 点又は 880 点を加算する．
　 6　注 2 から注 5 までに規定する加算は，チアノーゼ型先天性心疾患の患者に対しては算定しない．

表7　厚生労働省からの在宅酸素療法に関する検査についての保険点数

検査〈D223〉経皮的動脈血酸素飽和度測定　1 日につき　100 点
注　人工呼吸と同時に行った経皮的動脈血酸素飽和度測定の費用は，人工呼吸の所定点数に含まれるものとする．

＜平 16. 2. 27 保医発　第 0227001 号より＞
経皮的動脈血酸素飽和度測定は，次のいずれかに該当する患者に対して行った場合に算定する．
　ア　呼吸不全若しくは循環不全又は術後の患者であって，酸素吸入を現に行っているもの又は酸素吸入を行う必要があるもの
　イ　静脈麻酔，硬膜外麻酔又は脊椎麻酔を実施中の患者に行った場合
　　なお，閉鎖式全身麻酔を実施した際に区分「L008」マスク又は気管内挿管による閉鎖循環式全身麻酔を算定した日と同一日には算定できない．

〈参考3〉

検査〈D007・29〉血液ガス分析　150 点
（注）血液ガス分析については，当該保険医療機関内で行った場合に算定する．
＜平 16. 2. 27 保医発　第 0227001 号より＞
○「29」の血液ガス分析の所定点数には，pH，P_{O_2}，P_{CO_2} 及び HCO_3^- の各測定を含むものであり，測定項目数にかかわらず，所定点数により算定する．
　なお，同時に行ったヘモグロビン測定については算定しない．
○「29」の血液ガス分析は当該検査の対象患者の診療を行っている保険医療機関内で実施した場合にのみ算定できるものであり，委託契約等に基づき当該医療機関外で実施された検査の結果報告を受けるのみの場合は算定できない．ただし，委託契約等に基づき当該保険医療機関内で実施された検査について，その結果が当該保険医療機関に速やかに報告されるような場合は，所定点数により算定する．なお，在宅酸素療法を実施している入院施設を有しない診療所が，緊急時に必要かつ密接な連携を取り得る収容施設を有する他の保険医療機関において血液ガス分析を行う場合であって，採血後，速やかに検査を実施し，検査結果が速やかに当該診療所に報告された場合にあっては算定できるものとする．

表8 厚生労働省からの在宅酸素療法実施に関するその他の勧告

○在宅酸素療法を指示した医師は，在宅酸素療法のための酸素投与方法（使用機器，ガス流量，吸入時間等），緊急時連絡方法等を装置に掲示すると同時に，夜間も含めた緊急時の対処法について，患者に説明を行うこと．
○在宅酸素療法を実施する保険医療機関又は緊急時に入院するための施設は，次の機械及び器具を備えなければならない．
　ア　酸素吸入設備
　イ　気管内挿管又は気管切開の器具
　ウ　レスピレーター
　エ　気道内分泌物吸引装置
　オ　動脈血ガス分析装置（常時実施できる状態であるもの）
　カ　スパイロメトリー用装置（常時実施できる状態であるもの）
　キ　胸部エックス線撮影装置（常時実施できる状態であるもの）
○「注4」の加算は，医療機関への通院等に実際に携帯用小型ボンベを使用した場合に，月1回に限り算定できる．なお，用いられるボンベのうち概ね1,500リットル以下の詰め替え可能なものについて算定の対象とし，使い捨てのものについては算定の対象としない．
○「注5」の加算を算定する場合，設置型液化酸素装置から携帯型液化酸素装置へ液化酸素の移充填を行う場合の方法，注意点，緊急時の措置等に関する患者への指導が必要である．
　この場合，「設置型液化酸素装置又は携帯型液化酸素装置」とは，20〜50リットルの内容積の設置型液化酸素装置又は1リットル前後の内容積の携帯型液化酸素装置のことをいう．
　なお，使用した酸素の費用及び流量計，加湿器，チューブ等の費用は加算点数に含まれ，別に算定できない．
○設置型液化酸素装置に係る加算と携帯型液化酸素装置に係る加算とは併せて算定できるが，それぞれ月1回に限り算定する．
○同一月内に同一患者に対して，酸素濃縮装置及び設置型液化酸素装置を併用して在宅酸素療法を行った場合又は携帯用酸素ボンベ及び携帯型液化酸素装置を併用して在宅酸素療法を行った場合は，それぞれ主たる装置の所定点数のみを加算できる．
○在宅酸素療法指導管理料を算定している患者（入院中の患者を除く．）については，酸素吸入，酸素テント，間歇的陽圧吸入法，喀痰吸引及び鼻マスク式補助換気法（これらに係る酸素代も含む．）の費用は算定できない．

ついても，血液ガスあるいは経皮的酸素飽和度により基準を満たせば，最近適応に加えることができることになった．

また，外来での患者管理に際し，Pa_{O_2}の測定を月1回程度実施し，その結果について診療報酬明細書に記載することが最近発令（第0227001号）されている．

これは保険適用例を厳密にしたいとの厚生労働省の考えであり，莫大に膨らんだ保険医療行政から，やむをえない指摘かもしれない．なお，この際，Sp_{O_2}を用いることも可とされている（**表7**）．

なおその他，2004年4月に発令になった実施要領の要旨と検査に関する勧告を**表8**に示す．

表9 液体酸素充填時の注意点

液化酸素装置
① 充填容器等は機械的衝撃を加えるなど粗暴に取り扱わないこと。
② 親容器から子容器に液化酸素を充填する場合には次の事項を守ること。
 (充填準備)
 イ．充填を行うときは，一人で行わないこと。
 ロ．充填を行う場所は，換気装置を設けるか，または窓や扉を開けて通風に努めるとともに，火気などを取り扱う場所または引火性もしくは発火性の物をたい積した場所から5m以上離れた場所であることを確認すること。
 ハ．充填を行う場所の近辺に，消火能力B-3相当以上の消火器1本を備えること。
 ニ．低温の金属部分に直接手を触れる作業を行うときは，凍傷を防止するための革手袋を着用すること。
 ホ．親容器と子容器の接触面に水，油などが付着していないことを確認すること。
 (充填)
 ヘ．親容器と子容器が確実に接続されていることを確認した後に充填を開始すること。なお，充填開始前の子容器を予冷する操作においては，換気に注意すること。
 ト．充填中はその場を離れないこととし，充填中に液漏れなどの異常を発見した場合はただちに充填を中止すること。
 チ．液面計などにより充填量を確認すること。
 (充填完了)
 リ．充填完了後，親容器から子容器をはずすときには，無理な力を加えないこと。
 ヌ．液化酸素が床などにこぼれていないことを確認するとともに，親容器および子容器からガス漏れがないことを確認すること。
  もし，液化酸素が床などにこぼれていた場合は，十分な換気を行うこと。
 ル．携帯用の子容器は横に倒さないこと。

(蝶名林直彦：在宅酸素療法の実際．治療学1987；18：69より引用)

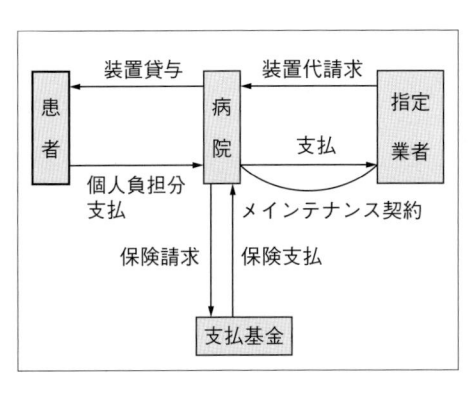

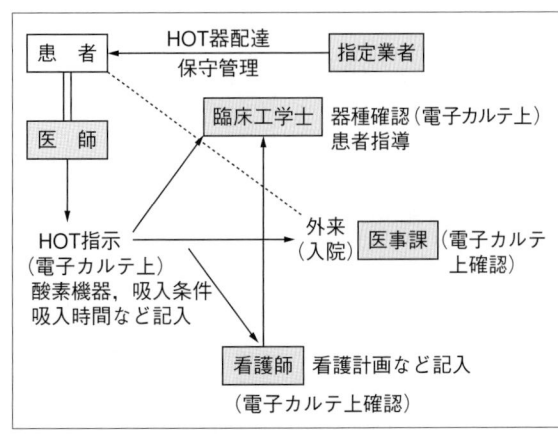

図6 在宅酸素療法の医療事務構成
左：診療報酬請求のしくみ，右：HOT開始時の事務手続き（酸素濃縮器の場合）（聖路加国際病院）

4）液体酸素使用の際の注意点と届け出業務

　液体酸素を設置型の容器から携帯用の容器へ移し替える作業は，第二種製造業に属するため高圧ガス取締法の適用を受け，本来なら患者自らが省庁に届け出ることが義務づけられていたわけであるが，1989年11月に一部法令が改正され，医療用酸素業者がその手続きを代行できるようになった。その代わりとして，液体酸素は，安全な充塡方法について十分指導がなされねばならず[11]，また表9に示したような操作時の注意が肝要である。

　なお，本器搬入とともに消火器の設置も必要となるが，これは業者が販売している[12]。

【参考文献】

1) Petty TL. Home oxygen in advanced chronic obstructive pulmonary disease. Med Clin North Am 1981；65：615.
2) 蝶名林直彦．慢性呼吸不全の在宅管理―長期在宅酸素療法の適応と管理に関する検討．日胸疾会誌 1987；25：379.
3) Report of the Medical Research Council Working Party. Long term domiciliary oxygen therapy in chronic hypoxic cor pulmonale complicating chronic bronchitis and emphysema. Lancet 1981；28：681.
4) 日本呼吸管理学会・日本呼吸器学会・日本理学療法士協会：運動療法中の酸素処分．福地義之助編．呼吸リハビリテーションマニュアル―運動療法―，東京；照林社；2003, p.37.
5) 芳賀敏彦．COPDにおける酸素の処方．在宅酸素療法．東京：ライフサイエンス出版；1984. p.54.
6) O'Ryan JA, Burns DG. Pulmonary rehabilitation：From hospital to home. Chicago：Year Book Medical Publishers；1984. p.124.
7) 谷本普一．呼吸不全リハビリテーション―腹式呼吸から在宅酸素療法まで．東京：南江堂；1987. p.166.
8) 日本呼吸器学会COPDガイドライン第2版作成委員会．酸素療法．福地義之助ほか編．COPD（慢性閉塞性肺疾患）診断と治療のためのガイドライン，第2版．東京：メディカルレビュー社；2004. p.92.
9) 蝶名林直彦．在宅酸素療法の実際．治療学 1987；18：69.
10) 江川万千代．慢性呼吸不全患者の在宅管理．日胸疾会誌 1987；25：410-5.
11) 難破桂芳ほか．酸素供給装置の操作方法―管理及び点検に関する事項．在宅酸素療法安全基準作成専門委員会報告書．1989. p.12.
12) 木田厚瑞．在宅酸素療法で用いられる機器と取り扱い上の注意点．在宅酸素療法マニュアル，新しいチーム医療をめざして．東京：医学書院；1997. p.82.

（蝶名林直彦）

5 非侵襲的陽圧換気による在宅人工呼吸療法について

―― はじめに ――

 日本における在宅人工呼吸療法（home mechanical ventilation：HMV）は，1975年ころより神経疾患領域を対象に始まり，1990年になり，本療法に医療保険が適用された。その後診療報酬の改定に伴い，多くの患者に適用されるようになった。さらに非侵襲的間欠陽圧人工呼吸療法（non-invasive positive pressure ventilation：NPPV）の導入を契機として加速度的に普及している。本項では，NPPV治療器，インターフェイス，適応疾患，適応基準，導入，治療の実際について述べる。

1）NPPV療法におけるインターフェイスと治療器

 NPPV療法には，従圧式人工呼吸器（Bi PAP）が広く使用されている。鼻マスクなどのインターフェイスの選択やフィッティング調整は本療法の成否を左右する。マスクには主に鼻マスクとフルフェイスマスクがあるが，急性期にはフルフェイスマスクを装着し，病状の安定化に伴って鼻マスクに変更することが多い。圧漏れを防ぎ，鼻根部などの圧迫による傷を防ぎ治療を安全に続けるために，サイズ選択やフィッティングに留意する必要がある（**表1**）。

(1) Bi PAP装置の構造と特性

 従量式人工呼吸器でもNPPVは可能であるが，近年はNPPV専用に開発された従圧式人工呼吸器が広く使用されている[1〜3]。これらは，吸気を補助するための高いIPAP（inspiratory positive airway pressure）と，呼気時のEPAP（expiratory positive airway pressure）の2段階の陽圧を供給するBi PAPという換気様式をとる。呼吸回路は1本でシンプルな構造であり，小型・軽量である。回路内は常に陽圧に保たれており，加圧空気はマスクを介して供給され，呼気はマスクに設けられた呼気排出孔から排気される。リークに対して供給圧を自動補正するものの，気道の閉塞や肺の硬さの変化によって換気量が減少するリスクがある[4,5]。

 圧力の設定範囲は，下限は2〜4 cmH_2O，上限は25〜40 cmH_2Oまで機種によって異なる。IPAPとEPAPの圧力較差によって換気量を増やすが，20 cmH_2O以上の高い圧ではマスクまわりからのリークが生じやすくなる。また，IPAPを上げることにより換気量は増加し，動脈血二酸化炭素分

表1 鼻マスクとフルフェイスマスクの比較表

	鼻マスク				
名称	ウルトラミラージュマスク	ミラージュビスタマスク	コンフォートセレクト	コンフォートジェル	コンフォートライト
メーカー	レスメド	レスメド	レスピロニクス	レスピロニクス	レスピロニクス
日本代理店	帝人ファーマ	帝人ファーマ	フジ・レスピロニクス	フジ・レスピロニクス	フジ・レスピロニクス
マスク外観					
クッションサイズ	SHALLOW（日本人向け）/L	ワンサイズ	S/M/SW	P/S/M/L	マスクタイプ：P/S/M/L プラグタイプ：6種

	鼻マスク				
名称	シンプリシティ	ソムノマスク	エアパイロットマスク	ブリーズスリープギア アダムタイプ	パピヨンマスク
メーカー	レスピロニクス	タイコヘルスケア	タイコヘルスケア	タイコヘルスケア	MAP
日本代理店	フジ・レスピロニクス	タイコヘルスケアジャパン	タイコヘルスケアジャパン	タイコヘルスケアジャパン	フクダ電子
マスク外観					
クッションサイズ	S/M	S/M/L	ワンサイズ	S/M/L（ピローサイズ）	ワンサイズ？

	フルフェイスマスク				
名称	ウルトラミラージュ フルフェイスマスク	トータルフェイスマスク	コンフォートフル	スペクトル フルフェイスマスク	フェイスマスク
メーカー	レスメド	レスピロニクス	レスピロニクス	レスピロニクス	タイコヘルスケア
日本代理店	帝人ファーマ	フジ・レスピロニクス	フジ・レスピロニクス	フジ・レスピロニクス	タイコヘルスケアジャパン
マスク外観					
クッションサイズ	S/M/L それぞれ シャロウ/スタンダード有	ワンサイズ	S/M/L	P/S/M/L	小児用 S/L 成人用 S/M/L

2004/8 改訂

圧（Pa_{CO_2}）は低下する．EPAPは上気道の開存や肺気量の増加に役立ち[6,7]，呼気の再呼吸を避けるために4 cmH$_2$O以上が推奨される[8]．

IPAPとEPAPの切り替えを定める換気モードは，装置が呼吸数を定める調節換気と患者の自発呼吸を気流または圧力の変化で検出する補助換気に大別され，以下の3種類が選択できる機種が多い．

ⅰ）Sモード：自発呼吸のみを補助する，いわゆる呼気終末陽圧（positive end-expiratory pressure：PEEP；EPAPと等しい）＋ pressure supportに相当し，IPAPとEPAPの時間と呼吸数は患者の自発呼吸に依存する．

ⅱ）Tモード：あらかじめ設定した分時呼吸数とIPAP時間に従って調節換気を行う．

ⅲ）S/Tモード：自発呼吸に応じてSモード運転を行うが，一定時間内に自発呼吸が検出されないときに，バックアップとしてIPAPが供給される．

トリガー検出からIPAPを開始するまでの応答時間やIPAPへの到達時間（ライズタイム）は機種によって異なり[9]，また調整できる機種も多い．ライズタイムは，慢性閉塞性肺疾患（chronic obstructive pulmonary disease：COPD）や急性増悪期には早いものが好まれるが[10]，慢性安定期では呼吸仕事量への影響を評価した研究はなく，患者の呼吸状態に合わせて設定する．IPAPからEPAPへの切り替えのタイミングは，患者と装置との同調性において大切な因子である．特にCOPDでは吸気終末が感知されにくく，IPAP時間が不要に長くなる可能性があるので，IPAP時間の設定を調整する．

（2）酸素の併用

酸素投与が必要な場合は，マスクもしくは呼吸回路の根元から酸素を投与するが，小型のNPPV専用装置は酸素濃度が規定できないので，血液ガスや経皮的動脈血酸素飽和度（Sp_{O_2}）をモニターして必要量を調整する．酸素流量はマスクから呼気が常時排出しているために，NPPVの施行前と比べて流量を上げることが多い．多くの装置で酸素は15 l/分程度まで投与できるが，圧力やマスクの呼気排出量，リークの有無によって吸入酸素濃度（FI_{O_2}）は変化する．在宅治療では症状安定期であるため通常酸素投与量は5 l/分程度である．

（3）加湿について

NPPVでは上気道を介して加圧空気が送られるので，挿管人工呼吸に比べ必要性は低いが，開口によるリークがあると圧を補正するために大量の空気が一度に流れて[11,12]，鼻や口の粘膜を乾燥させるだけでなく，鼻詰まりを起してさらに口呼吸をまねく要因ともなる[13]．加湿器チャンバの清潔操作が可能ならば，喀痰喀出を促し呼吸の不快感を減ずるために加温加湿は行う方が望ましい．

（4）インターフェイス（鼻マスクとフルフェイスマスク）

マスク選択やフィッティング（調整）は，NPPVの成否を左右する重要なポイントである．イン

ターフェイスは，NPPV治療をより快適に行えないと，NPPV治療を拒否する原因になるからである。適切なマスクを選択するには，サイズの選択と主に，鼻マスクと口鼻を覆うフルフェイスマスクが使われるフィッテングは患者の顔の形態に合わせ，リークがなく継続可能なものを種々試すことが重要である。鼻マスクは鼻からの自然な呼吸ができ[14]，痰の喀出や会話が自由にでき死腔も少ない。また，睡眠中のいびき，気道閉塞（無呼吸，低呼吸）がみられるような場合，鼻マスクがより有効である。しかし，口を閉じていないとリークが生じ有効な換気ができない。フルフェイスマスクは，開口がある場合や，急性呼吸不全の治療に用いられることが多い[15]。しかし，閉塞感が強く，会話が制限され，呑気による腹部膨満や窒息を生じる可能性があることから，慢性期や在宅療養には適していない。

マスクの装着には，鼻柱の高さや顔の大きさに応じてサイズを選ぶことと，ヘッドギアのストラップをきつく締めすぎて圧迫し，皮膚炎や潰瘍を来すことのないよう注意が必要である[16]。鼻根部にマスク重量が集中しないように，額部分のアーム角度を調整して額で重さを受けるようにする，マスクの種類を換えて使用する，皮膚の保護剤やビニールテープを貼って痛みや傷が生じるのを予防するといった個々の症例に応じた工夫が必要である。

NPPV専用装置は，リークが生じてもフローを自動的に増やして供給圧を保つが，鼻マスク使用時に開口による著しいリークがあると肺への換気量が減り，患者と装置の同調性が損なわれ[17,18]，長時間に及ぶ場合は睡眠の質も低下する。対策には，チンストラップやテープ剤による開口面積の縮小[19]，もしくはフルフェイスマスクへの変更を行う。また鼻マスクやフルフェイスマスクにより閉所感が強く継続が不可能であったり，皮膚炎や皮膚潰瘍が生じるような際は，ネーザルピロー（スイフトマスク®，ブリーズマスク®）を用いる。最近のNPPV装置は治療コンプライアンス（使用時間，使用頻度），治療中の換気量，残存低呼吸，無呼吸低呼吸指数（apnea and hypopnea index：AHI），リーク量，Sp_{O_2}を記憶媒体（メモリーカード）により解析できる（**図1**）。NPPV治療中にリーク量や残存AHIが増加するようならインターフェイスの変更や治療条件の変更をする。

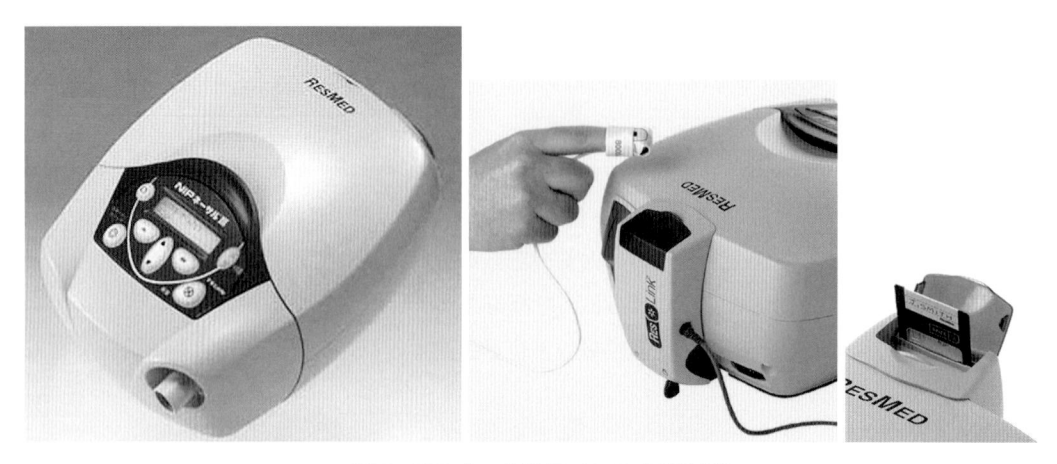

図1　NIPネーザルⅢ（レスメド社製）
治療中にパルスオキシメータも接続が可能となり，Sp_{O_2}データも記録が可能。コンプライアンスデータはスマートメディア（32 MB）に記録されデータ解析ができる。

2）導入方法と患者教育

　NPPV療法は，主として自発呼吸のある患者に対して鼻マスクやフルフェイスマスクなどを装着し陽圧人工呼吸を行うため，挿管や気管切開による人工呼吸に比べて，患者の理解と協力がなければ治療の継続は不可能である。そのためには，医師や看護師などのチームで，患者・家族に指導・教育を十分に行うとともに，治療効果と患者の受容の状況を確認しながら，適切な条件設定の調整を重ねる必要がある。

(1) 導入時期の判断

　慢性呼吸器疾患では，基礎疾患が徐々に進行し換気補助が必要となることが多い。高二酸化炭素血症を呈する患者で，睡眠時低換気に由来する早朝の頭痛，傾眠，寝苦しさ，呼吸困難感の増強などの自覚症状や，浮腫などの右心不全の徴候がみられ，在宅酸素療法（home oxygen therapy：HOT）中にもかかわらず急性増悪を繰り返す症例は，NPPVの導入を検討する必要がある[19,20]。長期HOT患者では，定期的に終夜Sp_{O_2}をモニターして睡眠時のS_{O_2}の低下がないかを確認し[21]，必要があれば睡眠時低換気の有無を検討するためにポリソムノグラフィ（PSG）を行う[22]。

(2) 導入の手順と患者への説明

　治療の開始に先立って，医師，看護師などの医療従事者がNPPV療法に関する知識を十分にもち，使用する人工呼吸器の操作やマスクのフィッティング手技などを共有しておくことが前提条件である[23,24]。

① 患者への説明

　治療を始める前に，現在の病状，睡眠時の低換気，換気補助の必要性，期待される効果，副作用，NPPV不適応時の対応を医師から患者と家族に説明する[25,26]。これは治療に対する不安感を取り除き，治療へのやる気を高めるために必須である。

② マスクの種類とサイズの選択

　装置を組み立ててベッドサイドに運ぶ。マスクは患者の顔や鼻の形状に適したマスクを選択する。正しいフィッティングは，負担の少ない装着感で合併症を防ぎつつ，治療を継続するために非常に大切なポイントである。患者に十分指導し，継続して観察指導を繰り返すよう努める（初日は1時間に満たない短時間の使用が多いので，さほどフィッティングに神経を使う必要はない）。

③ 送気の確認と呼吸法の指導

　マスクに触れて柔らかさを確かめさせる。次に（必要な場合は酸素を流して）人工呼吸器を作動し，マスクを医療者または患者自身が手に持ち（ヘッドギアで固定しない），送気（風）の感触を手の甲や頬に当てて確かめる。風の感じをつかめたらマスクを鼻に軽く押し当てて，鼻から吸って鼻から吐くように指導し2〜3回呼吸してもらう。口を開けると風が強くなり不快さが増すことを説明するが，少しなら口を開いていても構わないこと，また，初めは圧への抵抗があり苦しいが，数日で慣れることを説明する。

④ 日中の使用

患者が納得したらヘッドギアを固定して治療を続けるが，初回は15分前後で使用を終えることが多い．数日かけて日中2～3時間連続して使用できるよう練習し，この間に胸郭の動きや呼吸数，SpO_2や動脈血ガスを参考に装置の条件設定を調整する．装置の操作，マスクの着脱と手入れが患者一人で行えるよう指導する．

⑤ 夜間就寝時の使用

マスク呼吸を受容できるようになったら夜間就寝時の使用を試す．連続して5～6時間装着できるようになったらSpO_2をモニターし，終夜SpO_2が90％以上になるように酸素投与量を調節する．NPPV導入前後での終夜SpO_2データは，患者にとってNPPVの効果の理解に有用である．夜間に著しい開口や口呼吸が続く場合には，チンストラップやフルフェイスマスクの使用を検討する．

(3) 導入時の条件設定

慢性呼吸不全患者の安定期の導入では，最初の条件設定はSTモード，EPAP 4 cmH₂O，IPAPは6～8 cmH₂Oから始めることが多い（表2）．STモードでのバックアップの呼吸数は，安静時の呼吸数より2～4回少なく設定すると深呼吸やあくびが自由に行える．

患者の呼吸と人工呼吸器が同調しているか，胸郭の動き，人工呼吸器の作動音，患者の自発呼吸をよく観察して判断する．STモードで自発呼吸と装置の圧力が同調しない場合は，Tモードに変更する．その場合，呼吸数は自発呼吸と同じか数回多めにし，圧力も高めに設定して，自発呼吸をやめて装置の圧力にのって呼吸するよう説明する．

IPAPは，初日は圧に慣れることを第一目標とし低めにとどめるが，2日目以降は自発呼吸より2～4 Torr低いPa_{CO_2}を目標に徐々に上げて，最終的にはNPPV導入前に比べて10 Torr程度低い値を目標に調整する．圧を上げると腹部膨満や耳鳴りが出現することもあるが，その場合は患者が耐えられるIPAPが上限となる．なお，気腫性肺嚢胞や気胸の既往がある場合には，気胸の発現に注意して慎重に調整する．

EPAPは導入初期に息が吐きずらいと訴えた場合は，2～3 cmH₂Oまで下げても構わないが，呼気の再呼吸量を防ぎ，自発呼吸の感知を確実にするために4 cmH₂O以上が推奨される[6]．呼吸困難が強いCOPDでは，EPAPをわずかに上げることで吸気が楽に行えるようになる症例もある．

NPPV導入が成功する条件を表3に示す．重症呼吸不全症例はやはり導入は困難である．また導入後約1時間のNPPVの反応が良好な症例は成功する場合が多い．失敗例は，NPPV導入しても，患者の病態の悪化，人工呼吸器の受け入れが悪い，患者の自発呼吸と同調不良であったりして，動脈血ガス分圧が改善しない場合，または気胸，痰の滞留，鼻梁のびらんのような新たな症状または合併症の発現症状が軽減しない場合，意識レベルの悪化する場合，また，患者および介護人が治療中止を望む場合，などが挙げられる（表4）．NPPVの導入は医師，看護師，理学療法士などの医療チーム全員が意義とテクニックを習熟し，緊密な連携を図って継続的に指導・支援することが成功への鍵となる．

表2　導入時の初期設定

ST モード	呼吸数　12回/分
IPAP　6〜8 cmH$_2$O	最大 IPAP 時間　1.7 秒
EPAP　4 cmH$_2$O	（最小 IPAP 時間　0.5 秒）

表3　NIPPV 治療の成功

1. 肺胞気動脈血酸素勾配が緩やかで Pa$_{CO_2}$ が高い
2. pH 7.25〜7.35（H$^+$ 56〜45 nmol/l）
3. NPPV 導入 1 時間後における pH の改善，Pa$_{CO_2}$ 低下，呼吸数減少
4. 治療導入に意欲的であり，意識レベルが良好

表4　NIPPV 治療の失敗

1. 患者の病態の悪化
2. 動脈血ガス分圧が改善しない，または悪化
3. 気胸，痰の滞留，鼻梁のびらんのような新たな症状または合併症の発現
4. 人工呼吸器の受け入れが悪い，または同調不良
5. 症状が軽減しない
6. 意識レベルの悪化
7. 患者および介護人が治療中止を望む

3）適応疾患

　神経筋や胸郭（拘束性）疾患による慢性呼吸不全患者への長期 NPPV の適応は確立されており，長期 NPPV による HMV は有効であり，よい適応である（表5）。一方，慢性 COPD に対する NPPV 治療は長期酸素療法（long-term oxygen therapy：LTOT）との併用により COPD の死亡率を低下させ，QOL の向上や自覚症状の改善，睡眠の質が改善する可能性があり，症状安定期の COPD に対する長期 NPPV 治療について特に詳述する。

(1) COPD の病態と NPPV 治療のメカニズム

　高二酸化炭素血症を伴う患者では，睡眠中に高二酸化炭素血症と低酸素血症の増悪を来す。睡眠時呼吸不全のメカニズムは睡眠により生じる呼吸の変化が原因となる。睡眠により，上気道抵抗の増大，呼吸筋の変化（呼吸筋疲労，呼吸筋機能低下），睡眠の分断化と覚醒反応の抑制，呼吸中枢機能の低下，高二酸化炭素血症における化学受容体機能の低下などが挙げられる。呼吸筋の活動様式も覚醒時と睡眠時では大きく変化する。横隔膜の活動性（腹部運動）はノンレムとレム睡眠では著変はないが，肋間筋などではその活動性がレム睡眠時に著明に制御される（胸郭運動の低下）。このため，レム睡眠には換気血流比不均等が特に顕著となり，ガス交換はいっそう障害される。これが，高二酸化炭素血症を伴う COPD におけるレム睡眠時の低酸素血症の発現機序である。またこのような睡眠障害に伴う睡眠時低酸素血症は日中の検査，症状の悪化の前に生じている。さらに睡眠時低換気は，上気道機能の低下，基礎疾患の進行，加齢による呼吸筋機能および換気応答機能の低下，体重の増加により悪化する。さらに進行した COPD や慢性二酸化炭素蓄積のある患者では，肺の過膨張に伴う 1 回換気量の制限，横隔膜平低下に伴う収縮効率の低下，内因性 PEEP に伴う呼吸仕事量増大などが原因で呼吸筋に負担がかかり，呼吸筋疲労・換気不全を来すと考えられている。重度の換気血流比不均等等によってガス交換は悪化し，慢性 COPD 患者では，動脈血酸素飽和度（Sa$_{O_2}$）の低下や高二酸化炭素血症の悪化を生じる夜間睡眠時低換気が生じる。酸素療法は低

表5 NPPVの適応疾患

1. 高二酸化炭素血症を伴う慢性呼吸不全患者
    1）胸郭変形
       後側彎症，肺結核後遺症
    2）神経筋疾患
       ポリオ後の状態，筋ジストロフィ，ミオパチー，多発性筋炎，筋萎縮性側索硬化症，両側横隔神経麻痺，脳幹部病変
    3）肥満肺胞低換気症候群
    4）原発性肺胞低換気症候群
    5）肺疾患
       肺気腫症，気管支拡張症，びまん性汎細気管支炎
2. CPAP治療が無効であった中枢性無呼吸とチェーン・ストークス呼吸を伴う慢性心不全患者

酸素血症を改善するが，高二酸化炭素血症を悪化させてしまう。睡眠中の高二酸化炭素血症の悪化により日中のPa_{CO_2}は上昇し，心臓・呼吸筋・認知機能に悪影響を与える。悪循環を生む夜間の低換気は，夜間のNPPVによって改善できる。慢性的な高二酸化炭素血症は致命的ではないが，睡眠の分断や呼吸筋機能の障害を悪化させ，患者のQOLを低下させる。夜間NPPVは呼吸筋に休息を与えて夜間の低換気を改善することもできる。

（2）夜間NPPV療法の有効性に関する検討

高二酸化炭素血症を伴うCOPD症例では，夜間NPPVにより日中Pa_{CO_2}は改善し，自験例6例でも，3カ月間の夜間NPPV治療によりPa_{CO_2}は63.8から54.7 Torrに改善し，NPPV治療前にみられた頭痛，傾眠，浮腫などが改善した。Meecham-Jonesによる3カ月のクロスオーバー試験では，HOT単独に比べてHOTとNPPV併用の方が全睡眠時間，日中および夜間の血液ガス，QOLが改善した[29]。したがって高二酸化炭素血症と睡眠時低換気を伴う症状安定期のCOPDには夜間のNPPV治療は有効である。

（3）症状安定期COPDに対するNPPV導入基準

慢性安定期の導入基準は下記に示すような自覚症状があり，高二酸化炭素血症，夜間の低換気をはじめとする睡眠時呼吸障害，内因性呼気終末陽圧（positive end-expiratory pressure：PEEP）を認める症例および急性増悪を繰り返す症例が主な適応になる。

① 導入基準

ⅰ）呼吸困難感，起床時の頭痛・頭重感，過度の眠気などの自覚症状がある。

ⅱ）

　① $Pa_{CO_2} \geq 55$ Torr

Pa_{CO_2}の評価は，酸素吸入症例では，処方流量下の酸素吸入時のPa_{CO_2}，酸素吸入をしてい

ない症例の場合，室内空気下で評価する。

② Pa_{CO_2} ＜ 55 Torr であるが，夜間の低換気による低酸素血症を認める症例。夜間の酸素処方流量下に終夜ポリソムノグラフィ（PSG），Sp_{O_2} モニターを実施し，Sp_{O_2} ＜ 90％が全モニター時間の 10％以上，または 60 分以上認められる症例。

また，閉塞性睡眠時無呼吸・低呼吸症候群（OSAHS）合併症例で，nCPAP のみでは，夜間の無呼吸，自覚症状が改善しない症例。

③ Pa_{CO_2} ＜ 55 Torr であるが，呼吸困難感の強い症例。（内因性 PEEP を認める症例）呼吸補助筋の使用などで判断する。

④ 安定期の Pa_{CO_2} ＜ 55 Torr であるが，高二酸化炭素血症を伴う急性増悪入院がある症例（2 回／年以上）。

② 導入方法

ⅰ）Pa_{CO_2} ≧ 55 Torr 症例の Pa_{CO_2} の目標値：日中の Pa_{CO_2} の改善度は夜間の改善度と相関するといわれているので，夜間低換気の管理が換気補助の成否を握る。一般に導入前の Pa_{CO_2} レベルの 5〜10％以上の低下を目標値とする。

ⅱ）夜間低換気・閉塞性睡眠時無呼吸・低呼吸症候群（OSAHS）合併を認める症例では夜間の酸素処方流量下に，ポリソムノグラフィ，Sp_{O_2} モニターを施行し，夜間の低酸素血症がなくなる圧設定を行う。また，OSAHS 合併例では，タイトレーション下に，AHI，睡眠の質の改善を目標に圧設定を行う。

――おわりに――

在宅人工呼吸療法における NPPV 療法は，インターフェイス，NPPV 治療機の改良により，快適に行えるようになった。適応を正しく選択することにより慢性呼吸不全患者の自・他覚症状，QOL の改善と予後の改善も期待でき，今後さらに広く用いられる治療となる。NPPV 治療を用いた在宅治療を成功させるには，医師，看護師，理学療法士などの医療チームと医療機器提供会社が協調，連携をとり，より質の高い医療を提供することが重要である。

【参考文献】

1) Hillberg RE, Johnson DC. Current concept：Noninvasive ventilation. N Engl J Med 1997；24：4746-52.
2) Kacmarek R, Hill N. Ventilators for noninvasive positive pressure ventilation：Technical aspects. Eur Respir Mon 2001；16：66-105.
3) Carlucci A, Richard JC, Wysocki M et al. Noninvasive versus conventional mechanical ventilation. An epidemiologic survey. Am J Respir Crit Care Med 2001；163：874-80.
4) Girault C, Richard JC, Chevron V et al. Comparative physiologic effects of noninvasive assist-control and pressure support ventilation in acute hypercapnic respiratory failure. Chest 1997；111：1639-48.
5) Schönhofer B, Sorter-Leger S. Equipment needs for noninvasive mechanical ventilation. Eur Respir J

2002 ; 20 : 1029-36.

6) Elliott MW, Simonds AK. Nocturnal assisted ventilation using bilevel positive airway pressure : The effect of expiratory positive airway pressure. Eur Respir J 1995 ; 8 : 436-40.

7) Appendini I, Patessio A, Zanaboni S et al. Physiologic effects of positive end-expiratory pressure and mask pressure support during exacerbations of chronic obstructive pulmonary disease. Am J Respir Crit Care Med 1994 ; 149 : 1069-76.

8) Ferguson T, Gilmartin M. CO_2 rebreathing during BiPAP ventilatory assistance. Am J Respir Crit Care Med 1995 ; 151 : 1126-35.

9) Lofaso F, Brochard L, Hang T et al. Home versus intensive care pressure support devices. Experimental and clinical comparison. Am J Respir Crit Care Med 1996 ; 153 : 1591-9.

10) Bonmarchand G, Chevron V, Chopin C et al. Increased initial flow rate reduces inspiratory work of breathing during pressure support ventilation in patients with exacerbation of chronic obstructive pulmonary disease. Intens Care Med 1996 ; 22 : 1147-54.

12) Jubran A, Van de Graaff WB, Tobin MJ. Variability of patient-ventilator interaction with pressure support ventilation in patients with chronic obstructive pulmonary disease. Am J Respir Crit Care Med 1995 ; 152 : 129-36.

13) Calderini E, Confalonieri M, Puccio PG et al. Patient-ventilator asynchrony during noninvasive ventilation : the role of expiratory trigger. Intens Care Med 1999 ; 25 : 662-7.

14) Richards GN, Cistulli PA, Ungar RG et al. Mouth leak with nasal continuous positive airway pressure increases nasal airway resistance. Am J Respir Crit Care Med 1996 ; 154 : 182-6.

15) Navalesi P, Fanfulla F, Firgerio P et al. Physiologic evaluation of noninvasive mechanical ventilation delivered with three types of masks in patients with chronic hypercapnic respiratory failure. Crit Care Med 2000 ; 28 : 1785-90.

16) Brochard L. What is really important to make noninvasive ventilation work. Crit Care Med 2000 ; 28 : 2139-40.

17) Meyer TJ, Pressman MR, Benditt J et al. Air leaking through the mouth during nocturnal nasal ventilation : Effect on sleep quality. Sleep 1997 ; 20 : 561-9.

18) Teschler H, Stampa J, Ragette R et al. Effect of mouth leak on effectiveness of nasal bilevel ventilatory assistance and sleep architecture. Eur Respir J 1999 ; 14 : 1251-7.

19) Clinical Indications For Noninvasive Positive Pressure Ventilation In Chronic Respiratory Failure Due to Restrictive Lung Disease, COPD, and Nocturnal Hypoventilation : A Consensus Conference Report. Chest 1999 ; 116 : 521-34.

20) 大井元晴, 久野健志, NIPPV研究会. 在宅非侵襲的陽圧人工呼吸の血液ガス, 日常活動性にたいする効果. 日呼吸会誌 2000 ; 38 : 166-73.

21) Sanders MH, Newman AB, Haggerty CL et al. Sleep and sleep-disordered breathing in adults with predominantly mild obstructive airway disease. Am J Respir Crit Care Med 2003 ; 167 : 7-14.

22) 石原英樹. 慢性呼吸不全の非侵襲的換気療法. 呼吸と循環 2003 ; 51 : 15-20.

23) British Thoracic Society Standards of Care Committee. Non-invasive ventilation in acute respiratory failure. Thorax 2002 ; 57 : 192-211.

24) Consensus Conference. Noninvasive Positive Pressure Ventilation. Respir Care 1997 ; 42 (4) : 364-9.

25) Mehta S, Hill N. State of the art : Noninvasive ventilation. Am J Respir Crit Care Med 2001 ; 163 : 540-77.

26) 坪井知正, 町田和子, 大井元晴. 非侵襲的陽圧換気法 (NIPPV). 綜合臨牀 1999 ; 48 : 890-5.

27) 成井浩司. 在宅人工呼吸療法（home mechanical ventilation；HMV）―呼吸機能. 呼吸 2001；20(6)：591-5.
28) Hillberg RE, Johnson DC. Current concept-noninvasive ventilation. N Engl J Med 1997；24：1746-52.
29) Meecham JD et al：Nasal pressure support plus oxygen compared with oxygen therapy alone in hypercapnic COPD. Am J Respir Crit Care Med 1995；152：538-44.

（成井浩司）

6. 外来における管理と急性増悪への対応

―― はじめに ――

　本書第1版が上梓されたのは15年前の1991年のことである。当時，筆者が本項を書いたのはその前年だと記憶しているから，かれこれ14, 5年前ということになる。
　その間の医学の進歩は目覚ましく，本項の内容も大きく変革した。
　在宅酸素療法（home oxygen therapy：HOT）は当時，届け出による承認医療機関でしか実施できなかったのが，今日では診療所を含むいかなる医療機関でも適応基準さえ満たせば実施可能となり，その適応数も10万人を大きく超え，世界第2位の位置を占めるに至った。
　外来管理においても，慢性高二酸化炭素血症を伴う症例〔呼吸器疾患では動脈血二酸化炭素分圧（Pa_{CO_2}）> 55 Torr，神経・筋肉疾患ではPa_{CO_2} > 45 Torr〕には非侵襲的陽圧換気（NPPV）が保険適用を受けて実施され，当時，わが国では到底不可能と思われた包括的呼吸リハビリテーションがガイドラインの普及とともに徐々に広がりをみせた。
　急性増悪予防のためのインフルエンザワクチンは季節ごとに行われ，感染予防のための肺炎双球菌ワクチン接種も，HOT患者に対し普通に実施されるようになった。
　しかし，HOT適応患者の身体障害1級認定の問題や，酸素濃縮器の電気代，急性増悪時の入院受け入れ医療機関の問題など，まだ未解決の分野も少なくない。
　15年振りに本書が改定されるにあたり，従来の項目を踏襲しつつ，その後改善された内容を加味して書き加えてみたい。

1）在宅酸素療法（HOT）適応患者の外来管理

（1）外来通院の方法と注意点

　厚生労働省治療指針によれば，HOT適応患者は毎月最低1回の外来通院を通じて，医療者による管理指導を受けることを今日でも義務づけられている。したがって，外来通院の不可能な患者にHOTを適応するのは好ましくない。
　通常，患者は携帯用酸素機器を携行して外来を受診することになるが，現在では携帯用液体酸素機器をはじめとして，酸素セーバーなどの工夫がこらされた携帯用高圧酸素機器が多数開発され，

表1 Sp_{O_2} と Pa_{O_2} の大まかな関係

Sp_{O_2}	Pa_{O_2}
50%	27 Torr
75%	40 Torr
88%	55 Torr
90%	60 Torr

（厳密な意味では多少のずれは認められる）

表2 高二酸化炭素血症の生命徴候と臨床症状

1. 急性高二酸化炭素症状
   Pa_{CO_2} の基礎値＋
   10 Torr：手の温もり，脈圧増大を伴う高血圧，発汗
   15 Torr：羽ばたき振戦，傾眠
   30 Torr：昏睡，縮瞳
   ＞40 Torr：乳頭浮腫，激しい頭痛
2. 慢性二酸化炭素血症
   腎臓の代償機転が完成している場合にはほとんど自他覚症状を呈さない

(Gross NJ, Hamilton JD. Correlation between the physical signs of hypercapnia and the mixed venous P_{CO_2}. Br Med J 1963；2：1096-104 より引用)

同時に携帯用にも保険が適用されるに至り，外来通院はおろか日常の外出や各種の乗り物による旅行をも容易にされたことは特筆すべき改革である。

(2) 一般外来か，特殊外来か

過去には，可能なかぎりHOT患者のみを対象とした専用の外来日を開設して管理指導にあたることが望ましいとされていたが，HOTが定着して一般医療としての市民権が得られた今日，一般外来の中でごく普通の患者として取り扱われることに患者も医療機関もあまり抵抗はない。

(3) 外来受診時の観察および検査項目

外来到着後，処方流量の酸素吸入下で10分ほど患者を安静坐位に保持したのち，バイタルサインをチェックのうえパルスオキシメータにより酸素飽和度を測定する。

ただし，バイタルサインが不安定な場合には動脈血ガス分析（arterial blood gas analysis：ABG）が必須である。呼吸数および脈拍数はABG成績を解釈するうえで不可欠であり，ABGに際しては必ず付記を義務づける。呼吸数が40回と16回とでは，同じ動脈血酸素分圧（Pa_{O_2}）が55 Torr で Pa_{CO_2} が50 Torr でも，その病態は大いに異なるからである。

バイタルサインが安定していれば外来受診のたびにABGを測定する必要はなく，酸素飽和度の測定のみで十分である。酸素飽和度のみの測定では Pa_{CO_2} のレベルが推測できず，不安を感ずる向きもあろうが，慢性型の高二酸化炭素血症に関するかぎり，呼吸性アシドーシスに対する腎臓の代償機転が完成しているので，臨床上ほとんど問題はない。

末梢動脈血酸素飽和度（Sp_{O_2}）と Pa_{O_2} の大まかな関係を記憶していると臨床上便利であり，**表1**にその関係を示す。

急性高二酸化炭素血症は，各患者の Pa_{CO_2} の基礎値に上乗せする二酸化炭素分圧（P_{CO_2}）のレベルにより，**表2**のような症状と理学所見を呈するので，HOT患者の外来診療上の観察項目として銘

記しておく必要がある。

　米国ではHOT適応患者には3～6カ月ごとにABG測定を義務づけ，そのつど，HOT継続必要性の有無の再検討を促しており，わが国の場合も6カ月ごとにABGに加えて，一般検血，胸部単純X線写真，心電図および電解質，腎機能，肝機能などを含む一般生化学検査の実施が望ましい。

2) 急性増悪させないための外来ケア

　HOT適応患者は反復する急性増悪により次第にその重症度を増し，ついに重篤な呼吸不全状態となることが多い。したがってHOT患者管理は急性増悪予防のための管理といっても過言ではない。

　筆者らが沖縄県立中部病院で，過去20年間（1976～1995）に経験したHOT 402症例における1,591件の急性増悪の誘因調査によれば，48.4％は上・下気道感染に基づくものであり，右心不全の増悪15.0％がその次を占め，その他としてわずかに酸素流量の不足（6.9％）やCO_2ナルコーシス，身体のどこかの疼痛による咳嗽の抑制，喘息発作，喀血，気胸などが含まれるにすぎない（図1）。また，下気道感染症は上気道感染に続発することが多く，したがって急性増悪予防対策は，これらの一般的な誘因の予防に向けたものとなるのが道理である。

(1) 患者の評価

　急性増悪の予防・管理に際して個々の患者の基礎疾患を評価することは極めて重要であり，特にその予後決定に重要な因子となる肺機能障害の程度と進捗状況の把握を等閑にするべきではない。慢性閉塞性肺疾患（chronic obstructive pulmonary disease：COPD）に関しては米国胸部学会（ATS）ガイドラインでは患者の病期を%$FEV_{1.0}$を指標としてⅠ～Ⅲ度に分類している[1]。

(2) 包括的呼吸リハビリテーション

　リハビリテーションとは，患者がもつ肉体的，精神的，情緒的，社会・経済的および職業上の可能性を最大限に開発することと定義されている。

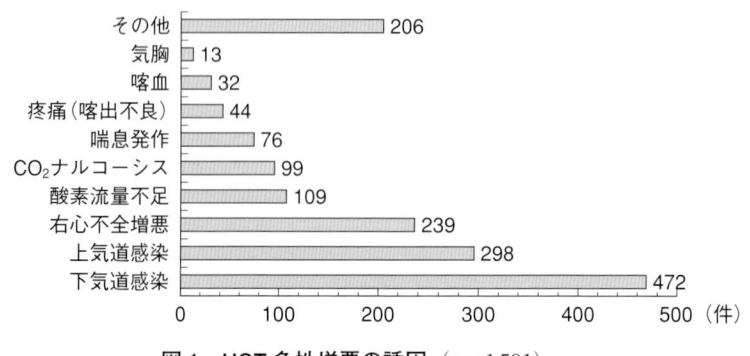

図1　HOT急性増悪の誘因（n＝1,591）

誘因	件数
その他	206
気胸	13
喀血	32
疼痛（喀出不良）	44
喘息発作	76
CO_2ナルコーシス	99
酸素流量不足	109
右心不全増悪	239
上気道感染	298
下気道感染	472

HOT適応となる基礎疾患を治癒に導く手だては，現在のところ存在しない．したがって，これらの適応患者は自然経過ないしは反復する急性増悪による病態の進行の末，末期状態を迎え死の転機をとるのが通例である．

　このような呼吸不全状態の患者に対し，可及的に自覚症状を軽減して日常の活動力を増大し，急性増悪を予防することにより入院日数を縮減し，また，QOL的向上と社会参加を可能ならしめる目的で，種々の工夫をこらした社会復帰訓練計画が組まれ推進されることは，極めて自然のなりゆきと思われる．

　医師，看護師のみならず，理学療法士，吸入療法士，職業訓練士，心理療法士，精神科医，ケースワーカー，その他の諸々の職種の専門家の参加による強力なチームの存在なしにはリハビリテーションプログラムの推進は望めない．最近，わが国でも日本呼吸器学会，日本呼吸管理学会および日本理学療法士協会合同による『呼吸リハビリテーションマニュアル―運動療法―』[2]が完成，配付され，この分野に大きな進歩をもたらしている．

① リハビリテーションの基本目標

　リハビリテーションの目標は患者に残された機能を最大限に開発することにあり，したがってその目標も個々の患者の呼吸不全の型と程度，自覚症状，社会・経済的背景，精神・心理的側面などにより異なるが，究極の目標は患者の心身を鍛練し，患者にとって最も大きく予後を左右する急性増悪の予防にある．

　詳細な問診，身体所見，基礎疾患の診断，胸部単純X線所見，種々の臨床検査成績，心電図所見などに加え，可能なかぎり肺機能検査や6～12分歩行距離法などに基づく運動能力の評価などを参考としてリハビリテーションプログラムを導入し，急性増悪の予防効果を期待する．

② 患者および家族教育

　基礎疾患および慢性呼吸不全に関する知識は，訓練計画を受療する患者および家族にとって必須である．すなわち，不可逆性の慢性疾患の本態，症状の生理学的意義などの理解なしには本計画の目的や意義，方法，および効果などの理解も困難である．

　特にHOT患者における喫煙や大気汚染の気道への影響，流行時のインフルエンザワクチン接種[3]および肺炎双球菌ワクチンによる急性増悪の予防効果[4]などについては，集団教育法の選択が望まれる．

③ 気道内分泌物の処理と気管支狭窄の軽減

　気管支拡張症，慢性気管支炎，びまん性汎細気管支炎など，気道内の分泌物による気道抵抗の増大が問題となる症例群では，できるだけその産生を抑え，排出を促す手だてが必要である．すなわち大気汚染，重喫煙，慢性副鼻腔炎からの後鼻漏などを排除するとともに，脱水の予防や室内の湿潤に留意し，必要があれば機械的に気道内湿潤を図ることも有効な手段といえる．また，可逆性の喘息要因を合併する症例群に対しては，吸入あるいは経口法による気管支拡張薬の投与により積極的な気管支拡張を図る．

④ 理学療法

　呼吸不全管理上，種々の理学療法が提唱されているものの，今日なお，家庭において応用される

排痰法は体位排痰法，胸郭叩打法などが主体であるが，Cochraneの実証医学的検証によれば排痰法としてこれらの方法は必ずしも効果が立証されないという[5]。

⑤ 運動療法

運動療法を含む包括的呼吸リハビリテーションはHOT患者の運動能力を高め，急性増悪による入院回数を減らし，QOLを高めることが確認されている。さらに，リハビリテーション目的の運動療法中は酸素吸入が運動の強度および耐容能を強化するといわれる[6]。

⑥ 非侵襲的陽圧換気（NPPV）

今日ではHOT適応患者のうち，慢性高二酸化炭素血症を呈するⅡ型呼吸不全に対し，単に急性増悪時のみならず，在宅でのNPPV（noninvasive positive pressure ventilation）が特に夜間を中心に応用され，QOLの向上に寄与している[7]。長期生命予後が改善するか否かは病態ごとの今後の検証に委ねなければならないが，保険給付の対象にも指定され，今後ますます導入が促進されるものと思われる。

(3) 急性増悪の一般的予防法

① 感冒の予防

急性増悪の誘因の大部分が上・下気道感染ではあるが，特に感冒の予防が一般的に重要である。流行性感冒の季節には人混みを避け，寒冷時の外出には防寒対策を怠らず，また外出から帰宅後はポビドンヨード（イソジンガーグル®）による"うがい"を励行する。

インフルエンザワクチンの予防接種にはなお種々の論議[8]があるが，慢性呼吸不全患者に対する流感の季節ごとの接種は推奨される。

② 細菌感染のコントロール

a）抗菌薬の予防投与

急性増悪の誘因の大部分を占める細菌性下気道感染症の起炎菌はインフルエンザ菌，肺炎双球菌，モラクセラ菌などが多く，したがって在宅療養中のHOT患者に対しては，常に1～2週間分の抗菌薬を急性増悪予防を目的として処方しておき，発熱，咳嗽・喀痰の増加を伴う呼吸困難の増強などの細菌感染による急性増悪の徴候を認めたら，ただちにこれらの菌群をカバーする常備の抗菌薬を服用することを指導する。今日推奨されている常備の抗菌薬としてはアモキシシリン，ドキシサイクリン，スルファメトキサゾール・トリメトプリム（ST合剤®）など[9]である。

b）細菌ワクチンの接種

急性増悪時の起炎菌となりやすい菌に対する抵抗性を高める目的で，生涯に一度のワクチン接種の効果が期待されている。肺炎双球菌多価ワクチンの接種については欧米ではすでに24～26価の肺炎双球菌ワクチン接種が試みられている。ただしその感染予防効果は5年後には減弱するといわれる。65歳以上のHOT患者における下気道感染予防を目的とした肺炎双球菌ワクチン接種はわが国でも推奨される。

③ 疼痛対策

帯状疱疹や肋骨骨折などによる胸痛，胆石や腎・尿管結石，大腿頸部骨折などによる身体のどこ

かに痛みがあると慢性呼吸不全患者の自発咳嗽が極端に抑制され，痰の喀出・処理が困難となり，呼吸不全の急性増悪および細菌下気道感染の原因となる．

この場合，積極的な鎮痛処置が必須であり，呼吸抑制の少ない鎮痛薬の選択が望まれる．さらに必要があれば，経鼻的気管内吸引カテーテル留置法による人為的気道浄化も考慮することが肝要と思われる．

④ その他の対策

気胸，肺性心，呼吸器以外の臓器の感染や塩分摂取過多による全身性浮腫，HOT 中の酸素流量調節不良なども急性増悪の看過しえない誘因となりうるので，常にこれらの合併症についてもその監視と予防ならびに対策を怠ってはならない．

また，Ⅱ～Ⅲ期の COPD 患者ではステロイド吸入により，急性増悪ならびに入院の回数が著明に減少するとの報告[10,11]があり，今日，国際ガイドライン（GOLD）でも推奨されている．

3）急性増悪時の対応

(1) 急性増悪の症状と徴候および ABG の悪化

主として発熱，咳嗽・喀痰の増加を契機として急性呼吸不全徴候が出現する．図2は上記の調査期間における急性増悪 1,591 件の来院時の主訴のまとめである．呼吸困難，発熱，意識障害，食思不振などが多く，浮腫や乏尿，痰の着色などが散見され，白血球増多，炎症反応などが急性増悪時の参考となる一方，ABG 値の悪化により確認される．

(2) 急性増悪時の受診方法

幸い沖縄県立中部病院は 24 時間体制の救急医療に従事しており，HOT 患者の急性増悪時の対応は大部分が救急室受診により対応される．前出の 20 年間に 402 症例の HOT 患者が経験した 1,591 件の急性増悪のうち 90.6％ に相当する 1,441 件が救急室受診により処理されており，一般外来受診件数 143 件（9.0％）を大きく上回っている．また，訪問看護時の急性増悪状態の発見 4 件（2.5％）や主治医との電話連絡 1 件（0.6％）などは極めてわずかである（図3）．

(3) 入院の適応と収容棟

HOT 患者の急性増悪時の入院の適応は，著明な呼吸不全の悪化，不応性の低酸素血症などであるが，筆者らは ATS ガイドラインを改変して表3のような項目を参考にしている．しかし，常に満床状態を維持する病院にとっての大きな悩みの種となる．特に患者が病床の既得権を主張する医療機関ではこの問題は深刻であろう．

沖縄県立中部病院での患者収容は重症度最優先制であり，より軽症者はより重症者によってとって代わられることを旨としているので，HOT 患者の急性増悪時の収容にさしたる困難を感じない．急性増悪による受診時には，ある一定期間救急室での観察・加療を受けたのち，重症度に応じて収

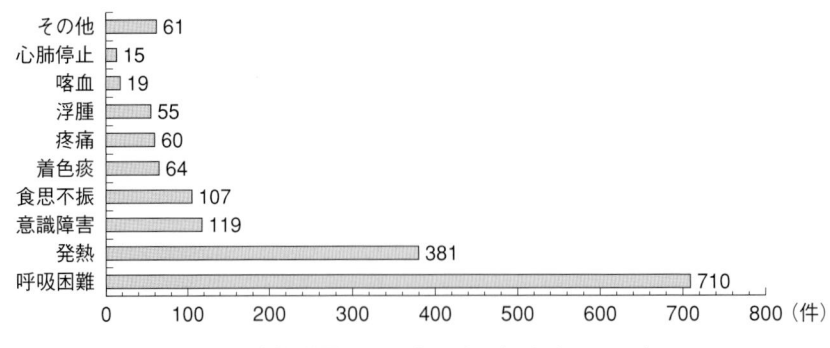

図2 HOT 急性増悪による来院時の主訴（n＝1,591）

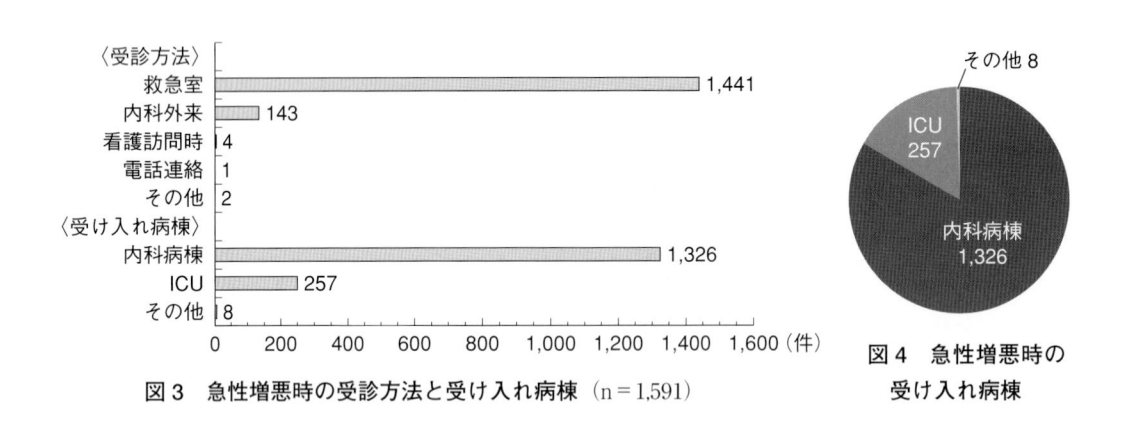

- 呼吸困難　710
- 発熱　381
- 意識障害　119
- 食思不振　107
- 着色痰　64
- 疼痛　60
- 浮腫　55
- 喀血　19
- 心肺停止　15
- その他　61

図3 急性増悪時の受診方法と受け入れ病棟（n＝1,591）

〈受診方法〉
- 救急室　1,441
- 内科外来　143
- 看護訪問時　4
- 電話連絡　1
- その他　2

〈受け入れ病棟〉
- 内科病棟　1,326
- ICU　257
- その他　8

図4 急性増悪時の受け入れ病棟

- 内科病棟　1,326
- ICU　257
- その他　8

表3　急性増悪患者の一般病棟入院の適応

1. 呼吸困難や発熱，咳嗽，喀痰排出困難など急性悪化の状態にあり，加えて，下記に示す症状が1つ以上あるとき
   - 外来での管理・治療で十分な症状の改善が認められない
   - Hugh-Jones V度（呼吸困難のため，食事や睡眠が困難）
   - 在宅で管理ができない
   - 危険性の高い肺合併症（細菌性肺炎その他）あるいは肺外合併症
   - 救急外来受診前の長期間進行性の症状
   - 明らかな呼吸不全の悪化（意識状態の変化，低酸素血症の悪化，高二酸化炭素血症の発現または高二酸化炭素血症の悪化）
2. 外来治療で改善しない新たに生じた，または悪化した肺性心の存在
3. 侵襲的な外科的手技や診断手技が予定されており，肺機能を悪化させる可能性がある鎮痛薬や鎮静薬を必要とする場合
4. 急性椎骨圧迫骨折などの合併症や身体のどこかの疼痛が肺機能を悪化させる可能性が高い場合

(American Thoracic Society. Standards for the diagnosis and care of patients with chronic obstructive pulmonary disease. Am J Respir Crit Care Med 1995；152：S77-121 より改変引用)

容棟が選別されるが，上述の20年間の急性増悪患者の場合，1,326件（83.3％）が一般内科病棟へ，挿管その他のケアを要する257件（15.7％）がICUへ収容され，救急室加療のみに終止した症例はわずかに8件（0.5％）のみであった．

(4) 急性増悪時の全身管理および薬物療法

① 全身管理

血圧，中心静脈圧測定，尿量測定および必要に応じたスワン-ガンツカテーテル挿入による循環動態の評価と対応は全身管理の中でも最も重要な処置の一つである．脱水，補液過多（overloading），敗血症性ショック，種々の不整脈，高二酸化炭素血症や著明な低酸素血症に基づく循環不全および腎機能不全には迅速に対処すべきである．呼吸不全急性増悪時の電解質異常には抗利尿ホルモン分泌異常症候群（SIADH），低カリウム血症，低クロール血症などが多く，したがって機械的過剰換気により代謝性アルカローシスが招来され，循環虚脱や不応性の不整脈が誘発されやすいので注意が肝要である．

② 吸入気管支拡張薬

特にβ_2刺激薬の吸入を1～2時間おきに頻回に投与する．

③ 抗菌薬の選択投与

呼吸器感染症が強く疑われる症例に対し，他院で抗菌薬の投与を受けていない場合には痰塗抹グラム染色細菌検査を参考に起炎を想定し，抗菌薬を選択・投与する．

④ ステロイド薬

喘息要因が加味された症例のみならず，COPDの急性増悪に対してはステロイド薬の全身投与を行う．以前は3日を限度に投与するとされていたが，最近の研究[12]では2週間の全身投与が最も有効とされている．

⑤ キサンチン製剤および去痰薬

キサンチン誘導体の点滴静注や去痰薬の投与が，慢性呼吸不全の急性増悪に有効とされる証拠は見出されない[13]．

(5) 急性増悪時の呼吸管理

急性増悪時の呼吸不全の呼吸管理法は，臨床症状，バイタルサインを含む理学所見およびABGを参考にして選別されるが，その方法は酸素療法と人工換気法に大別される．

① 酸素療法

人工換気を必要としない呼吸不全に適応があり，高二酸化炭素血症を伴わない低酸素血症（タイプⅠ型呼吸不全）に対してはPa_{O_2}を70 Torr台に，慢性二酸化炭素血症を伴う低酸素血症（慢性Ⅱ型呼吸不全）および以下に述べる人工換気適応基準を満たさない慢性・急性混合型呼吸不全に対してはCO_2ナルコーシスを起こさないレベル（60～65 Torr）に調節酸素療法を行う．すなわち，前者に対してはポリマスク法その他の高濃度酸素を含む積極的な酸素療法が選択されるが，後者に対しては低流量両鼻腔カニューレ法またはベンチュリマスク法による調節酸素療法のみが適応され

表 4 慢性呼吸不全急性悪化の ICU 入室の適応基準

1. 初療で改善しない重症の呼吸困難
2. 混迷や傾眠を伴う明らかな呼吸筋疲労（奇異性呼吸運動）
3. 酸素投与にもかかわらず低酸素血症が持続または悪化する場合，または高二酸化炭素血症の悪化に加えて次の状態が現れた場合
    - 意識障害
    - 呼吸性アシドーシス（pH＜7.30）
    - 呼吸数＞40 または＜6/分
    - 強制咳嗽によるも喀痰排出不能
4. 気管内挿管または非侵襲的な方法での機械換気による補助が必要なとき

(American Thoracic Society. Standards for the diagnosis and care of patients with chronic obstructive pulmonary disease. Am J Respir Crit Care Med 1995；152：S77-121 より改変引用)

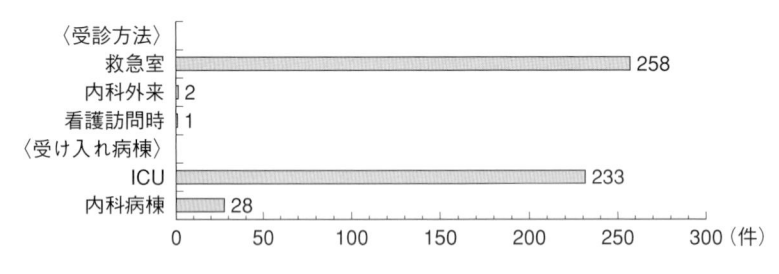

図 5 要人工換気症例 261 件の臨床実態

〈受診方法〉
- 救急室 258
- 内科外来 2
- 看護訪問時 1

〈受け入れ病棟〉
- ICU 233
- 内科病棟 28

る。

② ICU 入室基準

ICU 入室基準は病院によって個々である．ICU の病床数，スタッフの陣容，ICU 入室規則などに準拠すべきで普遍的な基準はありえない．沖縄県立中部病院では，表 4 のような基準を一応の目安としている．過去 20 年間の同院の HOT 患者管理中に，人工換気を余儀なくされた 261 件の受診方法と収容病棟の実態は図 5 に示される．

③ 人工換気法

a) NPPV

NPPV の導入以来，急性呼吸不全に対する人工換気療法は今日，大きな変革を遂げた．

従来，予防的な早期の積極的人工換気は支持されなかったのに対し，NPPV の開発・導入後は軽症な段階で早期に悪化予防を目的に適応されるようになった．すなわち，前向きの無作為化比較試験（randomized, controlled trials：RCT）によれば COPD の急性増悪をはじめ，うっ血性心不全，低酸素血症急性呼吸不全，さらには従来の長期・挿管人工換気法からの離脱に際してさえ，この方法が応用可能であることが判明している[14〜16]．

NPPV は従量式人工呼吸器でも行いうるが，多くの場合，容量外傷や圧外傷を防ぐ目的で従圧式

人工呼吸器によるプレッシャーサポート換気（pressure support ventilation：PSV）または2相性陽圧呼吸（bilevel positive airway pressure：Bi PAP）の換気モードを用いることが多い。しかし，NPPV法で人工換気を導入した急性呼吸不全の種々の病態で20～30％の非成功例が報告[17,18]されており，引き続き挿管・人工換気法への移行を余儀なくされる症例もまれではない。また，1～2時間以内に呼吸不全の改善が得られない症例については，NPPV失敗例と判断して早期に挿管・人工換気法に切り替えることが推奨されており，遅れると院内死亡につながることが多いとの報告も散見される[19,20]。

したがって，挿管・人工換気法は決して過去のものではなく，現在，NPPVにとって代わられるべきものでもない。

b）挿管・人工換気法

気管支喘息発作重積状態や急性薬物中毒などに代表される急性Ⅱ型呼吸不全の呼吸管理は，急性の病態の快癒とともにむしろ患者サイドから終焉を迎える傾向があるが，COPD急性増悪時などに認められる慢性・急性混合型Ⅱ型呼吸不全（acute on chronic hypercapnic respiratory failure）の場合には，人工呼吸器を装着した医療者自らが計画性をもって，積極的に離脱のための種々の工夫をこらさないかぎり，いたずらに長期化しかねない。

基礎疾患が非可逆性で回復が望めないだけでなく，急性増悪により病態がさらに悪化・進行するので患者の人工換気依存性が生じやすい。したがって人工換気の適応基準を厳守するばかりでなく，換気モードの選択，早期の栄養状態の評価と対策，早期離床，筋力トレーニングなどを含むリハビリテーション計画の導入が必須である。

気道の確保　気道確保の適応はNPPVの開発，挿管・人工換気法導入により大きく変化した。すなわち，今日ではまずNPPVで人工換気を試み，改善が得られない場合か次に述べる挿管・人工換気の適応に準ずる。ただし，T-ピースシステムによる酸素療法や気道分泌物の自己処理に困難を来す症例にも適応がある。心肺蘇生の救急時には経口挿管が選ばれるが，不快感の軽減と易固定性を目的として通常，経鼻挿管法が選択される。盲目的経鼻挿管法は鼻腔粘膜や咽喉頭の損傷による菌血症を高頻度に誘発するので，筆者らはファイバー気管支鏡を用いた可視的経鼻挿管法を採用し菌血症の軽減に努めている。

挿管・人工換気の適応と換気モードの選択

・慢性呼吸不全の急性増悪時の人工換気の適応：高二酸化炭素血症に加え，①心肺停止，重篤な意識障害または不安定な循環動態，②呼吸数異常（RR＞40/分またはRR＜6/分），③pH＜7.20，④NPPV不応性低酸素血症，⑤大量の喀痰および去痰不能などがその適応基準となる。

・換気モードの選択：下気道感染や循環動態が不安定な間は，換気モードは調節ないし補助換気で開始するが，全身状態が一応安定化してpH＞7.30となれば，換気モードをPSVまたは同期式間欠的強制換気法（synchronized intermittent mandatory ventilation：SIMV）に切り替える。

急性増悪前のPa_{CO_2}の基礎値が分かっていれば，そのレベルにPSVの圧を調節し，決して基準値に戻すほどの過換気を強行すべきではない。その後の圧の漸減による離脱の試みは各病院においての工夫に委ねるべきと考える。

──おわりに──

わが国の HOT 適応患者数は年々増加の一途をたどり，今日，その適応数は10万人を超した．NPPV の開発・導入による早期の人工換気の適用，包括的リハビリテーションガイドラインの普及など HOT を取り巻く外来，急性増悪管理周辺の医療環境は大きく様変わりした．しかし，呼吸器身体障害1級認定や酸素濃縮器の電気代負担の問題などはいまだに未解決のまま放置されている．また，月1回の義務的外来通院は自宅から医療機関までの距離，交通機関，携行酸素機器の搬用，待ち時間や医療者側の対応などによりその負担もさまざまであり，患者本位に負担の軽減を図る工夫が求められる．

急性増悪時の対応は，救急室による24時間体制の医療活動が確立していない医療機関にあってはさらに大きな問題と思われるが，医療陣の創意工夫と情熱により解決が図られなければならない問題である．

【参考文献】

1) American Thoracic Society. Standards for the diagnosis and care of patients with chronic obstructive pulmonary disease. Am J Respir Crit Care Med 1995；152：S77-121.
2) 日本呼吸管理学会，日本呼吸器学会，日本理学療法士協会ガイドライン作成委員会編．呼吸器リハビリテーションマニュアル．東京：照林社；2003.
3) Nichol KL, Baken L, Nelson A. Relation between influenza vaccination and outpatient visits, hospitalization, and mortality in elderly persons with chronic lung disease. Ann Intern Med 1999；130：397-403.
4) Butler J, Breiman R, Campbell J et al. Pneumococcal polysaccharide vaccine efficacy：An evaluation of current recommendations. JAMA 1993；270：1826-31.
5) Jones AP, Rowe BH. Bronchopulmonary hygiene physical therapy for chronic obstructive pulmonary disease and bronchiectasis. Cochrane Database Syst Rev 2000.
6) Celli BR. Pulmonary rehabilitation in patients with COPD. Am J Respir Crit Care Med 1995；152：861-4.
7) Meecham Jones DJ, Paul EA, Jones PW et al. Nasal pressure support ventilation plus oxygen compared with oxygen therapy alone in hypercapnic COPD. Am J Respir Crit Care Med 1995；152：538-44.
8) Tata LJ, West J, Harrison T et al. Does influenza vaccination increase consultations, corticosteroid prescriptions, or exacerbations in subjects with asthma or chronic obstructive pulmonary disease? Thorax 2003；58：835-9.
9) Anthonisen NR, Manfreda J, Warren CP et al. Antibiotic therapy in exacerbations of chronic obstructive pulmonary disease. Ann Intern Med 1987；106：196-204.
10) Pauwels RA, Lofdahl CG, Laitinen LA et al. Long-term treatment with inhaled budesonide in persons with mild chronic obstructive pulmonary disease who continue smoking. European Respiratory Society Study on Chronic Obstructive Pulmonary Disease. N Engl J Med 1999；24；340：1948-53.
11) Burge PS, Calverley PM, Jones PW et al. Randomised, double blind, placebo controlled study of fluticasone propionate in patients with moderate to severe chronic obstructive pulmonary disease：the ISOLDE trial. BMJ 2000；320：1297-303.

12) Niewoehner DE, Erbland ML, Deupree RH et al. Effect of systemic glucocorticoids on exacerbations of chronic obstructive pulmonary disease. Department of Veterans Affairs Cooperative Study Group. N Engl J Med 1999；24；340：1941-7.
13) Snow V, Lascher S, Mottur-Pilson C. Evidence base for management of acute exacerbations of chronic obstructive pulmonary disease. Ann Intern Med 2001；134：595-9.
14) International Consensus Conferences in Intensive Care Medicine：noninvasive positive pressure ventilation in acute Respiratory failure. Am J Respir Crit Care Med 2001；163：283-91.
15) Emtner M, Porszasz J, Burns M et al. Benefits of supplemental oxygen in exercise training in nonhypoxemic chronic obstructive pulmonary disease patients. Am J Respir Crit Care Med 2003；1；168：1034-42.
16) Brochard L, Mancebo J, Wysocki M et al. Noninvasive ventilation for acute exacerbations of chronic obstructive pulmonary disease. N Engl J Med 1995；333：817-22.
17) Kramer N, Meyer TJ, Meharg J et al. Randomized, prospective trial of noninvasive positive pressure ventilation in acute respiratory failure. Am J Respir Crit Care Med 1995；151：1799-806.
18) Keenan SP, Kernerman PD, Cook DJ et al. Effect of noninvasive positive pressure ventilation on mortality in patients admitted with acute respiratory failure：A meta-analysis. Crit Care Med 1997；25：1685-92.
19) Anton A, Guell R, Gomez J et al. Predicting the result of noninvasive ventilation in severe acute exacerbations of patients with chronic airflow limitation. Chest 2000；117：828-33.
20) Wood KA, Lewis L, Von Harz B et al. The use of noninvasive positive pressure ventilation in the emergency department：Results of a randomized clinical trial. Chest 1998；113：1339-46.
21) Gross NJ, Hamilton JD. Correl ation between the physical signs of hypercapnia and the mixed venous P_{CO_2}. Br Med J 1963；2：1096-104.

（宮城征四郎，松本　強）

7 リハビリテーションと運動療法

1) 在宅酸素療法とリハビリテーション

　1985年，慢性呼吸不全患者の在宅酸素療法（home oxygen therapy：HOT）が保険適用の対象になった。その目的は，「酸素吸入するため入院生活を余儀なくされていた患者に，家庭における酸素投与によって在宅医療・社会復帰を可能にし，患者およびその家族に充実した社会・家庭生活を営む機会を与える」ことである。当時より，HOTを適応するにあたって厚生省（現・厚生労働省）特定疾患呼吸不全調査研究班では，HOTの重要性と必要性からその安全な実施のための指針を臨床医に対し作成している。

　この指針は「患者および家族への説明」の章で下記のように記載している。

① HOTを実施する前に，患者および家族に十分説明する。
② HOTは低酸素状態を補正するための治療であって，呼吸不全状態を招来している基礎疾患の改善に直接的に結びつくものではない。
③ HOTを実施するには，吸入療法，体位ドレナージ，呼吸訓練，食事療法，運動療法など，担当医より指示されているリハビリテーション（以下，リハ）の励行が前提となる。

　しかしHOTに対する医療関係者の理解不足や理学療法士（PT）の不足，健康保険制度の未整備によって多くの患者が呼吸リハサービスを受けることなくHOTを適応され，いまだに「患者およびその家族に充実した社会・家庭生活を営む機会を与える」目的を達成できていない。2005年の『在宅呼吸ケア白書』では，呼吸リハを受けた人数は，全対象者1,958例中968例（49.4％）であり，在宅酸素・人工呼吸実施群1,153例においても725例（62.9％）であったと報告している[1]。HOTが保険適用され20年以上が経過した今日においても，呼吸リハを受けていない患者が全対象者の約50％も存在している。HOTは息切れの軽減や生命予後の改善などの利益をもたらすが，一方では酸素吸入による行動範囲の制限など数々の不利益をもたらすことになる。HOTのデメリットを最小限にし，メリットを最大限に生かすために，HOT患者に呼吸リハは不可欠である。

2) 呼吸リハビリテーション

　呼吸リハビリテーションの定義は，1974年に米国胸部医師学会の呼吸リハビリテーション委員会によって提唱され，1981年の米国胸部学会により，正式に発表された。わが国では1996年の第

表1 診療報酬呼吸リハビリテーション料

		脳血管疾患	運動器疾患	呼吸器疾患	心大血管疾患
算定日数		180日	150日	90日	150日
点数	リハビリ料（Ⅰ）	250点	180点	180点	250点
	リハビリ料（Ⅱ）	100点	80点	80点	100点

36回日本胸部疾患学会総会のワークショップで「呼吸器疾患のリハビリテーション」が取り上げられ，2002年の日本呼吸管理学会・日本呼吸器学会から呼吸リハビリテーションステートメント（以下，ステートメント）の中で，次のように定義された[2]。「呼吸リハビリテーションとは，呼吸器の病気によって生じた障害をもつ患者に対して，可能な限り機能を回復あるいは維持させ，これにより，患者自身が自立できるように継続的に支援していくための医療である」．

診療報酬においても，2006年にはじめて呼吸リハビリテーション料が新設された（表1）．その内容は，医師が個別に呼吸器リハが必要であると認めたもので，慢性閉塞性肺疾患（chronic obstructive pulmonary disease：COPD），肺結核後遺症，間質性肺炎，じん肺，びまん性汎気管支炎（diffuse panbronchiolitis：DPB）などが含まれている．また疾患に加え，①Medical Research Council Scaleで2以上の呼吸困難を有する状態，②COPDで日本呼吸器学会の重症度分類のⅡ以上，③呼吸障害による歩行機能低下や日常生活活動度の低下により日常生活に支障を来す状態，のいずれかに該当することを条件としているが，HOT適応患者の多くがその条件を満たしている．

3）呼吸リハビリテーションのための評価

ステートメントは，評価を必須の評価，行うことが望ましい評価，および可能であれば行う評価，に分類している．必須の評価とは問診および身体所見，スパイロメトリー，心電図，胸部X線写真，呼吸困難感（安静時，動作時）および経皮的動脈血酸素飽和度（SpO_2）である．行うことが望ましい評価はパルスオキシオメータを使った時間内歩行テスト（6分間歩行テストなど），可能であれば行う評価には，QOL評価（一般的，疾患特異的），運動負荷試験，肺気量分画，呼吸筋力，動脈血液ガス分析，心理評価およびADL評価をそれぞれ挙げている．

しかし，HOT患者を評価するうえで重要なことは，「日常生活の中で患者が何を求めているか」を理解することから始めなければならない．そのためには「何ができて，何ができないのか」「できない原因は何か」「どのようにすればADLの中で息切れを軽減できるか」に回答を与えられる評価である．すなわちわれわれに求められていることは，「日常生活の中で息切れを軽減できる方法を教えて欲しい」という患者の声に答えることである．慢性呼吸不全患者のADL障害は，移動動作，入浴動作，掃除・洗濯動作などの反復運動，上肢運動，体幹の前屈，息止めを伴う動作が多い．したがって，単に下肢や上肢の運動能力評価をするだけでなく，その結果をADL評価に，またADL

表2　中高年者の標準的な6MWTの最大歩行距離　(m)

研究報告者	男性	女性
Enright (USA)	532	505
Troosters (Europe)	670	617
Gibbons (Canada)	674	599
Camrri (Australia)	751	643
Poh (Singapore)	592	569
Takishima (Japan)	572	504
Teramoto (Japan)	624	541
平均値	631	569
標準偏差	74	54

(千住秀明ほか．歩行負荷テスト—6MWTとSWT．呼吸2006；25：286より引用)

評価の結果を運動能力の評価に活用して，最終的には前述の患者の問いに答えられるような呼吸リハと評価でなければならない．以下，具体的な評価方法と運動療法について述べる．

(1) 時間内歩行テスト

時間内歩行テストは，ステートメントではあることが望ましい評価となっているが，機能障害の評価や運動療法処方のために重要な評価項目である．このテストには6分間歩行テスト (6 minute walking test：6MWT) とシャトルウォーキングテスト (shuttle walking test：SWT) がある．

① 6分間歩行テスト

6MWTの主な検査目的は「患者が6分間でできるだけ長く歩ける距離を測定すること」である．したがって6MWTは，最大酸素摂取量 ($\dot{V}_{O_2}$ peak) を決定したり，運動制限因子を解明するためのものではなく，日常生活における機能障害の重症度を評価することに適している[3]．6MWTの適応は中等度〜重症の肺疾患患者への医療介入の効果を測定することである．6MWTで得られた結果から次のような解釈ができる．

諸外国の報告を含めて，中高年者の平均的な歩行距離は約500m以上で（表2）[4]，歩行時のdesaturationは生じない．また呼吸困難度もボルグスケールで3以内である．歩行距離で400m以下となると日常的な外出に制限が生じる．300mを下回るとほとんど外出はできない．200m以下であると生活範囲はごく身辺に限られる．

② シャトルウォーキングテスト

英国のSingh (1992) らによって開発された新しいフィールドウォーキングテストで，9mの間隔をCDの発信音に合わせて，往復歩行し1分ごとに速度を増加させる漸増負荷試験である[5]．運動能力評価の指標には，最大歩行距離または運動時間が用いられている．

SWTは，6MWTよりも $\dot{V}_{O_2}$ peak との強い相関がある．SWTから得られた最大歩行距離から

表3 各レベルの予測 $\dot{V}_{O_2}$ peak と歩行速度の関係

レベル	距離（m）	速度（km/時）	$\dot{V}_{O_2}$ peak (ml/kg/分)	METs
1	0～30	1.8	4.4～4.9	1.3～1.4
2	40～70	2.4	5.2～5.9	1.5～1.7
3	80～120	3	6.2～7.2	1.8～2.0
4	130～180	3.6	7.4～8.7	2.1～2.5
5	190～250	4.2	8.9～10.4	2.5～2.9
6	260～330	4.8	10.7～12.4	3.1～3.5
7	340～420	5.4	12.7～14.7	3.6～4.2
8	430～520	6.1	14.9～17.2	4.3～4.9
9	530～630	6.7	17.4～19.9	5.0～5.7
10	640～750	7.3	20.2～22.9	5.8～6.5
11	760～880	7.9	23.2～26.2	6.6～7.5
12	890～1,020	8.5	26.4～30.2	7.5～8.6

$\dot{V}_{O_2}$ peak を推定することも運動処方することもできる。SWT の特徴は，①6 MWT と比べて定量性・再現性に優れており，種々のタイプの運動処方に応用しやすい，②$\dot{V}_{O_2}$ peak の概算値を日常生活動作（ADL）にあてはめて解釈でき便利である（表3），③各段階の Sp_{O_2} を記録することによって desaturation の評価にも一定の定量性をもたせることが可能である，④必要なスペースが 10 m ですむことから，わが国の施設の状況にも適している。SWT は下記の計算式で $\dot{V}_{O_2}$ peak を推定する。

$$\dot{V}_{O_2} peak (ml/kg/分) = 4.19 + 0.025 \times SWT での歩行距離(m)$$

＜運動処方への応用例＞

・SWT（250 m）の患者に 70% $\dot{V}_{O_2}$ peak の運動処方をする場合

$\dot{V}_{O_2}$ peak（ml/kg/分）＝ 4.19 ＋ 0.025 × SWT（250 m）
　　　　　　　　　　　＝ 10.4 ml/kg/分

・高負荷法（70% $\dot{V}_{O_2}$ peak）による 20 分間歩行の処方の場合

70% $\dot{V}_{O_2}$ peak（ml/kg/分）＝ 10.4（ml/kg/分）× 0.7
　　　　　　　　　　　　＝ 7.28 ml/kg/分

$\dot{V}_{O_2}$ peak 7.28 ml/kg/分は表3より約3 km/分の歩行速度に相当する。1 時間で 3 km であるから 20 分間では 1 km である。したがって，1 km の距離を 20 分で歩くように指示すればよい。

(2) 下肢筋力の評価

　従来より呼吸器疾患患者は，活動性低下に伴う廃用性変化を中心とした2次的障害を呈することはよく知られている。近年では骨格筋のさまざまな機能障害が注目されており，運動耐容能に呼吸機能だけでなく，骨格筋筋力が大きく関与していることが示されている。そのため運動療法において筋力トレーニングの重要性が認識され，最大筋力の測定に1回反復最大筋力が用いられている。

① 1回反復最大筋力

　1回反復最大筋力（1 repetition maximum：1 RM）とは，1回しか遂行できない最大負荷試験すなわち，関節の全可動範囲で1回しか挙上できない最大重量である。1 RMは動的筋測定において最も広く用いられている指標である。

＜測定方法＞

① 被験者はウォーミングアップとして亜最大または最大努力の50％，すなわち予測最大重量の50％に相当する重量を使って数回の挙上を行う。

② 数分間の休憩をはさみ，1 RMをみつけるために最高5回テストする。能力の最大を推測して，それより少し低い重量や抵抗から徐々に増やして1 RMを決定する。

③ トレーニングプログラム後の正確な筋力増加を測定するために，同じ方法で行えるよう1 RM測定に要したテスト回数を記録する。

(3) 上肢筋力の評価

　上肢の筋力トレーニングに応用できる上肢筋力の臨床的な評価方法は，上肢漸増運動負荷試験[6]などあるがいまだ確立されたものはない。簡便な方法として握力が用いられている。握力は上肢の静的筋力を代表するもので，ほかの筋力測定値と比較的良好な関係を示し，簡便で労力をあまり必要としないことから臨床で広く用いられている。また握力は全身の筋力を反映する指標としても用いられている。測定方法は握力計を用い，立位で左右それぞれ3回ずつ測定し，その最大値を測定値とする。

4）運動療法

(1) 運動療法の役割

　慢性呼吸不全患者のADL障害は，動作時の呼吸困難感が主たる原因である。この呼吸困難感は，ADLに伴う酸素需要量の増加に対して酸素摂取量の増加が追いつかず，酸素負債を生じ呼吸困難感として自覚する。その対策として次のことが考えられる。

① 口すぼめ呼吸や腹式呼吸などで換気量を増加する（呼吸のコントロール）。

② 骨格筋機能を改善し，同負荷での換気需要量を低減する。すなわち同じADLを行っても少ない酸素消費で活動が維持できる（運動療法）。

③　限られた酸素摂取量を有効に日常生活の中で使用する（ADL 指導）。

　慢性呼吸不全患者（例えば COPD）の特徴は，ADL 障害が生じるまでに 10 年，20 年と長い期間をかけてゆっくりと疾病が進行するため，呼吸機能の低下とともに骨格筋など多臓器も機能低下している。したがって，外科療法，薬物療法などで呼吸機能が改善されても，骨格筋を中心とした多臓器機能の改善を図らなければ，呼吸困難感の軽減，運動耐容能，健康関連 QOL（HRQOL）および ADL の改善は得られない。特に運動療法は，薬物療法により症状が改善した症例においても上乗せ改善効果が認められる[7]など，科学的根拠（エビデンス A）が示されている[8]。

(2) 運動療法の原則

　運動療法は安全が第一条件である。それには性別，年齢，体力，運動の目的などの基本条件に加えて，以下のようなトレーニングの原則を考慮して運動処方を行うことが大切である。

①　過負荷の原則
　心肺機能や骨格筋の筋力・筋持久力の機能を向上させるためには，適切な運動強度（日常生活よりもやや高い負荷）を選択する必要がある。したがって，患者の $\dot{V}_{O_2}$ peak，筋力および持久力などを評価し，その患者のもつ最大能力の 40～80％の負荷量が求められる。逆に高すぎる負荷ではトレーニング過剰（over training）となる。『呼吸リハビリテーションマニュアル—運動療法—』（以下，マニュアル）[9]では，重度・最重度の患者には 40～60％の低負荷を，軽症例では 60～80％の高負荷を，中等症例では症例に応じて 40～80％の低・高負荷をそれぞれ推奨している。

②　特異性の原則
　トレーニングの効果は，行った運動様式および使用した筋（群）に影響を受ける。例えば，骨格筋トレーニングの運動目的が「筋力増強か，持久力か」で運動強度の処方は異なる。また，運動の種目は患者の日常生活と息切れなどによって選択する。例えば，歩行で息切れの強い患者は歩行練習を，洗濯や買い物などの上肢運動で息切れの強い患者には上肢運動など，それぞれ息切れの伴う動作を選択的に運動療法プログラムに取り入れることが大切である。

③　可逆性の原則
　トレーニングを中止した場合，時間とともにその効果は減弱していく（脱トレーニング）。呼吸リハの効果は退院後，最長で 1 年持続し，最短では数カ月後から機能低下が生じる。したがって，運動療法を中心とした呼吸リハは，呼吸リハで得られた高い身体能力を生活の中で「活用する」ために「生活の中に運動」を取り入れる工夫が必要である。筆者らは「ホームプログラムを退院時の最終評価時に立てるのではなく，初期評価時にホームプログラムを視野に入れた評価を行うことが必要である」と考えている。

(3) 運動療法の種類

　運動療法には全身持久力トレーニングや筋力（筋持久力）トレーニングがあり，実施にあたり各個人の運動能力を評価し，その結果に基づいて運動頻度（frequency），運動強度（intensity），持続時間（time），運動療法の種類（type）といった FITT を明らかにし，継続して定期的に行う必

要がある．また運動療法の効果を高めるために，定期的に運動能力を評価して患者の病態に基づいた運動処方の修正が重要である．

① 全身持久力トレーニング

a）運動の種類

全身持久力トレーニングの種類には，自転車エルゴメータやトレッドミルといった運動機器を用いるものや，機器を使用しない平地歩行や階段昇降などADLに即した方法があり，実施場所（施設か在宅か），施設の設置状況，患者の運動機能に合わせて適宜選択する．

自転車エルゴメータやトレッドミルは，運動療法の主要素である運動強度を正確に設定することが可能である．一方，平地歩行は，日常生活における移動手段の一つであり，年齢や重症度を問わず実施しやすい運動様式で，在宅運動療法プログラムの基本的な手段となる．歩行プログラムは運動強度が不正確にならないようにFITTにそった運動プログラムを立案する必要がある．

b）運動強度

FITTにおける運動強度の決め方は，最大運動能力の比率で設定する．最大運動能力の測定は，呼気ガス分析装置を使用した心肺運動負荷試験を実施し，$\dot{V}_{O_2}$ peakや最大到達負荷量を実測すれば，より正確な運動処方につながる．しかし，測定機器が高価であり限られた施設でしか利用できないという問題がある．そのため酸素摂取量が心拍数やワット（自転車エルゴメータでの負荷量）とほぼ直線関係であることを利用して，最大運動能力を推定し，運動強度を決定する方法や前述のSWTを用いる方法がある．

従来，運動強度の決め方として運動時の目標心拍数を設定する方法があるが，年齢予測最大心拍数（220－年齢）に対する比率を算出する方法やカルボーネン法がそれに相当する．しかし，息切れによりADLが制限される呼吸器疾患患者の場合は，心拍数を指標にして設定するよりも呼吸困難を定量的に測定して設定する方が有用であり，運動強度判定のための再現性もよい．これは，トレッドミルや自転車エルゴメータを用いた漸増負荷試験にて1分ごとにボルグスケールを聴取し，各個人ごとに負荷量と呼吸困難度の関係をプロットして，修正ボルグスケールより運動強度を判定する方法である．一般に，修正ボルグスケールで4（多少強い）〜5（強い），在宅トレーニングの場合は3（ややきつい）になる運動強度を処方する．

c）運動時間，頻度，期間，形態

マニュアルでは，運動時間は1回20分以上，3回/週以上，6〜8週以上継続して実施することを推奨している．また，20分以上継続して運動できない場合は，1日あたりの総運動時間が20分になるよう1回あたりの運動時間を調節することとしている．また，英国胸部学会の呼吸リハのガイドラインでは，運動強度は運動負荷試験に基づく最大到達負荷量もしくは$\dot{V}_{O_2}$ peakの60％，SWTによる60％の最大歩行速度で決定し，1回20〜30分の有酸素運動を，2〜5回/週の監視下にて行い，4〜12週間継続する．この場合，運動強度と持続時間は徐々に増加し，目標とする運動強度と持続時間を設定する．さらに心拍数は運動強度設定のよい指標ではなく，呼吸困難を指標にすべきとしている．

実際に運動する際は，まず準備体操（ウォーミングアップ）を5〜10分，目標とする運動強度に

表4 訓練中の息切れ対策

- 口すぼめ呼吸
- 腹式（横隔膜）呼吸
- ゆっくり深い呼吸
- 呼吸の楽な体位
  - パニックコントロール
- 呼吸介助

よる主運動（トレーニング）20～30分の後，整理体操（クールダウン）を行う．安全に運動を行い，効果的に体力の向上を図るためには，主運動のみならず，運動の前後に体調を整えることが重要で，呼吸体操を取り入れるとよい．

運動を連続して20～30分継続することができない場合は，2～3分間の運動の間に同時間の休息を取り入れたインタバルトレーニング法を用いる．この場合，運動強度と運動時間を変えていき，最終的には，目標とする運動強度で20～30分継続して行えるよう進めていく．

② 筋力（筋持久力）トレーニング

筋力や筋持久力の低下によりADLが制限されている場合や，上肢を用いた動作で呼吸困難が強い場合などが適応となる．筋力トレーニングの場合も，FITTを明らかにする必要がある．移動（歩行）に関与する下肢筋群と上肢を使用したADLに関与する上肢筋群といった四肢筋力トレーニングと体幹トレーニングがある．選択する運動種目は，主に筋力が低下している筋群へのトレーニングとなる種目であるが，自宅での応用性が高いADLや息切れにより制限を来している動作に近い種目を選択するとよい．息切れの強い動作や高強度負荷にて実施する場合，**表4**の息切れ対策を指導したうえで実施する．

トレーニング強度は1 RMの比率により設定する．一般的に筋力向上を目的とするときは中～高強度（60～90%1 RM）で，筋持久力向上の場合は低～中強度（30～50%1 RM）で実施する．

1 RMに基づいた負荷強度が決定できない場合，簡易的な負荷のかけ方として，ダンベルや弾性ゴムバンドなどを利用する．最初は，楽に動作できる負荷量（重症例は無負荷）から実施する．ダンベルを使用の場合，0.5 kg程度から開始し0.5～1.0 kgずつ増加させるが，弾性ゴムバンドの場合，定量的な負荷量の設定が困難なため，過負荷にならないよう自覚症状を確認しながら進める．

10～15回を1セットとし最低1セットを2～3回／週実施するが，筋持久力の増大を目的とする場合は，低～中程度の強度にて20回以上の反復運動を行う．

筋力トレーニングは全身持久力トレーニングと併用して実施することが推奨されるが，中～重症例で併用実施が困難な場合，1日おきに交互に筋力トレーニングと全身持久力トレーニングを実施するなど運動能力に合わせたプログラムを立案する．

③ 呼吸体操

慢性呼吸不全患者の場合，しばしば胸郭の可動性の制限や柔軟性が低下し，呼吸運動の制限や呼吸困難感を増悪させる．そこで，胸郭の可動性や呼吸筋の柔軟性の改善，呼吸困難の軽減を目的と

して，MoserらのBetter Living and Breathingを改良した筆者らの呼吸体操[10]や本間らの呼吸筋ストレッチ体操が考案されている．特に呼吸筋ストレッチ体操は，呼吸相に合わせて肋間筋を伸張することにより呼吸困難感の軽減を図ることを主目的としている．また，音楽に合わせて行うレクリエーション性の高い体操（ながいき呼吸体操）もある．

(4) 運動療法における留意事項

運動中は，修正ボルグスケールやパルスオキシメータでモニタリングする．運動時低酸素血症を呈する患者には酸素吸入下のトレーニングを行う．この場合，経皮的酸素飽和度（SpO_2）が90％以下にならないように酸素流入量を決定する．労作時に呼吸困難が強くなる患者では，口すぼめ呼吸や腹式（横隔膜）呼吸といった呼吸法により呼吸困難感を軽減できる方法を併用する．特に，体動と呼吸サイクルを同調させることにより，労作時の換気効率の改善や呼吸困難の軽減に有用である．運動中，呼吸困難が修正ボルグスケールで7に到達した場合をはじめとして表5の徴候が出現した際には，いったん運動を中止し，呼吸介助および安楽肢位をとらせ，運動により生じた呼吸困難感を抑制させる．

(5) ADLトレーニング

HOT患者のADLの問題点は，①多くのADLの中で息切れを感じている，②息切れのために速く動作をする，③息切れのために動作をしない，④息切れの自覚症状がない症例は，低酸素状態になってもそのまま動作を行う，⑤カニューレをはずして操作を行う，などがある．息切れを改善するための動作介入は，運動療法（前述），呼吸訓練，動作住居環境の工夫および社会資源の活用がある．しかし取り除くことができない息切れに対しては，息切れに慣れることや息切れからの恐怖感を取り除き，パニックにならないための姿勢の工夫や，口すぼめ呼吸，腹式呼吸，深呼吸などの呼吸調節が重要である．それでも改善されない息切れのある動作は，動作方法の変更や環境設定を考慮する．そのためには，個々の患者に具体的な目標と期限を設け，呼吸リハのオリエンテーショ

表5 運動療法の中止基準

呼吸困難感	修正ボルグスケール7～9
その他の自覚症状	胸痛，動悸，めまい，ふらつき，チアノーゼなど
心拍数	年齢別予測心拍数の85％に達したとき（肺性心を伴うCOPDでは，65～70％）．不変ないし減少したとき
呼吸数	30/分回以上
血圧	高度に収縮期血圧が下降したり，拡張期血圧が上昇したとき
SpO_2	90％以下になったとき

（日本呼吸管理学会呼吸リハビリテーションガイドライン作成委員会ほか編．呼吸リハビリテーションマニュアル—運動療法—．東京：照林社；2003．p.46より引用）

ンを行い，呼吸リハに対する意識づけや意欲を高めることが重要である．呼吸リハの最終目標は，在宅生活で動作コントロールやペーシングなどを ADL の中に取り入れ，医療関係者が側にいなくとも「ここで休もう」「まだ動けるからゆっくり動いてみるか」「これは休まないとまずい」など自分で息切れを予測して活動ができることである．呼吸訓練，運動療法など個々の呼吸理学療法が訓練室や病棟など，限られた環境の中で実施されても呼吸リハの目的は達成できない．在宅生活の中に活用されてこそはじめて意義あるものとなる．

──おわりに──

HOT 患者を含めた慢性呼吸不全患者に対する呼吸リハは，運動療法を中心として科学的根拠が示されつつある．その具体的な方法論として『呼吸リハビリテーションマニュアル―運動療法―』が刊行され，診療報酬体系も新たに呼吸リハ料が新設され，ハードもソフトも充実してきた．今こそ，われわれ医療従事者はそれらを活用し，呼吸不全で悩む患者の ADL や QOL 改善に寄与しなければならない．

【参考文献】

1) 日本呼吸器学会在宅呼吸ケア白書作成委員会．在宅ケア白書．東京：分光堂；2005. p. 53.
2) 日本呼吸管理学会・日本呼吸器学会編．呼吸リハビリテーションに関するステートメント．日呼管誌 2001；11：321-30.
3) ATS statement. guidelines for the six-minute walk test. Am J Respir Crit Care Med 2002；166：111-7.
4) 千住秀明，譽谷　満．歩行負荷テスト―6MWT と SWT．呼吸 2006；25：284-8.
5) Singh SJ, Morgan MD, Scott S et al. Development of a shuttle walking test of disability in patients with chronic airways obstruction. Thorax 1992；47：1019-24.
6) 高橋哲也，Jenkins S, Strauss G et al．新しい上肢運動能力評価法．日呼管誌 2001；10：403-8.
7) Casaburi R, Kukafka D, Cooper CB et al. Improvement in exercise tolerance with the combination of tiotropium and pulmonary rehabilitation in patients with COPD. Chest 2005；127：809-17.
8) Global Initiative for Chronic Obstructive Lung Disease. Global Strategy for the Diagnosis, Management and Prevention of Chronic Pulmonary Disease. NHLBI/WHO workshop report. Bethesda. National Health, Lung and Blood Institute. April 2001；Update of the Management Sections, GOLD website (www.goldcopd.com). Date updated：1 July 2003.
9) 日本呼吸管理学会，日本呼吸器学会，日本理学療法士協会．呼吸リハビリテーションマニュアル―運動療法―．東京：照林社；2003.
10) 千住秀明．呼吸リハビリテーション入門，第 4 版．神戸：神陵文庫；2005.

（千住秀明）

8 治療効果と評価

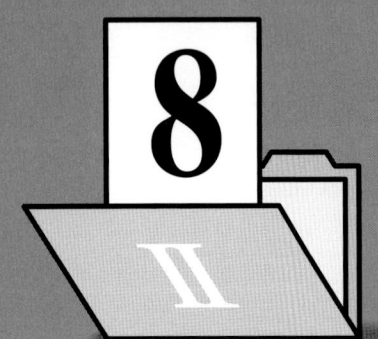

―― はじめに ――

　在宅酸素療法（home oxygen therapy：HOT）はエビデンスに基づいた治療として世界的にも広く普及している。わが国では1985年に保険適用になって以来20年が経ち，全国で約12万人がHOTを行っているといわれている。HOTが広く普及した背景の一つにはその医学的効果が立証されていることがある。本項では，HOTの治療効果と評価について解説する。

1）在宅酸素療法の医学的効果

HOTの医学的効果については以下のようなものが挙げられる。
(1) 呼吸困難の軽減
(2) 低酸素血症，肺高血圧の改善，右心不全の予防
(3) 入院期間，回数の減少
(4) 生存期間の延長
(5) QOLの改善

慢性閉塞性肺疾患（chronic obstructive pulmonary disease：COPD）を対象とした国際的ガイドライン GOLD（global initiative for COPD）[1] のなかで，酸素療法はエビデンスAにランクされ，無作為化コントロール試験による多量のデータによりその効果は立証されている。

(1) 呼吸困難の軽減

① 呼吸困難の評価法

　呼吸困難は非常に複雑な感覚であり，単に低酸素血症のみでは説明できない場合もある。しかし，酸素吸入を行うことによって呼吸困難が改善する例は非常に多い。

　患者の呼吸困難を客観的に評価する方法としてはa. Fletcher-Hugh-Jones（F-H-J）分類[2]，b. British Medical Research Council（MRC）質問表[3] がある。また，運動負荷時などの呼吸困難の尺度として用いられるのが，c. 修正Borgスケール[4] やd. VAS（visual analog scale）[5] である。

a．Fletcher-Hugh-Jones分類[2]

　F-H-J分類は5段階評価である（表1）。わが国ではこの評価法が従来より一般的に用いられて

表1 Fletcher-Hugh-Jones 分類

Ⅰ度	同年齢の健常者とほとんど同様の労作ができ，歩行，階段昇降も健常者並にできる
Ⅱ度	同年齢の健常者とほとんど同様の労作ができるが，坂，階段の昇降は健常者並にはできない
Ⅲ度	平地でさえ健常者並には歩けないが，自分のペースでなら1マイル（1.6 km）以上歩ける
Ⅳ度	休みながらでなければ50ヤード（約46 m）も歩けない
Ⅴ度	会話，着物の着脱にも息切れを自覚する．息切れのため外出できない

表2 MRC 息切れスケール

グレード0	息切れを感じない
グレード1	強い労作で息切れを感じる
グレード2	平地を急ぎ足で移動する，または緩やかな坂を歩いて登るときに息切れを感じる
グレード3	平地歩行でも同年齢の人より歩くのが遅い，または自分のペースで平地歩行していても息継ぎのため休む
グレード4	約100ヤード（91.4 m）歩行したあと息継ぎのため休む，または数分間，平地歩行したあと息継ぎのため休む
グレード5	息切れがひどくて外出ができない，または衣服の着脱でも息切れがする

(Brooks SM. Surveillance for respiratory hazards. ATS News 1982；8：12-3 より引用)

表3 Modified Medical Research Council Dyspnea Scale

Grade	Description
0	Not troubled with breathlessness except with strenuous exercise
1	Troubled by shortness of breath when hurrying on the level or walking up a slight hill
2	Walks slower than people of the same age on the level because of breathlessness or has to stop for breath when walking at own pace on the level
3	Stops for breath after walking about 100 yards or after a few minutes on the level
4	Too breathless to leave the house or breathless when dressing or undressing

(Mahler D, Wells C. Evaluation of clinical methods for rating dyspnea. Chest 1988；93：580-6 より引用)

きた．しかし，Ⅱ度およびⅢ度の幅が広くこのなかで改善・悪化がとらえにくい欠点がある．現在では国際的には次に述べるMRC息切れスケールが一般的であり，わが国におけるCOPDのガイドラインでもMRC息切れスケールを用いることが推奨されている．

b．MRC 息切れスケール

MRC 息切れスケールはグレード 0～5 まで 6 段階で評価する（表2）[3]。グレード 0 は「息切れを感じない」であり，グレード 5 は「息切れがひどくて外出できない，または衣服の着脱でも息切れがする」である。なお，最近の COPD に関する文献では，Modified Medical Research Council Dyspnea Scale（MMRC）[6] を用いているものもあるので参考のために紹介する。MMRC はグレード 0～4 の 5 段階である。表3 にオリジナル版を示す。

c．Borg スケール[4]

Borg スケールは，1970 年に Borg により提唱された運動負荷時の呼吸困難を定量的に評価する方法である。作成当初は 6～20 点までの 15 段階評価であったが，現在は表4 の 12 段階評価になっており，修正 Borg スケールと呼ばれている。

オリジナルの 15 段階評価における 6 点は心拍数 60/分に，12 点は 120/分に対応するとされている。しかし呼吸困難は心拍数以外にもさまざまな要因で変化するためこの方法はあまり適切ではない。15 段階のスケールは等差的に並んでいるため，点数が倍あるいは半分になっても症状の強さは半分にはならない。一方，修正 Borg スケールは 0～10 点に分けられ被験者がより解答しやすいようになっており，スケールが等比的に並んでいるため症状が倍あるいは半分になると症状の強さも倍あるいは半分になるようになっている。

d．VAS[5]

VAS は，10 cm の直線の左（あるいは下）端に「呼吸困難なし」，右（あるいは上）端には「最大の呼吸困難」と記載し，被験者に呼吸困難の度合いに応じてどのポイントになるかさし示してもらう。被験者がさし示したポイントの左端からの距離をもって定量的な評価を行う。

山田ら[7] は，慢性呼吸器疾患患者 29 例を対象として呼吸困難を F-H-J 分類と VAS とで比較

表4 修正 Borg スケール

0	感じない	nothing at all
0.5	非常に弱い	very, very slight
1	やや弱い	very slight
2	弱い	slight（light）
3		
4	多少強い	some what severe
5	強い	severe（heavy）
6		
7	とても強い	very severe
8		
9		
10	非常に強い	very, very severe

(Borg G. Borg's perceived exertion and pain scales：Human kinetics. USA. 1998 より引用)

している．その結果，VAS は F-H-J 分類では検出できない個体間の呼吸困難の程度を明らかにすることができ，かつ再現性も良好であったと結論している．

患者の自覚症状を客観的にかつ定量的に評価するこれらのスケールは当然のことながら HOT の効果判定にも利用可能である．

(2) 低酸素血症，肺高血圧の改善，右心不全の予防

ここでは，HOT の酸素流量設定における体動時，睡眠時の検討方法とその結果を述べ，さらに酸素投与の肺循環動態の及ぼす効果を中心に述べる．

① 酸素流量設定

虎の門病院における HOT の酸素流量設定に関する検討結果を示す[8]．慢性呼吸器疾患患者について，安静時，歩行時，睡眠時の動脈血酸素飽和度低下（desaturation）の有無を確認し，患者の病態に合った酸素流量設定を行うことを目的とした．対象は，肺結核後遺症 44 例，肺気腫症 49 例，肺線維症 38 例の計 131 例である．

a．安静時酸素吸入流量

図 1 は安静時の動脈血酸素分圧（Pa_{O_2}）が 60 Torr 以下の呼吸不全患者が，日中安静時の Pa_{O_2} を 60〜80 Torr に維持するのに必要な安静時酸素吸入流量を各疾患別にグラフに示したものである．安静時の酸素吸入流量はいずれの疾患も 1 l/分前後であり，肺線維症患者では日中安静時は平均 1.3±1.1 l/分で，他疾患群と比較してもそう大きな差はないことが分かる．

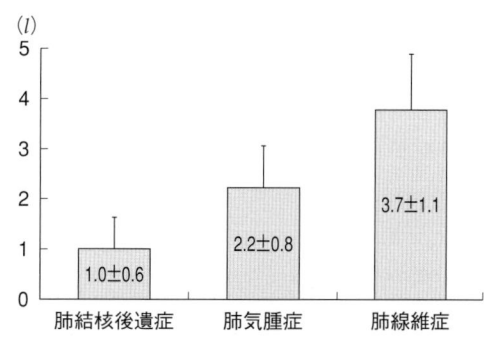

b．運動時酸素吸入流量

酸素流量決定のための運動負荷量は，患者が耐えうる最大限の運動負荷ではなく，個々の患者が日常生活で歩行しているのと同程度の速度で歩行させるのが現実的である[4]．筆者らは，普段の歩行ペースで 6 分間歩行を行い，パルスオキシメータで動脈血酸素飽和度（Sp_{O_2}）を連続測定し，Sp_{O_2} が 88% 以下に低下した場合を desaturation ありとしている．この理由は，pH 7.40 の場合 Sp_{O_2} 88% が Pa_{O_2} 55 Torr に相当するからである．

図 2 は安静時の血液ガス 60 Torr 以下の慢性呼吸不全患者が，歩行時に Sp_{O_2} 90% 以上を維持するために必要な酸素吸入流量を示したものである．肺結核後遺症が 1.0±0.6 l，肺気腫症が 2.2±0.8 l

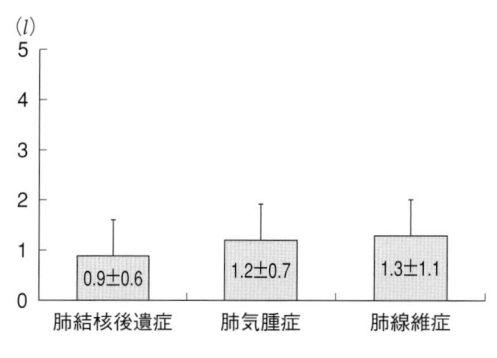

図 1　安静時酸素吸入流量　　　図 2　運動時酸素吸入流量

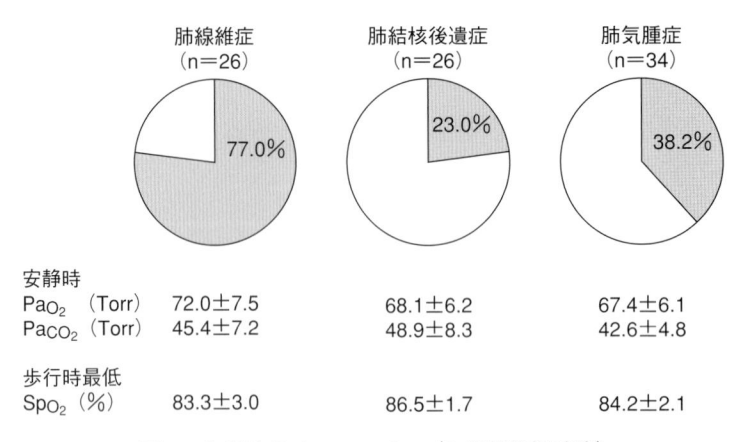

	肺線維症 (n=26)	肺結核後遺症 (n=26)	肺気腫症 (n=34)
	77.0%	23.0%	38.2%
安静時 Pa_{O_2} (Torr)	72.0±7.5	68.1±6.2	67.4±6.1
Pa_{CO_2} (Torr)	45.4±7.2	48.9±8.3	42.6±4.8
歩行時最低 Sp_{O_2} (%)	83.3±3.0	86.5±1.7	84.2±2.1

図3 歩行時の desaturation (6分間歩行試験)

であるのに対し，肺線維症では平均 3.7±1.1 *l* であり，疾患によって必要酸素量に大きな差がある。特に肺線維症では，安静時の Pa_{O_2} は他疾患と同様であるのに，歩行時には3倍強の流量を必要とすることに注意したい。

さらに，肺線維症では現行の適応基準には入らない，Pa_{O_2} が 61 Torr 以上の症例であっても運動時に低酸素血症を来すことがしばしば経験される[5]。

図3に，筆者らが Pa_{O_2} が 60 Torr を超える慢性呼吸器疾患患者について，歩行時の Sp_{O_2} を連続測定し desaturation の有無を検討した結果を示す[9]。

歩行時に低酸素血症を来す頻度は疾患によって異なり，肺結核後遺症は 26 例中 6 例 (23.0%) が，肺気腫症は 34 例中 13 例 (38.2%) が，肺線維症は 26 例中 20 例 (77.0%) が，6 分間の歩行時に desaturation を来しており，肺線維症では特に高率に desaturation を示している。

ここで症例を呈示する。

〔症例〕72 歳，男性。1997 年に労作時の呼吸困難を主訴に受診した。精査の結果，特発性肺線維症と診断された。安静時血液ガス所見は，pH 7.44，動脈血二酸化炭素分圧 (Pa_{CO_2}) 42 Torr，Pa_{O_2} 86 Torr とまったく正常である。図4は，入院中に実施した病棟廊下を用いた6分間歩行試験の記録である。上段は大気下での歩行時の Sp_{O_2} の推移であるが，Sp_{O_2} は 75% まで低下し，歩行終了時の Pa_{O_2} は 42 Torr と著しい低酸素を呈し，歩行前と比較すると 30 Torr の低下である。中段の酸素 3 *l*/分吸入下の歩行では，Sp_{O_2} の最低値は 84% であり酸素吸入流量が不足していると判断される。下段の酸素 4 *l*/分吸入下では Sp_{O_2} は常時 88% 以上に維持されている。本例は，睡眠中には desaturation はなく，歩行時のみ 4 *l*/分の酸素吸入を指示した。

このように安静時の Pa_{O_2} が 60 Torr を超える症例でも，歩行時には酸素吸入を必要とする症例があることを知っておくべきである。特に，労作時に息切れを訴える肺線維症患者の場合には安静時 Pa_{O_2} が良好であっても歩行試験を行い，desaturation の有無を確認する必要がある。

c．睡眠時酸素吸入

次に睡眠時 Sp_{O_2} は，21 時の消灯から翌朝 6 時まで Sp_{O_2} を連続記録する。一晩の睡眠中に Sp_{O_2}

A. 大気下

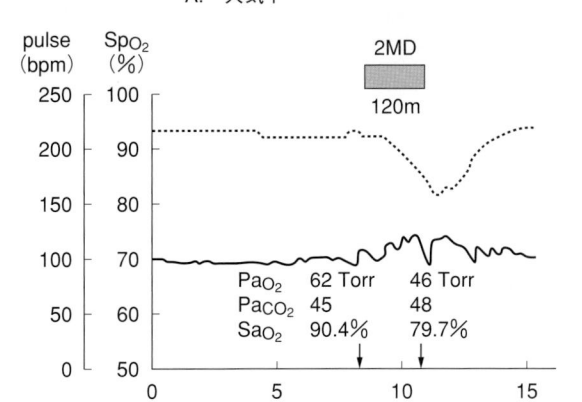

pulse (bpm) / Sp$_{O_2}$ (%)

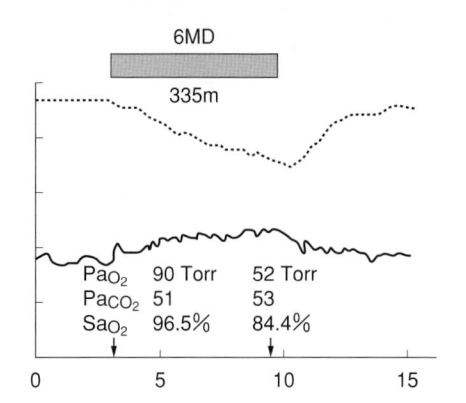

2MD 120m

Pa$_{O_2}$ 62 Torr / 46 Torr
Pa$_{CO_2}$ 45 / 48
Sa$_{O_2}$ 90.4% / 79.7%

B. 酸素 2l/分

6MD 335m

Pa$_{O_2}$ 90 Torr / 52 Torr
Pa$_{CO_2}$ 51 / 53
Sa$_{O_2}$ 96.5% / 84.4%

C. 酸素 4l/分

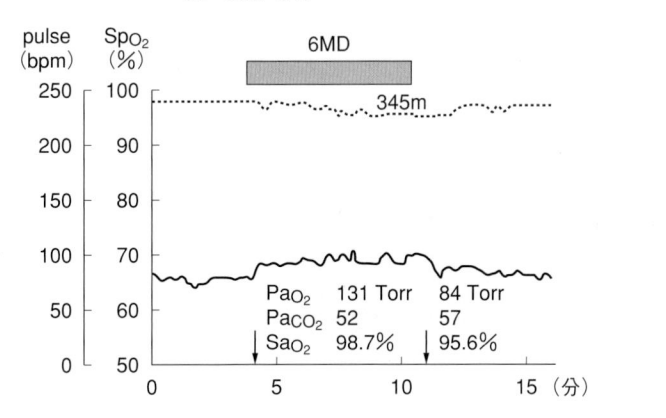

6MD 345m

Pa$_{O_2}$ 131 Torr / 84 Torr
Pa$_{CO_2}$ 52 / 57
Sa$_{O_2}$ 98.7% / 95.6%

……… Sp$_{O_2}$
——— pulse

図4 肺線維症患者の歩行試験結果と酸素吸入効果

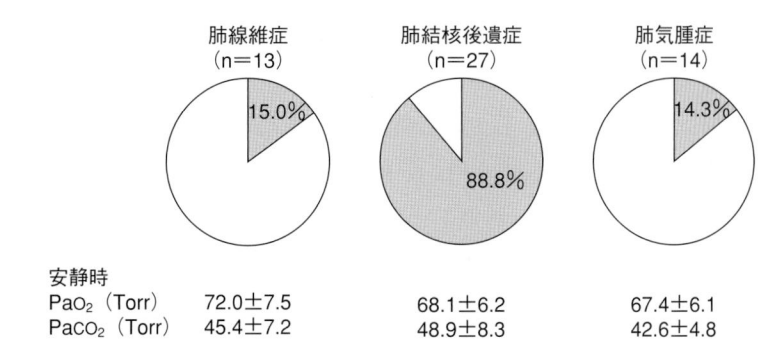

	肺線維症 (n=13)	肺結核後遺症 (n=27)	肺気腫症 (n=14)
	15.0%	88.8%	14.3%
安静時			
Pa$_{O_2}$（Torr）	72.0±7.5	68.1±6.2	67.4±6.1
Pa$_{CO_2}$（Torr）	45.4±7.2	48.9±8.3	42.6±4.8

図5 睡眠時の desaturation

85％以下の時間が，10分以上の場合に睡眠時酸素投与の適応と判断する．

図5は睡眠時の desaturation の頻度を各疾患別にみたものである．肺結核後遺症では約9割の症例で夜間睡眠時の低酸素血症が認められた．しかし，肺結核後遺症患者の場合，低酸素血症のみな

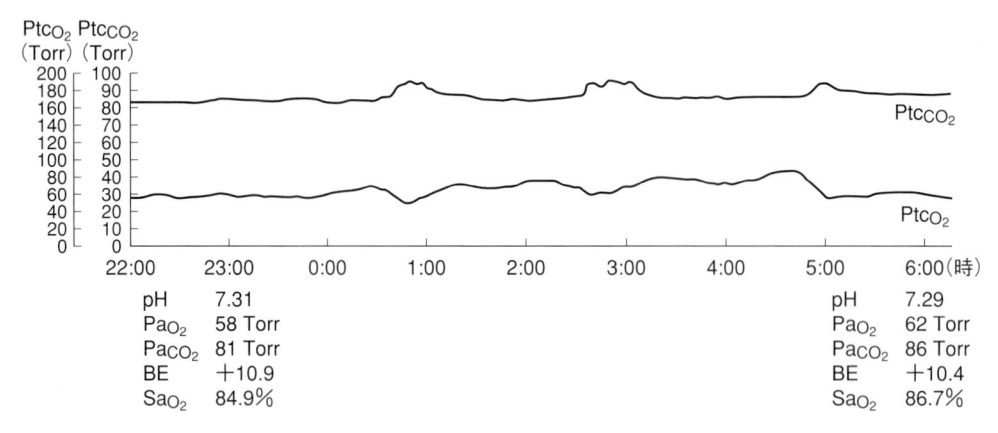

図6 Ptc_{O_2}, Ptc_{CO_2} モニターを用いた睡眠時の記録

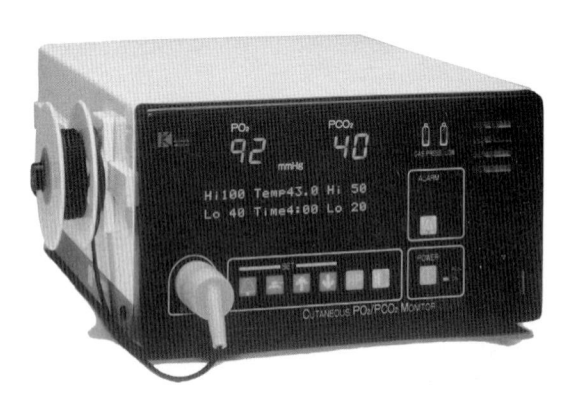

図7 Ptc_{O_2}, Ptc_{CO_2} モニター

らず高二酸化炭素血症にも着目しなければならない。

　図6は68歳の肺結核後遺症患者の経皮 P_{O_2}（Ptc_{O_2}），P_{CO_2}（Ptc_{CO_2}）モニターの結果である。安静時の血液ガスはpH 7.31, Pa_{O_2} 58 Torr, Pa_{CO_2} 81 Torr と高二酸化炭素血症を認め，睡眠時に低換気になることが予想されたため，睡眠時の Ptc_{O_2}, Ptc_{CO_2} モニターを行った。夜間酸素 0.4 l/分吸入下での記録であるが，睡眠中3回 Pa_{O_2} が 40 Torr 台に低下し，同時に Pa_{CO_2} が 90 Torr 台まで上昇している。

　1972年にHuchが，皮膚を加温すると皮下の毛細血管から拡散してくる P_{O_2} が Pa_{O_2} に近づくことを利用して，Ptc_{O_2} の測定に成功し，Ptc_{CO_2} についても Huch が1977年に，pH測定用のガラス電極を利用した Severinghaus 型電極を利用して測定に成功した。その後それぞれ独立した電極として発展したが，一体型のセンサーでの臨床報告が1980年に Whitehead らによりなされ，1985年に市販された。

　Ptc_{O_2}, Ptc_{CO_2} モニター（**図7**）は，慢性呼吸器疾患患者のなかでも特に高二酸化炭素血症を有する患者のモニタリングに利用される[5]。

表5　各群における疾患別内訳

疾患	D群 (n=18)	non-D群 (n=12)
肺結核後遺症(n=12)	11	1
肺気腫症(n=10)	4	6
DPB(n=3)	0	3
気管支拡張症(n=3)	2	1
肺線維症(n=2)	1	1

表6　覚醒時動脈血液ガス

	Pa_{O_2} (Torr)	Pa_{CO_2} (Torr)	Sa_{O_2} (%)
D群 (n=18)	54±6	49±8	85±8
non-D群 (n=12)	67±9	42±6	93±2

**p<0.01（mean±SD）

肺結核後遺症のように夜間睡眠中に低酸素血症，高二酸化炭素血症が悪化する症例においては，Sa_{O_2}とともに，Ptc_{O_2}・Ptc_{CO_2}のモニタリングが有用である。

② 慢性呼吸器疾患患者における睡眠時Sa_{O_2}と肺循環動態に関する検討

慢性呼吸器疾患患者では，睡眠時に著明な低酸素血症を来すことが広く知られており，これらの疾患に対する酸素投与は必須である。筆者は慢性呼吸器疾患患者に対する酸素投与の有効性を検討するため，睡眠時Sa_{O_2}および，覚醒時肺循環動態の把握とそれらに対する酸素投与の影響を検討した[10]。

対象は安定期にある慢性呼吸器疾患患者30例（男性20例，女性10例）である。疾患の内訳は肺結核後遺症12例，肺気腫症10例，びまん性汎細気管支炎（diffuse panbronchiolitis：DPB）3例，気管支拡張症3例，肺線維症2例であった。

睡眠時Sa_{O_2}の連続測定結果より，睡眠時Sa_{O_2} 85%以下の時間が10分以上のものをnocturnal oxyhemoglobin desaturation群（D群），10分未満のものをnon-nocturnal oxyhemoglobin desaturation群（non-D群）とした。

各群の疾患別内訳を表5に示す。D群では，肺結核後遺症が半数以上を占めており，non-D群では，肺気腫症，DPBが多くみられる。

覚醒時動脈血液ガスの比較を表6に示す。D群は，non-D群に比しPa_{O_2} 54±6 Torr，Sa_{O_2} 85±8%と有意に低値であり，またPa_{CO_2}は49±8 Torrと有意に高値であった。

覚醒時肺動脈平均圧（mean Ppa），肺血管抵抗（PVR）の各群間の比較を表7に示す。non-D群では肺動脈平均圧は20 Torr以下，肺血管抵抗は200 dyne・sec/cm^{5}以下であるのに対しD群では，肺動脈平均圧，肺血管抵抗ともにnon-D群に比し有意に高値であった。

表8は，夜間睡眠時のbaseline Sa_{O_2}，lowest Sa_{O_2}およびbaselineからlowest Sa_{O_2}を減じた値，ΔSa_{O_2}を示す。D群，non-D群ともlowest Sa_{O_2}は低値であり，著明なdesaturationを呈している。さらに，D群，non-D群ともに睡眠によりD群で24±9%，non-D群で10±9%のdesaturationが認められる。

酸素投与による肺動脈平均圧の変化を図8に示す。28%酸素投与開始後15分の肺動脈平均圧は，投与前に比し有意に低下している。

表7 肺動脈平均圧，肺血管抵抗の比較

	肺動脈平均圧 （Torr）	肺血管抵抗 (dyne・sec/cm^5)
D群 (n=18)	⎡ 24.5±5.7	⎡ 323.6±161.0
	*	**
non-D群 (n=12)	⎣ 19.9±5.3	⎣ 161.5±73.2

**$p<0.01$, *$p<0.05$ (mean±SD)

表8 睡眠時 Sa_{O_2}

	baseline Sa_{O_2}	lowest Sa_{O_2}	ΔSa_{O_2}
D群 (n=18)	⎡ 91±2% ⎤**	⎡ 67±9%	⎡ 24±9%
	**	**	**
non-D群 (n=12)	⎣ 94±2% ⎦**	⎣ 85±4%	⎣ 10±3%

**$p<0.01$ (mean±SD)

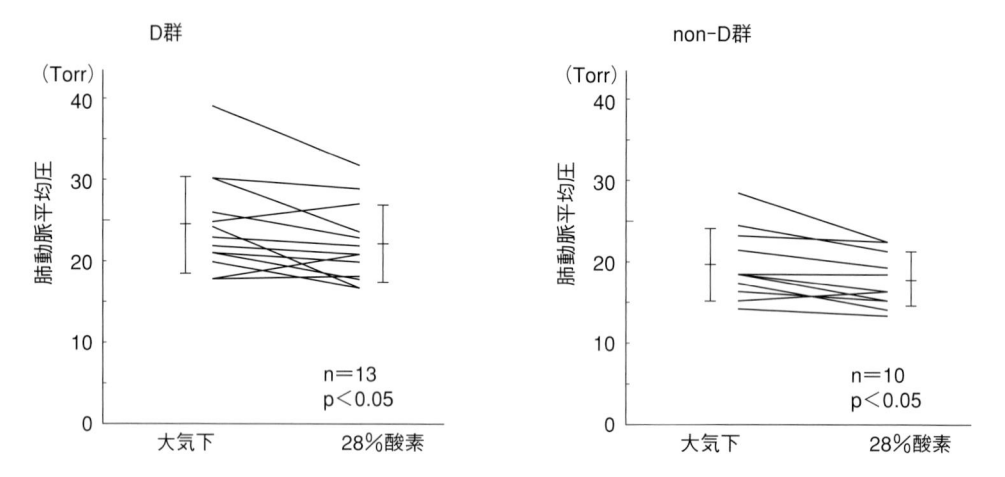

図8 酸素投与による肺動脈平均圧の変化

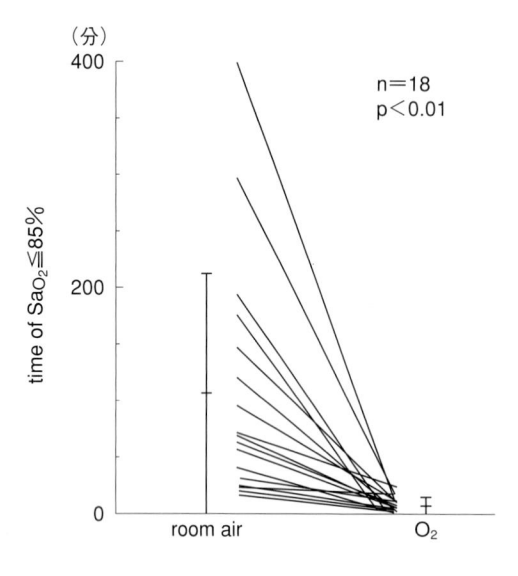

図9 D群における酸素投与による time of $Sa_{O_2} \leqq 85\%$ の変化

8. 治療効果と評価

図9は，D群において，終夜のSa_{O_2}を大気下と酸素投与下で比較したものであるが，酸素投与により，Sa_{O_2}85％以下の時間は著明に短くなっており，睡眠中の酸素投与の有効性を示している。

Fujimotoらは安静時Pa_{O_2}が60 Torr以上のCOPD患者で運動耐容能，運動負荷時の肺循環動態に対する酸素吸入効果について検討している[11]。酸素吸入群と圧縮空気吸入群を二重盲検法により割りつけ6分間歩行試験での歩行距離の比較，臥位による自転車エルゴメータ中のSwan-Ganzカテーテルによる肺循環動態の比較をそれぞれ行った。その結果，酸素吸入群において6分間歩行距離の延長ならびに肺動脈圧，肺動脈楔入圧の上昇が抑制されている。この理由の一つには低酸素性肺血管攣縮の抑制があると考察している。

肺循環動態の悪化は肺性心，右心不全を引き起こし，生命予後にも影響することが考えられ，慢性呼吸器疾患患者に対する酸素吸入の有用性を示唆する結果である。

筆者らの検討もあわせ，これらの結果は酸素吸入の急性効果を検討したもので，長期効果については今後の検討課題となっている。

(3) 入院期間，回数の減少

2002年にRingbeakらは，COPD患者を対象に長期HOTが入院期間，回数を減少させるか否かを検討している[12]。

対象は246例のCOPD患者である。対象例を次の4群に分けた。①入院中にHOTを導入し1日15時間以上酸素吸入している125例。②外来通院中にHOTを導入し1日15時間以上酸素吸入している37例。③入院中にHOTを導入し1日の酸素吸入時間が15時間未満の58例。④外来通院中にHOTを導入し1日の酸素吸入時間が15時間未満の26例である。対象について長期HOTの前後で入院回数，入院期間，入院症例数を比較したところ，全体で入院期間がHOT導入前に比べ43.5％減少，入院回数が23.8％減少，入院症例数が31.2％減少した。そして，15時間未満の群は15時間以上吸入群と同様にそれぞれの減少効果がみられたと報告している。

以上から，HOTは患者の入院期間，回数を減少させることが示唆された。

(4) 生存期間の延長

HOTが生命予後を改善させるという報告はいくつかある。

英国のMRCの報告では，低酸素血症の患者を1日15時間の酸素吸入群と，非酸素吸入群とに無作為に割りつけ5年間経過観察したところ，酸素吸入群は42例中19例が死亡し，一方非酸素吸入群は45例中30例が死亡しており，有意に酸素吸入群の死亡が少なかったと報告している[13]。

また，Nocturnal Oxygen Therapy Trial（NOTT）は，1日12時間酸素吸入群と24時間酸素吸入群に割りつけ26カ月経過観察したところ，24時間連続吸入群の死亡率の方が12時間吸入群の半分の死亡率であったと報告している（図10）[14]。

諸家の報告によると図11のようにMRCの検討以後1987年，1999年の報告で徐々にHOT患者の予後は改善している[15]。

先に述べたCOPDの国際的ガイドラインであるGOLDのなかでも，HOTはエビデンスAにラン

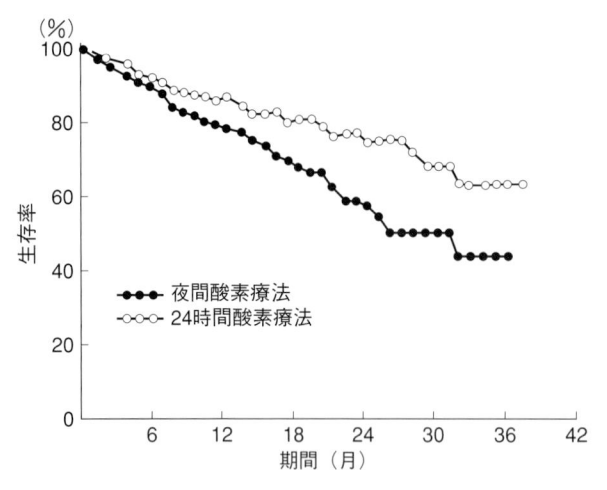

図10 夜間酸素療法を受けた患者と 24 時間酸素療法を受けた患者の生存率
(Nocturnal Oxygen Therapy Trial Group. Continuous or nocturnal oxygen therapy in hypoxemic chronic obstructive lung disease : A clinical trial. Ann Intern Med 1980 ; 93 : 391-8 より引用)

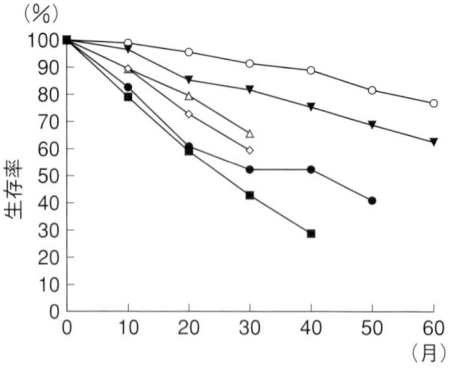

図11 長期酸素療法を行った呼吸不全を伴う COPD の生存率
○：Carrera et al.（with O_2, 1999），▼：Cooper et al.（with O_2, 1987），△：NOTT（with O_2），◇：Ström（with O_2, 1983），●：MRC（with O_2, 1981），■：MRC（without O_2, 1981）
(Rennard S, Carrera M, Agusti AG. Management of chronic obstructive pulmonary disease : Are we going anywhere? Eur Respir J 2000 ; 16 : 1035-6 より引用)

クされている[1]。

(5) QOL の改善

呼吸器疾患領域で用いられる QOL 調査票には，① CRQ（Chronic Respiratory Disease Questionnaire）[16]，② SGRQ（St. George's Respiratory Questionnaire）[17]，③ SF-36（MOS Short-Form 36-item Health Survey）などがある[18]。

① CRQ は，Guyatt GH により作成された 20 の質問からなる疾患特異的健康関連 QOL 尺度で，COPD 患者に用いられる。質問は呼吸困難，感情，疲労，病気による支配感の 4 種のカテゴリーからなる。記入はインタビュアーとの面接により行われる。

② SGRQ は，Jones PW により作成された質問票である。こちらも COPD 患者に対する疾患特異的健康関連 QOL 尺度で 76 の質問からなる。症状，活動，衝撃の 3 つのカテゴリーからなり，自己記入方式で行われる。

③ SF-36 は，Ware JE により作成された包括的健康関連 QOL 尺度である。わが国でも広く用いられており，呼吸器疾患，特に COPD 患者に対して妥当性が検証されている。自己記入方式であるが質問数が 36 項目と比較的少なく高齢者も容易に記入できる。質問は身体機能，日常役割機能（身体），体の痛み，全体的健康感，活力，社会生活機能，日常役割機能（精神），心の健康の 8 項目に分けられ点数化して評価する。

Okubadejo ら[19] は，COPD 患者 41 例で SGRQ を用い HOT 導入後の短期効果および長期効果を検討している。その結果では，長期 HOT 導入後の QOL の有意な改善はみられなかったとしてい

る。他の項目に比べ HOT の QOL 改善に関しての効果は賛否が分かれる。

しかしながら，今後機器の発達により軽量・小型化が図られることにより，QOL の改善に寄与することが期待される。

―― ま と め ――

以上，HOT の治療効果の評価について現在検証されている範囲で解説した。これらの結果をふまえ，今後も HOT は広く用いられるであろう。

【参考文献】

1) Global Initiative for Chronic Obstructive Lung Disease（GOLD）. Global strategy for the diagnosis, management, and prevention of chronic obstructive pulmonary disease, NHLBI/WHO Workshop summary. Am J Respir Crit Care Med 2001；163：1256-76. GOLD website（http：//www.goldcopd.com）. Date Update：1. July 2003.
2) Fletcher CM. The clinical diagnosis of pulmonary emphysema. Proc R Soc Med 1952；45：577-84.
3) Brooks SM. Surveillance for respiratory hazards. ATS News 1982；8：12-3.
4) Borg G. Borg's perceived exertion and pain scales：Human kinetics. USA. 1998.
5) Stervus SS, Galunter EH. Ratio scales and category scales for a dozen perceptual continua. J Exp Psychol 1957；54：377-411.
6) Mahler D, Wells C. Evaluation of clinical methods for rating dyspnea. Chest 1988；93：580-6.
7) 山田峰彦，秋澤孝則，成島道昭ほか．視覚性アナログスケールによる慢性呼吸器疾患患者の安静時呼吸困難感評価の有用性．日胸疾患会誌 1994；32：31-36.
8) 坪井永保，川畑雅照，岸　一馬ほか．慢性呼吸器疾患患者の在宅酸素療法における酸素流量設定に関する検討．日胸疾学誌 1996；34（増刊）：156.
9) 坪井永保，古田島太，成井浩司ほか．安静時 $PaO_2 > 60$ Torr の慢性呼吸器疾患患者の在宅酸素療法の酸素流量設定に関する検討．厚生省特定疾患呼吸不全調査研究班平成 5 年度研究報告書．p. 191-4, 1994.
10) 坪井永保，山口照彦，成井浩司ほか．慢性呼吸器疾患患者における睡眠時動脈血酸素飽和度と肺循環動態に関する検討．日胸疾患会誌 1990；28（増刊）：331.
11) Fujimoto K, Matsuzawa Y, Yamaguchi S et al. Benefits of oxygen on exercise performance and pulmonary hemodynamics in patients with COPD with mild hypoxemia. Chest 2002；122：457-63.
12) Ringbaek TJ, Viskum K, Lange P. Does long-term oxygen therapy reduce hospitalisation in hypoxaemic chronic obstructive pulmonary disease? Eur Respir J 2002；20：38-42.
13) Report of the Medical Research Council Working Party. Long term domiciliary oxygen therapy in chronic hypoxic cor pulmonale complicating chronic bronchitis and emphysema. Lancet 1981 28；1：681-6.
14) Nocturnal Oxygen Therapy Trial Group. Continuous or nocturnal oxygen therapy in hypoxemic chronic obstructive lung disease：A clinical trial. Ann Intern Med 1980；93：391-8.
15) Rennard S, Carrera M, Agusti AG. Management of chronic obstructive pulmonary disease：Are we going anywhere? Eur Respir J 2000；16：1035-6.
16) Guyatt GH, Berman LB, Townsend M et al. A measure of quality of life for clinical trials in chronic lung

disease. Thorax 1987 ; 42 : 773-8.
17) Jones PW, Quirk FH, Baveystock CM et al. A self-complete measure of health status for chronic airflow limitation. The St. George's Respiratory Questionnaire. Am Rev Respir Dis 1992 ; 145 : 1321-7.
18) Mahler DA, Mackowiak JI. Evaluation of the short-form 36-item questionnaire to measure health-related quality of life in patients with COPD. Chest 1995 ; 107 : 1585-9.
19) Okubadejo AA, Paul EA, Jones PW et al. Does long-term oxygen therapy affect quality of life in patients with chronic obstructive pulmonary disease and severe hypoxaemia? Eur Respir J 1996 ; 9 : 2335-9.

〔坪井永保〕

9 予後と社会復帰

――はじめに――

　在宅酸素療法（home oxygen therapy：HOT）の目的は，予後の改善すなわち生存期間の延長とQOLの向上である。病態の安定している呼吸不全患者が酸素吸入が必要であるという理由のみで入院を余儀なくされていたが，在宅での酸素療法が普及したことにより入院生活から解放され，さらに外出や旅行，会社勤務といった社会生活への復帰も可能となった。またQOLの向上とともに，量的改善すなわち生存期間の延長も可能となった。ここでは，長期酸素療法によって，呼吸不全の予後がいかに改善され，社会復帰がどのようになされているかについて自験成績を交じえて述べる。

1）在宅酸素療法施行呼吸不全例の予後

(1) 長期酸素療法の予後

　HOTの予後について触れるとき常に引き合いに出されるのが，米国のNOTT（Nocturnal Oxygen Therapy Trial）グループと英国のMRC（Medical Research Council）Working Partyの報告であり，これらがHOTの有効性の裏づけとなっている。NOTT[1]では，203例の慢性呼吸不全症例を，夜間を中心とする12時間酸素投与群と24時間持続投与群との2群間で生存率を比較し，24時間持続投与群では，1年生存率88.1％，2年生存率77.6％であったのに対して，12時間投与群では，1年生存率79.4％，2年生存率59.2％であり，24時間投与群で有意に長期生存が得られたとしている。また英国のMRC[2]においては，87例の慢性呼吸不全症例を15時間以上投与群と無投与群との2群間で生存率を比較したところ，酸素投与群で長期生存が得られたという。これらの報告より，できるだけ長時間の酸素吸入が生命予後を改善しうることが分かる。図1にFlenly[3]による長期HOT患者の予後を示した。

(2) 肺動脈圧と予後

　酸素吸入は，肺血管抵抗を減少させ肺動脈圧（Ppa）を低下させる。これによって右心系の負荷を除去し循環動態を改善させることが，長期酸素療法の理論的根拠の一つであるが，臨床的には肺

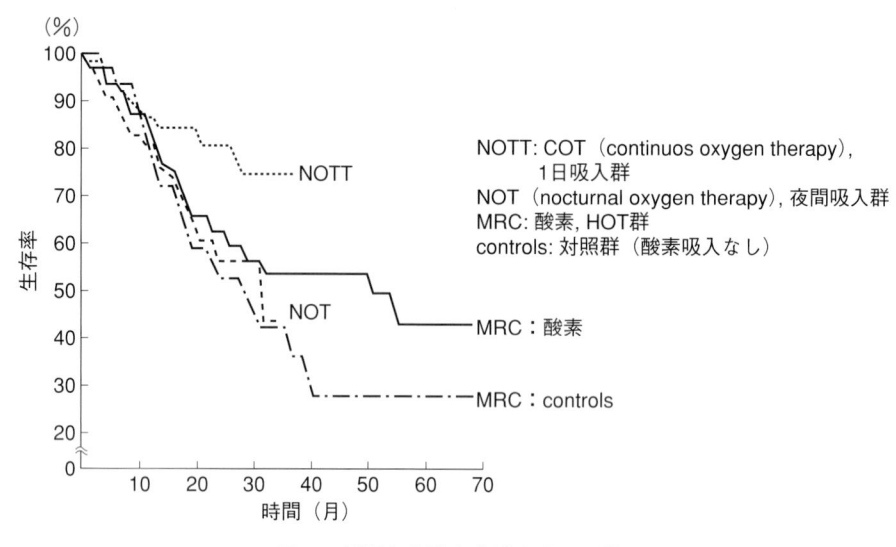

図1 長期在宅酸素療法患者の予後
(Flenly DC. Long-term home oxygen therapy. Chest 1985；87：99-103 より引用)

動脈圧の低下と予後との因果関係は必ずしも明らかでない。Ashutosh ら[4]は，肺性心を有する慢性閉塞性疾患（chronic obstructive pulmonary disease：COPD）患者に28%酸素を24時間投与し，これに反応して肺動脈圧が5 Torr以上低下したresponderと反応しなかったnon-responderについて，その後の長期酸素吸入（2 l/分，1日18時間以上）の予後に対する効果を比較検討している。responderでは2年生存率88%に対してnon-responderでは22%と有意差があることを報告している。また，Timms ら[5]も2 l/分，1日12時間，6カ月で肺動脈圧の低下がみられたものほど死亡率が低いと報告しており，酸素吸入への肺動脈圧の反応性の有無が予後を左右することを示している。しかし，予後に影響する因子は肺動脈圧の低下のみではない。右心負荷の改善がみられなくても，末梢組織への酸素供給を増すことにより効果を上げ，短期酸素吸入で肺動脈圧の低下がみられない例でも予後を改善しうると考えられている。

(3) 基礎疾患と予後

HOT施行例の予後は，慢性呼吸不全の基礎疾患によって大きく左右される。前述のNOTTやMRCといった欧米の報告は，COPDを対象としたものであるが，他疾患に対するHOTの効果の評価は，まだ十分になされていない。わが国のHOTは陳旧性肺結核後遺症とびまん性汎細気管支炎（diffuse panbronchiolitis：DPB）の症例が対象となることが少なくないといった特殊な背景をもっており，COPD症例とは，呼吸不全の障害の程度や予後も異なると考えられる。したがって，基礎疾患を考慮した予後の検討が必要となる。HOT患者の予後は，基礎疾患により異なる。図2に示すように，肺癌が最も悪く，次いで間質性肺炎・肺線維症であり，DPBが最も予後がよい[5]。また，在宅率（本療法開始後の生存期間のうち在宅できた期間の占める割合）は，肺線維症・間質性肺炎，気管支拡張症で低く，入院回数も多い傾向を認めた。町田の報告[6]でも，肺線維症などは

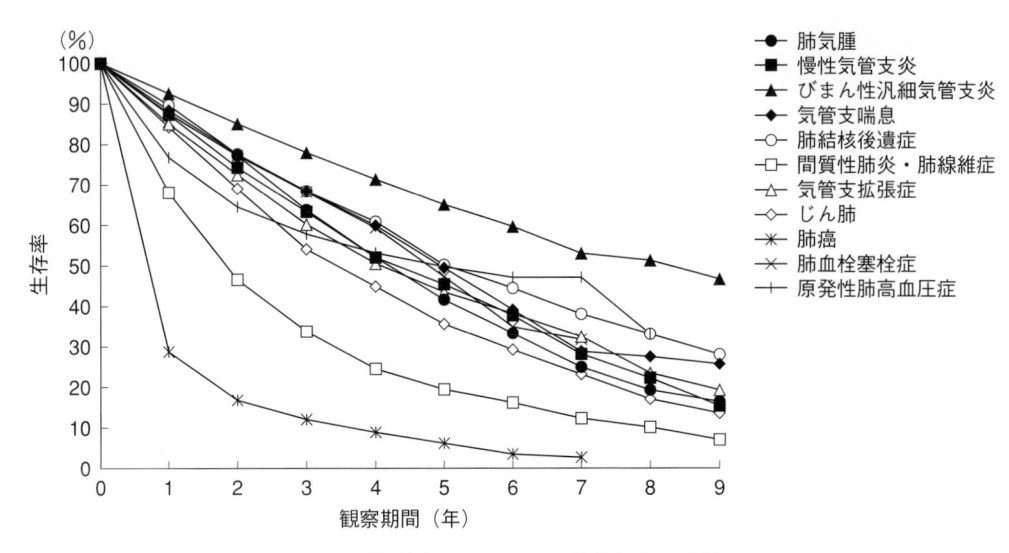

図2 基礎疾患別にみた累積生存率の比較

肺癌症例には，手術例と非手術例とがあり，手術で癌組織を完全除去した症例を除き，癌死例が多く，生存率は極めて低い。間質性肺炎例も予後が悪く，累積生存率は低い。
びまん性汎細気管支炎症例は，マクロライド療法により，生存率は改善している。その他の疾患群では，相互間に有意差が認められない。
（石原照夫，三重野龍彦，青木茂行ほか：自験在宅酸素療法の実際—基礎疾患別の比較検討．厚生省特定疾患呼吸不全調査研究班．昭和61年度研究報告．1987. p. 233-8 より引用）

予後不良であり，これに対して肺結核後遺症では吸入酸素量が少なく，在宅率が高く，予後が最もよかったという。この理由として疾患自体の特性のほか呼吸不全の発症やHOT開始年齢が早いことなどを挙げている。また，COPDで在宅率が低いが，その理由として高齢発症が多いことや息切れが強いことを挙げている。

2）在宅酸素療法施行呼吸不全症例の社会復帰

（1）社会復帰とは

社会復帰にもさまざまな形態があり，職場に復帰して働くことだけを意味するわけではない。主婦であれば，家事をしたり，買物に出かけることが社会復帰であるし，すでに引退している高齢者であれば，散歩に出かけたり碁会所に通うことが社会復帰であるといえる。HOT施行例の多くは高齢者であり，すでに退職しているかまたは農業や自営業では後継者に任せて隠居している場合が多いし，これらの患者ではあえて職場への復帰を希望しないことが多い。したがって，それぞれの症例に適した社会復帰が必要であり，いかにQOLを高く保てるかということが重要である。

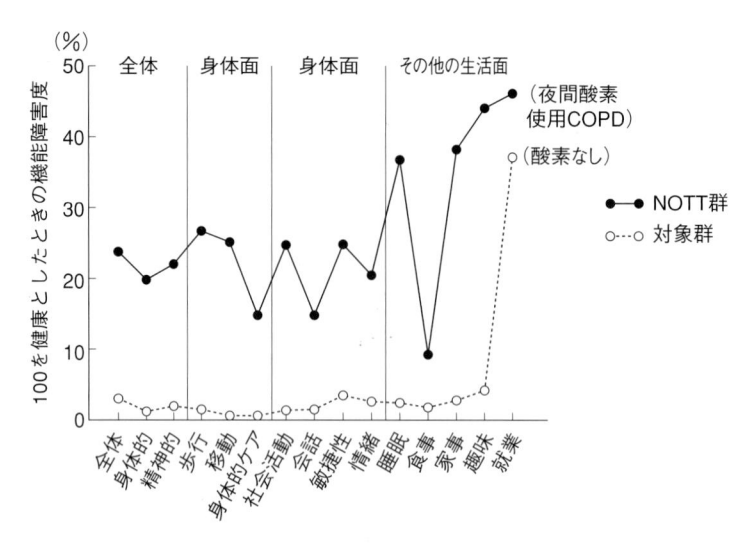

図3　COPD患者の神経・精神機能への酸素吸入療法の効果
(McSweeny AJ, Grant I, Heaton RK et al. Life quality of patients with chronic obstructive pulmonary disease. Arch Intern Med 1982；142：473-8 より引用)

(2) HOTのQOL向上効果

慢性呼吸不全患者では，健常者に比較して知能指数の低下や言語障害，記憶力の低下・感覚障害，性格変化などの精神神経障害が認められることが指摘されている。さらに呼吸困難感や疾患に対する不安など種々のストレスに曝されるほか，長期臥床，低栄養状態，入浴不能のため身体の不潔，睡眠障害といった劣悪な生活状態におかれ，時にはうつ状態となり，QOLは極めて低いといえる。このようなQOLを改善させることが社会復帰であり，予後の改善につながると考えられる。NOTTグループでの検討から，酸素吸入によって身体面のみならず神経・精神面での機能障害を改善し，患者のQOLを向上させることが報告されている（図3）[7]。

(3) 職場復帰の問題点と現状

職場への復帰ということになるとかなり問題は難しくなり，症例は限られてくる。HOTの適応がある慢性呼吸不全症例では，労働の範囲は著しく制限されるためデスクワークが主体となる。したがって，機能障害の程度に応じた職種の選択や病態の進行に応じた転職や配置転換が必要となるが，現実的には極めて困難である。職場でも酸素吸入が必要な症例では，職場に酸素濃縮器などを設置する必要があるが，受け入れる事業主や職場の人々の理解がなければ実現できないため，自営業や管理職など特殊な場合を除いては難しい。職場復帰例の多くは，比較的安定した症例であり，酸素吸入なしで働き，夜間のみ自宅で酸素吸入している場合である。**表1**に職場復帰しえた自験例をまとめた。

HOT施行例91例のうち男性例61例のみ対象にして検討したところ，13例（21.3％）が職場復帰しえた。疾患の内訳は，肺結核後遺症6例，DPB 5例，COPD 1例，気管支拡張症1例であった。

表1 職場復帰した患者の一覧表

症例	年齢	病名	Pa_{O_2}	Pa_{CO_2}	職業	職場復帰期間
1	48	DPB	44.2	47.7	高校教師	124
2	66	肺結核後遺症	38.9	60.4	ビル管理人	82
3	54	DPB	58.0	53.2	工場労働者	71
4	36	気管支拡張症	51.1	49.2	事務職	57
5	60	DPB	47.6	50.6	印刷会社社長	†
6	56	肺結核後遺症	46.1	61.9	公務員	†
7	55	COPD	34.0	57.0	公務員	†
8	49	DPB	55.7	48.4	道路工事者	†
9	57	肺結核後遺症	55.7	61.6	医師	
10	54	DPB	60.8	43.6	高校の校長	
11	63	肺結核後遺症	45.7	53.6	町会役員	†
12	54	肺結核後遺症	59.1	60.9	工場労働者	
13	54	肺結核後遺症	60.1	64.6	公務員	†
平均	54±7		50.5±8.6	54.8±6.7		

仕事に復帰した期間 ─ 酸素吸入なし ■ / 酸素吸入あり ▨
仕事せず在宅した期間 □
入院期間 ┈

HOT開始年齢は平均54±7歳であり，職場復帰しなかった症例の67±6歳と比較し有意に低かった．健常者でも60〜65歳を過ぎると退職する場合がほとんどであることを考えると当然のことである．職場においても酸素療法を施行しえたのは4例であり，症例2は自宅が職場でもあるビル管理人という特殊な場合で長期間継続された．症例7は，公務員であり，職場に酸素ボンベを設置また通勤の自家用車内でも酸素ボンベにて吸入を行った（図4）．症例9は，職場にも酸素濃縮器を設置し吸入している．これに対して，症例10は夜間のみ酸素吸入し昼間は職場復帰している学校の校長であり，職場での勤務中も酸素吸入を勧めているが，本人は職場でも吸入しなければならなくなったら退職するといっている．周囲へ迷惑がかかってはいけないとの遠慮もあるようだ．酸素ボンベまたは濃縮器どちらか1台のみしか保険適用がないため，職場での酸素療法は自費となるという経済的負担の問題もある．

(4) 社会復帰のこれから

職場に復帰する場合，職場内に酸素ボンベや酸素濃縮器を設置することには多くの困難があるかもしれない．また，行動範囲も限定される．液体酸素を使用すれば，自宅に置いたステーショナ

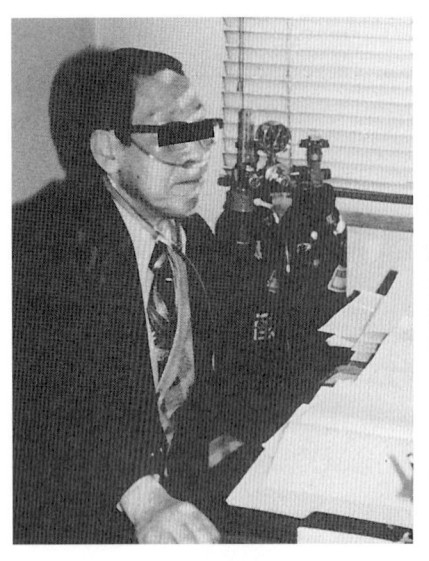

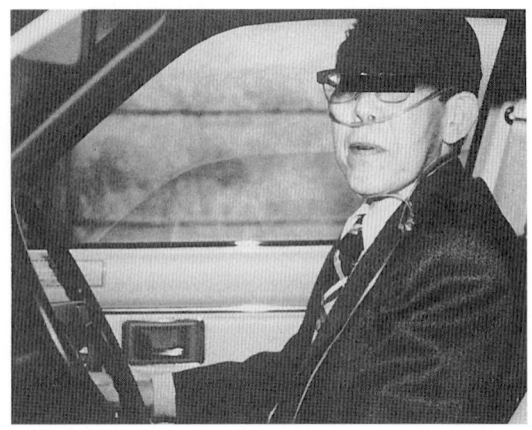

図4 持続酸素療法を施行しつつ職場復帰した症例
左:職場で勤務中,酸素ボンベより酸素吸入,右:通勤時は自家用車に携帯用ボンベを積んで吸入

リー(親器)より携帯用のポータブル装置に酸素を移して,2 l/分で約8時間の使用が可能であり,行動範囲も拡大し職場復帰症例にも有用であると考えられる。また,小型携帯用酸素濃縮器も開発されており,これらの機器を状況に応じて有効に活用することによって,より多くの症例で職場復帰が可能になると思われる。液体酸素を用いれば比較的長期の旅行も可能であり,ステーショナリーを自家用車に積んでおき,定期的にポータブル装置に酸素を補給すれば,ポータブル装置だけを持って観光したり,宿に泊まることができる。このような新たな機器の開発と普及によってHOTは,呼吸不全患者のQOLの向上という観点から"在宅"にとどまらない ambulatory oxygen therapy として発展していくことが期待される。また近年,酸素供給会社の全国的なネットワーク整備により,遠隔地での酸素ボンベまたは酸素濃縮器の使用が可能になった。

【参考文献】

1) Nocturnal Oxygen Therapy Trial Group. Continuous or nocturnal oxygen therapy in hypoxemic chronic obstructive lung disease. Ann Intern Med 1980;93:391-8.
2) Medical Research Council Working Party. Long-term domiciliary oxygen therapy in chronic hypoxic cor pulmonale complicating chronic bronchitis and emphysema. Lancet 1981;681-6.
3) Flenly DC. Long-term home oxygen therapy. Chest 1985;87:99-103.
4) Ashutosh K, Mead G, Dunsky M. Early effects of oxygen generation and prognosis in chronic obstructive pulmonary disease and cor pulmonale. Am Rev Respir Dis 1983;127:399-404.
5) Timms RM, Khaja FU, Williams GW. Hemodynamic response to oxygen therapy in chronic obstructive pulmonary disease. Ann Intern Med 1985;102:29-36.

6) 町田和子．慢性呼吸不全の在宅管理．結核 1988；63：84-9．
7) McSweeny AJ, Grant I, Heaton RK et al. Life quality of patients with chronic obstructive pulmonary disease. Arch Intern Med 1982；142：473-8.

（北村　諭）

10 副作用

―― はじめに ――

　最近，酸素療法の考え方が変化しつつある。健常者のストレスにまたスポーツ後の疲労回復などの目的に使用されるようになった。このような背景に呼吸器疾患における酸素療法は続けられている。

　在宅酸素療法（home oxygen therapy：HOT）は1985年3月に保険診療として適用されて20年を経過しようとしている。この十数年の間に低酸素・高二酸化炭素血症の治療が可能な非侵襲的陽圧換気（noninvasive positive pressure ventilation：NPPV）が導入され，HOTにNPPVを組み合わせて在宅ですごす患者が増加した。このNPPVを主とする人工呼吸療法は急速に普及した[1]。HOTは入院生活を強いられず，家庭でも持続的に酸素吸入をすることにより家族とともに生活できることが可能である。一方，HOTを実施するようになり，行動範囲が狭くなった，酸素に対する依存が強くなったなどの欠点が挙げられているが，明らかにこれが副作用であると報告された例はない。ここでは酸素療法とHOTの2つに分けて，まず酸素療法における一般的な副作用を述べ，次いでHOTでの酸素療法における副作用について再度検討する。

1）酸素療法の副作用

　酸素吸入療法は，呼吸不全で低酸素血症を来す症例において不可欠である。しかし，本療法を行うことにより，治療効果を得るどころか高濃度や高圧下の酸素療法や肺胞低換気状態の患者においては自発呼吸が減弱したり，停止することがあるため酸素療法については十分な知識と注意が必要である。

(1) 酸素中毒と吸収性無気肺[2〜6]

　酸素中毒とは，一般的にはかなり高い濃度の酸素を吸入し続けた場合に起こる中毒症状のことで，肺酸素中毒（Lorrain-Smith効果）と痙攣などの中枢神経系酸素中毒（Paul-Bert効果）が重要である。通常，HOTで処方されている低流量，3.0 l/分以下では問題ないといわれている。大気中の酸素濃度は20.93％で，大気圧（1気圧）では気道内の酸素分圧（P_{O_2}）は約150 Torrである。肺胞でガス交換され，動脈血はほぼ90 Torrになる。動脈血中の酸素は組織に運搬され，さらに組

織を拡散して細胞周辺に至ると，P_{O_2}はおよそ 1 Torr になる。以上のような過程を経て最終利用の場であるミトコンドリアでは P_{O_2} は 1 Torr 以下に低下する[3]。

このような健常肺で吸入酸素濃度が60%（F_{IO_2} 0.6）以上で，48時間を超えると酸素中毒が始まる。胸骨違和感，痛み，手足の知覚異常，嘔気などの前駆症状がみられ，肺胞組織に傷害を起こし，酸素を吸入しているにもかかわらず呼吸不全に陥る。酸素吸入しているにもかかわらず患者がこのような症状を訴える場合は，酸素中毒を考慮する必要がある。肺の聴診では両側の中下肺野に湿性ラ音が聴取され，胸部単純X線像はびまん性に，または中下肺野に限局性にスリガラス状陰影を呈し，酸素性肺臓炎と呼ばれる。肺機能は肺活量の減少を認め，肺コンプライアンスは低下して肺は硬くなる。

大気圧下の生体内では，1～5%の酸素が完全には還元されず組織傷害性をもつ活性酸素になる。高濃度 P_{O_2} 下では活性酸素が増加し，·OH が最も組織傷害性が強く，·OH は鉄などの遷移金属下で示す Fenton 反応からも産生されるといわれている（$Fe^{2+} + H_2O_2 \rightarrow Fe^{3+} + HO^- + \cdot OH$）。酸素中毒のメカニズムは高濃度の酸素投与によって生体内の活性酸素が過量に生成された結果，酸素活性の阻害，脂質の過酸化を来して細胞膜の透過性を変化させることによると説明されている[7]。病理所見では，毛細血管のうっ血，間質の浮腫，硝子膜形成，II型肺胞上皮細胞の増殖などを経て最終的には肺線維症の病像となる[2]。

また高濃度の酸素が投与されると窒素が肺から洗い出されて酸素は血液中に拡散し，肺胞気がすべて吸収される状態になる。このとき気道が開いていれば虚脱は起こらないが，気道が炎症や痰などで閉塞されると無気肺が発生する。また酸素により気管支粘膜の線毛運動，粘液除去能が障害されてくるとさらに気道閉塞が起こりやすくなり，無気肺が発生しやすい状態になる[2〜6]。

1,500 g 未満の極低出生体重児では人工呼吸管理や酸素投与を必要とする場合が多いが，その成長・発達を3歳まで調査した結果では精神発達に関わる合併症の頻度が人工呼吸管理，酸素投与期間が長いほど頻度が高いと報告されており，さらに長期間の観察が必要とされている[8]。

表1は酸素中毒発症の促進・遅延因子[6]を挙げたものである。酸素中毒の対策は1気圧100%酸素を48時間以上吸入するのを避け，酸素濃度40～60%以上を長期間必要とするときは呼気終末陽圧（positive end-expiratory pressure：PEEP），機械呼吸などにより酸素濃度の低下を図る。動脈血ガス分析やパルスオキシメータによる酸素飽和度（Sp_{O_2}）モニターを用いて動脈血酸素分圧（Pa_{O_2}）をむやみに高値に保たないようにする。その他ビタミンEに活性酸素の働きを弱める作用があるといわれている。ステロイド薬は悪化させる因子に分類されている。吸収性無気肺に対しては予防的に気道分泌物の排泄を心がけ，時々深呼吸をさせる。酸素中毒も治療より予防が重要で，いたずらに高濃度酸素療法を行わないことを原則とする。

(2) 高二酸化炭素血症

高二酸化炭素血症[2]を有する症例では低酸素血症を伴うことが多い。換気が頸動脈化学受容体の低酸素刺激（hypoxic drive）により維持されていることに留意し，酸素投与の際にはCO_2ナルコーシス，無呼吸に注意する。動脈血二酸化炭素分圧（Pa_{CO_2}）が70 Torr を超える症例に酸素を

表1 酸素中毒への影響因子

発症・促進	発症遅延・軽減
副腎皮質ホルモン	間欠的酸素曝露
ACTH	エピネフリン遮断薬
エピネフリン，ノルエピネフリン	節遮断薬
二酸化炭素吸入	麻酔
高体温	低体温
甲状腺機能亢進	甲状腺機能低下
ビタミンE欠乏	αトコフェロール，ビタミンE
痙攣	クロルプロマジン
インスリン	飢餓
デキストロアンフェタミン	GABA
X線照射	抗オキシダント薬（SOD，catalaseなど）
ジスルフィラム	βカロテン（ビタミンA）
ジエチルジチオカルバメート	レセルピン
	コハク酸塩
	THAM, tris buffer
PMA（phorbol myristate acetate）	DMSO（dimethyl sulfoxide）
AMT（aminotrazole）	DMTU（dimethyl thiourea）
ヒポキサンチン	メパクリン
キサンチンオキシダーゼ	メチオニン，システイン
セレン，硫黄欠乏食	内毒素（事前投与）
	ビタミンC

（大田保世．酸素療法．三学会合同呼吸療法士委員会編．呼吸療法テキスト．東京：克誠堂；1992. p. 152-60 より引用）

投与してPa_{O_2}が上昇すると，低酸素血症ゆえの換気刺激が除去されて換気は低下し，Pa_{CO_2}はますます上昇して呼吸性アシドーシスを伴い，精神症状が出現し，錯乱，傾眠から半昏睡，昏睡に至る。さらに換気抑制が著しくなると無呼吸に至ることがある。

　CO_2ナルコーシスを起こす可能性の高い低換気状態の患者への酸素療法は少ない流量から開始し，頻回に血液ガスを測定してPa_{CO_2}上昇の程度と精神症状の変化をみながら適切なP_{CO_2}に至るまで酸素流量を徐々に上げていく。以前に比べて酸素吸入時に注意が向けられるようになり，不注意な酸素療法によるCO_2ナルコーシスの頻度は減少したといわれている。逆に酸素吸入によって起こるCO_2ナルコーシスを恐れて不十分な流量の酸素療法にならないよう注意する。しかしながら，期せずして陥った場合，Pa_{O_2}が十分で酸素流量を減らすことが可能であれば速やかに行う。Pa_{CO_2}の上昇が明らかでも患者の状態が悪くて，酸素流量を減少できない場合は往々にしてある。現在では非侵襲的陽圧換気（noninvasive positive pressure ventilation：NPPV）があり，併用が一般的であろう。奏効しない場合は気管内挿管の適応となる。

2）在宅医療としての酸素療法の副作用

(1) HOT の変遷

　厚生省（現厚生労働省）の厚生省特定疾患呼吸不全調査研究班の報告の 1986〜1995 年までの新規 HOT 患者の基礎疾患を図1に示している。慢性肺気腫を含む閉塞性肺疾患が最も多く 40% 以上を占めて，次いで肺結核後遺症である。肺結核後遺症は減少，肺線維症，肺癌が増加傾向を示している[9]。

　HOT の供給源は吸着型濃縮器が最も多く，この 10 年間に膜型の頻度はごくわずかになっている。酸素濃縮器は多くの機種が開発されて濃度 90% が主体となり，3・5・7 l/分の 3 種類がある。新たに使用電力の少ない 90% 濃度の 2 l/分用が開発され，総じて患者のニーズによく対応されるようになった。高圧酸素ボンベのみの使用は激減し，家庭では酸素濃縮器，外出時は超小型を含む携帯用高圧ボンベ使用するのが一般的になった。また酸素吸入時間を長くするためデマンド型酸素セーバーが用いられる頻度が多くなっている。液体酸素も充填が困難であったが，簡易な方法が考案されている。慢性呼吸不全患者は病院から自宅へ，自宅から外出へと早めの持続的酸素吸入導入を行い，日常生活動作（ADL）の拡大を図り QOL が向上していることがうかがわれる。さらに高二酸化炭素血症がある場合は NPPV（Bi PAP）が併用されている。酸素吸入源の開発につれて取り扱うメーカーも増加し，HOT を開業医で開始することが可能になった便利さと相対して HOT 患者の全貌が把握しにくくなっている。しかしながら，吸入量は 3 l/分以下が多いが，5 l/分，7 l/分

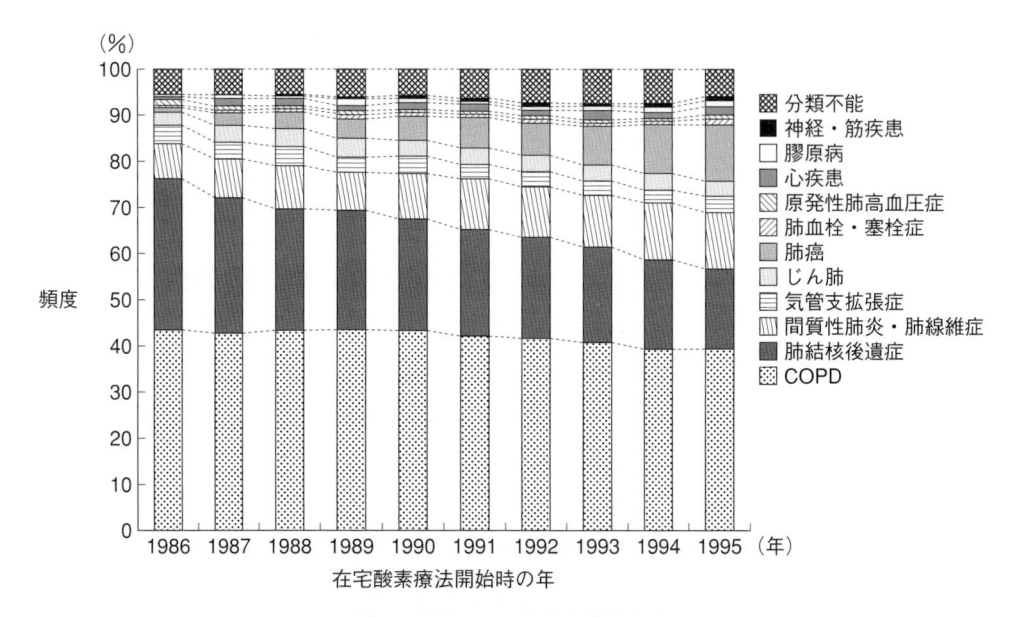

図1　新規 HOT 患者の基礎疾患
（西村正治．呼吸不全．診断と治療の進歩Ⅱ．呼吸不全の治療　1．酸素療法―在宅酸素療法も含めて―．日本内科学会雑誌 1999；88：51-6 より引用）

用の出現で高流量の酸素が必要な症例も在宅医療が可能になった。さらにSpO_2モニターは個人購入ができるほどの価格になったのでセルフコントロール目的で吸入量の過不足をSpO_2値で判断し，患者は酸素吸入療法を安全に簡単に適応できる条件がそろってきたと思われる。

(2) 高圧酸素ボンベ・液体酸素システム

現在では高圧酸素ボンベは携帯用・緊急用として用いるのが一般的になった。400 l，350 l，300 l，165 lなどで，ボンベの材質にウルトレッサ®（ガラスファイバ）などが用いられ，小型化・軽量化している。吸入量も 0.25・0.5・0.75 l/分とデジタルで 1 l/分以下の微量から設定されており，酸素の無駄を少なくする工夫がされている。表2は各酸素吸入器具における流量とF_{IO_2}の目安をみたものである[3]。HOTでは鼻カニューレがほとんどである。1 l/分以下のF_{IO_2}量は書かれていないが，この目安は TV（1回換気量）を約 500 ml で設定されており，呼吸不全患者はそれ以下のことが多いため，実際には 1 l以下でもF_{IO_2}は上昇し，吸入効果はあると考えられる。

液体酸素は気化するとほぼ100%の高濃度酸素で，高圧ボンベに比べて長期に酸素流量が保たれる。比較的高流量を必要とする肺線維症や気管支拡張症，肺癌末期などの症例に適応できるとよいが，わが国では交通の便のよい都市部では液体酸素の普及は期待できるが，現在でも北海道，東北における冬季や交通の便が悪い地域では基礎疾患のいかんにかかわらず困難である。携帯用の容器に液酸を充填して戸外で用いることが可能であり，充填時の困難さを克服できればかなり便利である。

表2は鼻カニューレなどにおける1回換気量を500 ml とした酸素流量とF_{IO_2}の目安を示している。図2は1回換気量が少なくなるにつれて同じ流量でもF_{IO_2}が上昇する[4]。HOT患者は肺機能が低下しており，COPDや肺結核後遺症では肺胞低換気を伴って1回換気量が500 ml 以下の症例が多くみられる。気道感染や心不全など何らかの原因で1回換気量がさらに減少するとF_{IO_2}が上昇し，二酸化炭素が貯留してCO_2ナルコーシスに陥る可能性がある。このときF_{IO_2}の上昇により生理的な低酸素刺激に対する反応が低下してますます呼吸抑制が起こる。HOTを導入する準備段階で，酸素吸入後のPa_{CO_2}の変動を調べて危険性のないことを確かめたうえで開始しているので安定期には起こりにくい。

しかし，患者が直接医療者の管理下にないために急性増悪時に対する治療が遅れて，著明な低酸素血症および高二酸化炭素血症となり，傾眠，昏睡状態で再入院することがある。HOTをしていなければ息切れの増強などで患者や家族が早期に異常に気づいて受診したであろうことを考えると，HOT患者とその家族に対して増悪時の初期症状をよく説明し，患者が重篤に至る以前に病院受診や再入院をするよう指導しておく必要がある。

(3) 酸素濃縮器

現在も酸素濃縮器は上記のように改良されてますます機能的になってきているが，1985年3月，HOTが健康保険適用後に高圧ボンベに代わってHOTの酸素供給源の主流になった。開発当初は濃度40%の膜型酸素濃縮器が多かったが，濃度90%を維持する吸着型が開発されて以来，最も一般

表2 鼻カニューレにおける酸素流量とF_{IO_2}の目安

酸素流量（l/分）	F_{IO_2}
1	0.21〜0.24
2	0.23〜0.28
3	0.27〜0.34
4	0.31〜0.38
5〜6	0.32〜0.44

（安本和正．酸素療法．天羽敬祐編著．新版呼吸管理の基本手技．東京：中外医学社；1997．p.112-30 より改変引用）

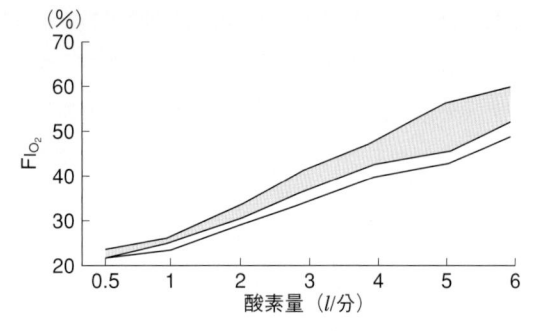

図2 鼻カテーテルにおける3種の換気量についての流量（l/分）と濃度（％）との関係

呼吸数を15回に固定し、上縁はTV 500 ml, 真ん中の実線はTV 750 ml, 下縁はTV 950 mlの場合である．
（芳賀芳彦．酸素療法．臨床呼吸器病講座第1巻．東京：金原出版；1978．p.513-28 より引用）

的になった。濃縮器からの酸素は吸着型5lでF_{IO_2}（60 Hz：0.36, 50 Hz：0.34）がプラトーに達し，日局酸素に比して濃度上昇に限界がある．1回換気量を500 mlで推定するとHOT施行例が吸入する流量では酸素中毒を起こす可能性のあるF_{IO_2} 60％以上にはならない[2]．しかし，1回換気量が少ない肺胞低換気を伴う症例では，前に述べたような高圧酸素ボンベ使用時の急性増悪時に起こりうるCO_2ナルコーシスの恐れがあり，十分な注意を要する．現在では7l用もあり，肺線維症症例では7lと高圧ボンベの組み合わせや，やむをえず7l用を2台設置するなどかなり高流量の酸素を使用することが可能になってきた．

濃縮器は大気中の窒素を除外して酸素を濃縮する特殊な膜のシステムであるが，密閉された場所で用いる場合は換気が大切である．換気が不十分の場合，期待された酸素濃度に至らずに酸素吸入効果が悪くて増悪の原因となる恐れが出てくる．また大気吸引口のメッシュの手入れが悪く，家塵などの付着により期待する酸素濃度に至らないことも考えられる．このようなことは滅多にないが，濃縮器が頻繁に利用されているなかで起こりうる欠点として注意する必要がある．

一方，濃縮器は大気中の酸素は95.5％に濃縮され，微量元素であるアルゴンガスも濃縮して4.5％となる．アルゴンを吸入しても毒性はほとんどない[10]といわれていたが，濃縮器を用いて酸素療法を行った米国のNOTT（Nocturnal Oxygen Therapy Trial）研究[11]から推測されて，アルゴンガスの肺における毒性への注意が喚起されるようになってきた．その対策として大気中のアルゴンをも吸着する膜の開発が試みられている[12]．

（4）酸素供給源と火気

1989年6月，新聞記事でHOT患者の火傷事故が報道された．酸素吸入しながらたばこにライターで点火したところ突然燃え上がった．東京都消防庁，東京医科大学の調査では実験的にポリ塩化ビニル製難燃性の鼻カニューレに濃度40％と100％の酸素を流して点火すると40％では着火部分

のみであったが，100%酸素では着火と同時に60 cmのチューブが30秒足らずで燃焼したと報告されている。喫煙中に火傷を負った症例が報告[13]されたが，当施設でも家庭で酸素吸入したまま喫煙してチューブが燃焼し，顔面火傷および気道熱傷疑いで，他院の救急部に搬入されたあと当院に転入院した症例があった。幸い顔面の火傷のみであり，大事に至らなかったが，呼吸不全終末期の症例であり，喫煙を厳しく禁ずるより，病状が悪化しても喫煙時には酸素吸入を中止する必要はある。

高圧酸素ボンベや液体酸素など100%酸素は，設置場所の温度を40℃以下に保ち，直射日光下や熱源の側の設置は危険である。夏季の車中も60℃以上上昇するため同じく危険であることを知っておく。液体酸素は使用時でなくとも常時気化酸素が漏出しており，灯油・ガスなどの暖房器具の近くでの使用，ガス使用には厳重な注意を要する。設置場所や分注時など専門業者の注意事項を厳守し，大事に至らないようする。

(5) その他

アーチファクトとして延長チューブのコネクタが緩んで酸素吸入量が減少したり，酸素ボンベの元栓を開け忘れたりすることを往々にして経験している。鼻カニューレのプローブを一度水につけて流量を確かめるなど習慣づけるとよい。さらに梅雨期の湿度が高い状況でチューブ内の水蒸気が飽和して結露し，鼻腔内に流れ込むことがある。一人で対処できない患者の場合，周囲の家族の細かな観察が大切である[14]。

――おわりに――

HOTの副作用としての酸素中毒を述べるには，高流量の酸素を吸入する頻度が少ないので非常にまれな場合を想定して述べることになる。またNPPVの出現・発達により在宅酸素・人工呼吸器療法が簡易になり，1回換気量の少ない呼吸不全例においてもCO_2ナルコーシスの頻度が少なく，安全性が高まった。酸素供給源別の副作用についても使用時の注意原則さえ怠らなければ安全性が高い，副作用の少ない治療法であるといえる。健常者が酸素吸入をする時代になってきたが，健康肺に濃度の高い酸素が吸入され，いきすぎた療法にならないよう，またいたずらに酸素濃度を上げて中毒を惹起しない教育が必要である。また将来，外科手術の麻酔器の酸素供給源が濃縮器になる可能性もあり，大気中のアルゴンガスの影響も高流量になるとどのような影響が出現するかを想定した使用が重要となってくる。慢性呼吸不全の長期酸素使用例の剖検から，肺胞隔に酸素性と思われる変化を認めるとの報告があるが，長期酸素療法による心負荷の減少[15]から生存期間の延長，自覚症状改善，QOLの向上など，副作用を恐れず酸素療法の効用を重視する方向でありたい。

謝辞
資料提供に奔走いただいた帝人在宅医療九州（株）の松岡信浩氏，関東学院大学鈴木謙一郎氏に深謝します。

【参考文献】

1) 陳　和夫，大井元春．酸素療法のコツ．酸素療法としての人工呼吸法．臨床医　1998；24：58-61．
2) 岸川禮子，鶴谷秀人．副作用．谷本晋一編．在宅酸素療法．初版．東京：克誠堂；1991．p. 123-30．
3) 諏訪邦夫．肺型酸素中毒と中枢型酸素中毒．綜合臨床　1984；33：2605-9．
4) 安田和正．酸素療法．天羽敬祐編著．新版　呼吸管理の基本手技．東京：中外医学社；1997. 112-30．
5) 芳賀芳彦．酸素療法．臨床呼吸器病講座第1巻．東京：金原出版；1978．p. 513-28．
6) 大田保世．酸素療法．三学会合同呼吸療法士委員会編．呼吸療法テキスト．東京：克誠堂；1992．p 157-160．
7) 谷垣俊守，塩谷寿美江．高濃度酸素と生体―活性酸素の役割．臨床医　1998；24：80-5．
8) 横山直樹，中村　肇．新生児の慢性肺疾患．慢性肺疾患の外来における管理―発育，発達．周産期医学　2002；32：821-3．
9) 西村正治．呼吸不全．診断と治療の進歩Ⅱ．呼吸不全の治療　1．酸素療法―在宅酸素療法も含めて―．日内会誌　1999；88：51-6．
10) Horrigan DJ, Wells CH, Guest MM et al. Tissue gas and blood analyses of human subjects breathing 80% argon and 20% oxygen. Aviat Space Environ Med 1979；4：357-62.
11) Nocturnal Oxygen Trial Group. Continuous or nocturnal oxygen therapy in hypoxemic chronic obstructive lung disease. Ann Inter Med 1980；93：391-8.
12) 鈴木謙一郎，川井利長，香川詔士．Pressure swing adsorption吸着による高濃度酸素の製造．関東学院大学総合研究所報　2002；30：45-52．
13) 池田譲治．在宅酸素療法中に生じた熱傷の1例．日本胸部臨床　1990；46：530．
14) 津田　徹，中山初美，末松利加ほか．在宅酸素を必要とする患者・家族指導の実際―在宅酸素療法を安心して行うために―．臨床老年看護　2002；9：41-8．
15) 薑丸尚子，鶴谷秀人，岸川禮子ほか．在宅酸素療法の実態と予後因子．厚生省特定疾患呼吸不全調査研究班平成3年度研究報告書．1992．p. 31-4．

（岸川　禮子）

11 在宅酸素療法における呼吸ケアに携わる関連職種の役割

1）呼吸ケアに携わる関連職種

　日本において，呼吸療法を専門とする呼吸療法士のような国家資格はない。後述する学会認定の3学会合同呼吸療法認定士はあるが，受験資格は看護師，准看護師，理学療法士，臨床工学技士と限られており，包括的な呼吸ケアを実施する職種をすべて網羅しているものではない。

　在宅酸素療法（home oxygen therapy：HOT）における呼吸ケアに携わる関連職種としては，看護師，准看護師，理学療法士，臨床工学技士に加え，保健士，管理栄養士，薬剤師，作業療法士，臨床検査技師，ソーシャルワーカーなどであり，多くの職種によるチームアプローチが呼吸ケアにとって不可欠となっている。また，各職種に専門性はあるが，呼吸ケアにおいては複数の職種が職域を重ねながら対応にあたっている。

　したがって，本項においては職種別の役割ではなく，HOTに必要な呼吸ケア，住環境整備の視点より記述する。

2）在宅酸素療法における呼吸ケア

（1）患者指導

① HOTの機器と取り扱い

　在宅酸素供給機器は，酸素濃縮器と液体酸素に分類され，ともに外出時には携帯用酸素ボンベや携帯用子容器を用いる。酸素濃縮器には重量が10 kgを下回り，容易に移動可能なタイプがあり，携帯用では軽量な液体酸素子容器が開発されている。機器の選択には，疾患や予後，理解力，日常生活動作（ADL）能力，家族構成，住環境など，患者の条件を十分に検討する必要がある。

　酸素濃縮器の使用法の主な注意事項は，次のとおりである。①設置場所はほこりの多い場所を避け，後方左右とも15 cm以上壁などから離す，②フィルターは，毎日掃除機でほこりを取り除き，定期的に水洗いをする，③近くでの火気使用を禁止する。

　液体酸素の使用法の主な注意事項は，次のとおりである。①移充填は火気から5 m以上離れた場所で行い，可能なかぎり家族の協力を得て行う，②移充填には，凍傷予防のため手袋を用いる，③消火器を設置しておく，④子容器を横倒しにしない。

加湿に関し，酸素濃縮器と液体酸素ともに蒸留水を用いることになっているが，低流量酸素投与では加湿を行わない場合もあり，主治医の判断を仰ぐ。

酸素節約装置（デマンドバルブ）は，携帯用酸素ボンベや携帯用子容器にて用い，酸素使用時間を2～3倍にするものである。複数のタイプがあり，電源などの確認を行う。

② 日常生活

感染の予防に関し，次の点を指導する。①手洗い，うがいの習慣化，②室内の清掃，③身体の清潔，④運動の習慣化，⑤十分な栄養摂取，⑥十分な睡眠，⑦人混みを避ける，⑧インフルエンザワクチンの接種など。

また，日々の体調の変化を自己管理できるように，在宅酸素療法日誌も有効である。日誌では，吸入酸素流量の処方内容，定期受診時の動脈血酸素飽和度（SaO_2）や動脈血液ガス測定値に加え，バイタルサイン，体重や排尿と排便，息切れや喀痰，咳，さらに睡眠や入浴，食欲などをチェックする。

急性増悪の対処法については，自分の体調の変化を自覚させることが重要である。痰の量や質の変化，息切れの増悪，熱発などであり，症状の変化がみられた場合にはできるだけ早期に受診するよう指導する。万一緊急の場合は，どこに連絡をすべきか確認しておく。

日常生活においてQOL向上のためには，外出や旅行は有効である。この場合，近距離では携帯用酸素ボンベや携帯用子容器の残量の確認，また宿泊旅行の場合は，滞在先での酸素供給方法をメーカーに確認する。一方，飛行機を用いた旅行も可能であるが，気圧の変化があるため酸素流量などを主治医に確認する。

③ 栄養管理

呼吸不全患者の多くは栄養状態が不良となりやすい。その原因は，横隔膜が十分に機能しないため吸気補助筋が用いられ，加えて呼出障害もあるため呼気筋群も常時用いられ，呼吸でのエネルギー消費が大きくなり，さらに呼吸困難が強いため活動量が低下し食欲の低下をまねき摂取エネルギー量が低下していることによる。

このため，高エネルギー・高タンパクの食事が必要となる。栄養指導に関しては，別項（156頁）を参照していただきたい。

④ 薬物管理

薬物管理において，処方されている薬物の種類，その効果と副作用について理解することが重要である。抗炎症薬としての抗生物質やステロイド薬，心肺機能に対する気管支拡張薬や利尿薬，痰や咳に対する去痰薬や鎮咳薬などについてであり，在宅酸素療法日誌に薬の管理表を加えることも有効である。また急性増悪時の服用についても確認する。

呼吸不全患者にとって，薬物療法のなかでは特に吸入療法が重要である。吸入薬には，ステロイド薬やβ刺激薬，抗コリン薬などがあり，即効性の作用が特徴である。定量噴霧器が多く用いられているが，機器に応じた使用法を指導する。

(2) 呼吸理学療法

① 運動療法

HOT が導入されている呼吸不全患者にとって，運動療法を中心とした呼吸理学療法は不可欠である（図1）。運動療法は全身持久力トレーニングと四肢・体幹筋力トレーニングに大別され，その処方においては，FITT と称される運動の頻度（frequency：F），強度（intensity：I），運動時間（time：T），種類（type：T）が重要である。

FITT は，その重症度やデコンディショニングの程度によって異なるが，頻度は週3回以上で6～8週間以上，運動時間は最初は5分程度から開始し20分以上を目標とする。一方，運動強度に関しては一定のコンセンサスが得られていない。

運動強度は，高強度負荷（high intensity）と低強度負荷（low intensity）に分類できる。高強度負荷では，①同一運動刺激に対して高い運動能力の改善がみられる，②すべての患者に施行は困難，③リスクが高い，④患者のコンプライアンスの低下がみられ，低強度負荷では，①在宅で継続しやすい，②リスクが少ない，③コンプライアンスが維持されやすい，④運動能力の改善が少ない，⑤運動効果の発現に長期間を要するなど，それぞれの利点と欠点がある。

運動の種類には，下肢で歩行，トレッドミル，自転車エルゴメータ，筋力訓練用マシンなど，上肢でエルゴメータ，ダンベル，セラバンド，筋力訓練用マシンなどがある。そのなかで，在宅での運動療法を処方する場合の留意点は，運動の習慣性と継続性であり，機器の導入は困難なことが多い。その場合，「ながいき呼吸体操」などビデオを活用した運動が有効である。「ながいき呼吸体操」は，「ラジオ体操第1」のメロディーを6/8拍子に編曲したもので，呼吸のリズムは「1，2」で「息を吸い」，「3，4，5，6」で「息を吐く」ことを特徴とし，運動の習慣性により運動耐容能の維持と改善を目的としている。

② 呼吸法

呼吸法は，閉塞性肺疾患において横隔膜呼吸と口すぼめ呼吸の指導が基本となる。しかし，重度

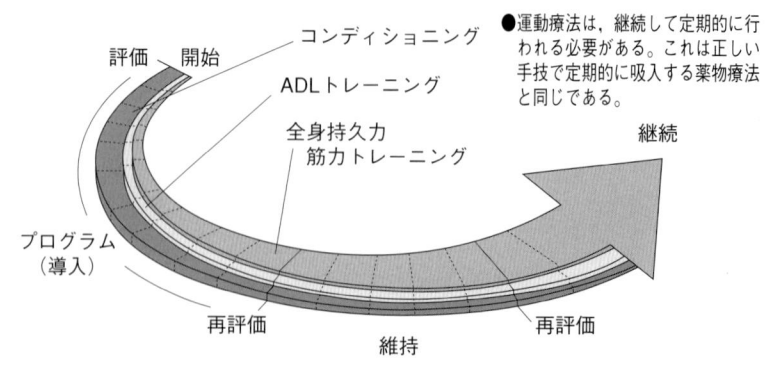

図1 運動療法の進め方に関するコンセンサス

な肺気腫などすでに横隔膜の平坦化がみられる場合は，導入によって息切れが増すこともあり，胸部単純 X 線所見など評価後に指導する．

③ ADL の指導

ADL において，その制限因子は息切れの場合が多く，息切れのコントロール方法が ADL 指導上重要である．特に力を使う動作の場合は，原則的に口すぼめ呼吸で息を吐きながら行う．また，息切れの増強する動作においては，適時に休息を入れる．実際の動作を指導する際，可能なかぎりパルスオキシメータにて SpO_2 を計測し，低酸素血症に注意する．動作中，SpO_2 が 85％を下回った場合は必ず休息をとり，80％を下回った場合は酸素投与を検討するか，その動作における介助の導入を検討する．

入浴は息切れが強く，「髪を洗う」「身体を洗う」「身体を拭く」といった動作の順に強く息切れが生じ，加えて低酸素血症になりやすい．原則入浴中は酸素を投与し，各動作は口すぼめ呼吸で息を吐きながら行う．

階段は「1，2」で「息を吸い」，「3，4，5，6」で「息を吐き」ながら呼吸のリズムに合わせて昇降することが基本である．

3）在宅酸素療法における住環境整備

(1) 住環境整備の目的

住環境整備を実施する目的は，在宅療養者における日常生活自立の促進，また介護量の軽減である．HOT が導入されている場合，基礎疾患や障害あるいは生活環境に個人差が大きく，それらの状況に適応した住環境整備が必須となる．住環境整備の留意点として，安全性の確保や利便性の確保と向上は当然であるが，その環境整備がさりげなく実施されていることが大切であり，温かさや優しさが感じられるものがより望ましい．さらに，それらは HOT 施行者に限らず妊婦や子どもなど，すべての人にとって使いやすいものが有効であり，ユニバーサルデザインの概念にも通じる．

(2) 酸素供給機器と ADL

HOT 施行者の ADL を制限している主な因子は酸素供給機器であり，加えてその機器に付随する延長チューブも ADL に制限を与えている．

酸素濃縮器の場合，その設置場所は寝室が多い．これは，寝室に設置すると，就寝中に延長チューブを介さずに酸素の供給を受けることが可能なためである．しかし，他の場所では長い延長チューブを必要とする．したがって，設置場所を決定するためには，日中の生活様式と家屋の状況を加味して検討することが必要であり，家屋の中で生活の中心となる空間，あるいは，日常の生活で最も多く過ごしている場所などを選択する．

（3）住環境整備

　入浴では，水圧により胸部が圧迫され，呼吸困難が増強するため水位を低めに設定するようにいわれてきた．しかし，実際には湯につかる動作より洗髪や身体を洗う方が息切れは強い．また，湯につかる動作では，浴槽様式が呼吸困難に影響を与えている．これは下肢を抱え込む姿勢が，HOT施行者の呼吸困難を増強させるためである．したがって，浴槽様式は，和風浴槽（床置き型）より全長が長い和洋折衷浴槽（半埋め込み型）が適している．

（4）HOT施行者の年齢

　HOT施行者は，70歳以上の高齢者であることが多い．そのため，加齢に伴う運動機能の低下が生じ他疾患を合併している場合がある．したがって，呼吸困難の程度が軽度であっても，段差の解消，浴室やトイレへの手すりの設置，また洋式トイレ，シャワーチェアやベッドの導入も常に検討する．HOT施行者においては，一般的な高齢者対応の住環境整備が共通的な配慮として不可欠と考えてよい．

4）3学会合同呼吸療法認定士とは

　日本においては，米国にみられるような呼吸療法士との国家資格はない．そのなかで，日本胸部外科学会，日本呼吸器学会，日本麻酔科学会の3学会は「3学会合同呼吸療法認定士」認定制度を創設した．一定の臨床経験後，認定講習会を受講後受験資格を得，1996年の第1回から2005年の第10回まで14,272人の認定士が誕生している．認定講習会は，①血液ガスの解釈，②呼吸不全の病態と管理，③酸素療法，④人工呼吸器と加湿器，⑤気道確保と人工呼吸，⑥呼吸理学療法，⑦人工呼吸中のモニター，⑧呼吸不全における全身管理，⑨開胸，開腹手術後の肺合併症，⑩新生児の呼吸管理，⑪呼吸管理の実際，⑫肺機能とその検査法，について2日間で実施される．

　その業務は，それぞれ個人の所有する国家資格により規定されている業務の範囲を，呼吸療法認定士の名によって逸脱するものでない．さらに，呼吸療法のさらなるレベルアップと生涯学習の促進を図るために5年ごとに更新を行うことになっている．

【参考文献】

1) 日本呼吸管理学会・日本呼吸器学会・日本理学療法士協会編．呼吸リハビリテーションマニュアル―運動療法―．東京：照林社；2003．
2) 石川　朗．日常生活（ADL）指導．塩谷隆信・高橋仁美編．リハ実践テクニック呼吸ケア．東京：メジカルビュー社；2004．p.70-7．
3) 石川　朗．障害者への環境整備．峯島孝雄編．動作補助工学テキスト．ノボス：1999．p.101-7．

（石川　朗）

12 訪問看護・介護

―― はじめに ――

　1985年より在宅酸素療法（home oxygen therapy：HOT）が，健康保険適用になり安定した病態にある慢性呼吸不全患者が，家庭において酸素投与を行うことで，在宅療養，社会復帰が可能となった。現在では約10万人以上がHOTを行っている。われわれは通常無意識に呼吸を行っているが，何らかの要因で呼吸が阻害され，意識するようになると，疾患に対する不安だけでなく，死への不安・恐怖を抱くことも多いと思われる。このようなことからHOTの利用者には，病状の観察だけでなく呼吸困難に伴う心身両面からの苦痛の状況の把握，日常生活状況や家族関係なども考慮した看護が必要とされる。

1）訪問看護の制度について

　訪問看護は，疾病・障害のために，療養生活の支援が必要な方に看護師が居宅を訪問し，看護を提供するサービスで，訪問看護を必要とする全ての方を対象とし，乳児から高齢者まで，性別・国籍・宗教・地域等に関係なく実施される。利用者の希望と主治医の「訪問看護指示書」が必要である。医療保険と介護保険の訪問看護があるが，介護保険が優先保険で，対象者を**表1**に示す。認定調査にて要支援1，2，要介護1〜5と判定されたら，ケアプランに基づいた訪問看護の提供となる。要支援・要介護に該当しない老人医療受給者と，厚生労働大臣の定める疾病（**表2**），急性増

表1　介護保険の対象者

1号被保険者	65歳以上
2号被保険者	40歳以上65歳未満，医療保険加入者で以下に示す15特定疾病の方 ①筋萎縮性側索硬化症，②後縦靭帯骨化症，③骨折を伴う骨粗鬆症，④多系統萎縮症，⑤初老期における痴呆，⑥脊髄小脳変性症，⑦脊柱管狭窄症，⑧早老症，⑨糖尿病性神経障害・糖尿病性腎症および糖尿病性網膜症，⑩脳血管疾患，⑪パーキンソン病，⑫閉塞性動脈硬化症，⑬慢性関節リウマチ，⑭**慢性閉塞性肺疾患**，⑮両側の膝関節または股関節に著しい変形を伴う変形性関節症

表2　厚生労働大臣の定める疾病等

①末期の悪性腫瘍，②多発性硬化症，③重症筋無力症，④スモン，⑤筋萎縮性側索硬化症，⑥脊髄小脳変性症，⑦ハンチントン病，⑧進行性筋ジストロフィー症，⑨パーキンソン病関連疾患（進行性核上性麻痺，大脳皮質基底核変性症，パーキンソン病（ホーエン・ヤールの重症度分類がステージ3以上であって生活機能障害度がⅡ度またはⅢ度のものに限る）），⑩多系統萎縮症（線条体黒質変性症，オリーブ橋小脳萎縮症，シャイ・ドレーガー症候群），⑪プリオン病，⑫亜急性硬化性全脳炎，⑬後天性免疫不全症候群，⑭頸髄損傷または人工呼吸器を使用している状態をいう．

悪期14日間，介護保険の非該当者は医療保険の訪問看護対象となる．

2）訪問看護の提供回数

訪問看護の提供回数は，①利用者の病状，②病状の理解（本人または家族）および使用機器の熟知度，③利用者の介護の必要状況および介護力状況（独居者・高齢者世帯），④利用者および家族の希望，⑤主治医や看護師，介護支援専門員の意見などを参考に決める．訪問回数は，在宅生活が継続されるなかで，病状の変化や介護者の状況など，利用者のニーズの変化に合わせて随時，増減の対応を行うことが重要である．

3）訪問看護の目標

訪問看護の主な目標は次の4つである．
① 病状の悪化予防と異常の早期発見・対応
② 可能なかぎり，日常生活動作（ADL）能力の低下予防に努める
③ 機器のトラブル予防と早期対応
④ 介護者の介護負担の軽減

4）訪問時の看護内容

(1) 病状の観察

体温，脈拍，呼吸，血圧，酸素飽和度のチェックを行う．

酸素飽和度，脈拍，呼吸の状態は，安静時だけでなく，動作時や機器使用時も測定することが望ましい．また，動作時の変化や回復時間も測定することで，病状の変化時の早期対応ができる．24時間のモニタリング機能付きのパルスオキシメータを活用することで，日常生活のなかで，低酸素状況の有無や問題となるADLを把握することや，睡眠中の酸素状況を把握することが可能となり，

表3　酸素吸入をしない理由

動作内容に関係なく
息苦しさを感じない。吸入してもしなくても呼吸困難感は変わらない。
- 食事：食事中の鼻汁が増える。味覚が変わる
- 更衣：カニューレが邪魔になる
- 入浴：自宅に風呂がなく銭湯の利用のため，吸入できない
- 洗体・洗髪時にカニューレが邪魔になる。ドアが閉まらない
- 排泄：トイレ内に酸素のチューブを引き込むことに不潔感がある。ドアが閉まらない
- 外出：人目が気になる。携帯酸素が重い

より安全な管理ができる。

その他の一般状態として顔色，チアノーゼの有無，頭痛の有無，浮腫の有無や場所，呼吸困難感の自覚状況（安静時，動作時）の変化の有無，咳・痰の有無や正常・色の変化・量の変化，胸痛，倦怠感の有無，精神面の変化などをみる。

(2) 服薬状況の確認

処方薬が確実に服用されているかを確認し，自己管理ができない場合は，服薬しやすいように工夫（薬を服用時間ごとに1包にまとめるなど）をする。手持ちの予備薬（抗菌薬，感冒薬など）と服用方法についても確認する。特に吸入薬は吸入の実際をみて確認する。

(3) 酸素機器の管理

① 指示どおりに酸素吸入がされているか

酸素吸入時間および使用時間帯の確認をする。指示時間より延長しているかもしくは短縮しているときは，理由を明確にし対処することが大切である。当ステーション利用者へ「酸素吸入しない理由」を調査した内容を表3に示す。酸素吸入を中断する，すぐはずしてしまう人には，それなりの理由がある（病状や酸素の必要性が十分に理解されていない，延長チューブの動きが家具などにより制限され，動きにくい，または転倒などの危険性が高いなど）。利用者に合わせて指導や工夫を加えることが必要で，「吸いなさい」を繰り返しても効果はない。

② 機器の取り扱い上の注意と日常の管理方法

- 酸素は支燃性ガスなので，火気には十分注意すること。
- 機器の管理は適切に行われているか。誰が，いつ行っているかを確認すること。本人や家族で不十分な場合は，再指導をする。看護師が行う場合もある。
- 酸素濃縮器の電源プラグはタコ足や延長コードで使用しない。停電時は携帯酸素や緊急ボンベを使用する。空気取り入れ口のフィルターの清掃（毎日），1回／週は洗浄する。加湿器内の水

は1回/週以上交換し加湿器も洗浄する。
・携帯用酸素ボンベのボンベは，直射日光や高温（40℃ 以上）になる場所には保管しない。封印シールやキャップは必ず取りはずす。使用しないときは，元栓を閉める。
・液体酸素は充填作業があるため，火気から5m以上離れた場所に設置する。少量の酸素蒸発があるので，換気が行われやすい場所に設置する。酸素残量の確認を行う。加湿器内の水は1回/週以上交換し加湿器も洗浄する。子容器はまっすぐに立てて使用する。（機種によっては，背を下にして寝かせてよいものもある）

③ 起こりやすいトラブルと対応

a) 酸素が出ていない
・加湿器の問題：本体への装着が不十分である。蓋が緩んでいる。
・カニューレや延長チューブ：カニューレの折れや圧迫がある。チューブに穴があいている。接続部がはずれている。
・液体酸素・酸素ボンベ：容器内に酸素が入っていない。
・酸素濃縮器：電源が入っていない（コンセント・スイッチ）。
・携帯用酸素ボンベ：元栓が開いてない。
・酸素セーバー：スイッチが入っていない。セーバーの電池切れや乾電池の装着方向の誤り。

b) 酸素濃縮器
・夏季は排気により室内温度が上昇する→排気ダクトの設置
・カニューレや延長チューブ内の結露→ウォータートラップの使用・室温の調整など

c) 携帯酸素ボンベ
・日ごろ使用しない人の場合，操作方法やボンベの交換方法が分からない。
・パッキンの磨耗や紛失のまま流量設定器を装着したため，酸素が漏れた。
→訪問ごとに指導を繰り返す。

d) 液体酸素
・子容器時への充填時に充填コネクターに触れて凍傷→素手で，充填しないように（皮手袋使用）再指導する。

上記の内容は，実際に訪問時の機器の点検や，緊急コールで対応した内容である。操作に慣れたころに起こりやすいように感じる。早急な対応のためには看護師が機器の操作方法を熟知しておくことが必要である。

(4) 日常生活について

① 日常生活状況（活動状況や1日の生活の様子）の把握と呼吸リハビリテーション

病状の変化や加齢に伴わないようなADLの低下に注意する。動くと息苦しいことから寝たがり・寝かせたがりが起こりやすい。適度な運動（呼吸体操，ストレッチ運動など）で，筋力低下の予防や気分転換を図る。HOT患者のADLは，酸素吸入下での屋内生活はほぼ自立しているので，この状況を維持することが重要である。しかし，入浴は浴室までの歩行→脱衣→洗身→洗髪→入湯

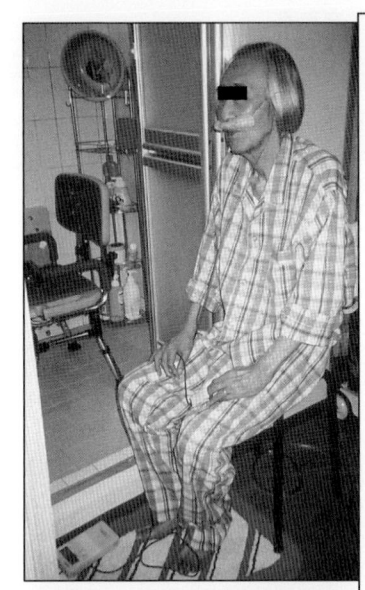

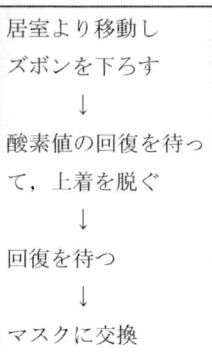

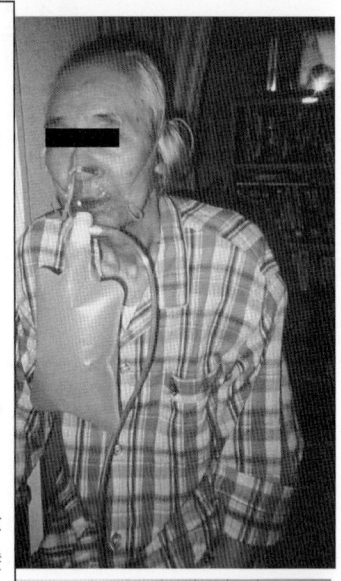

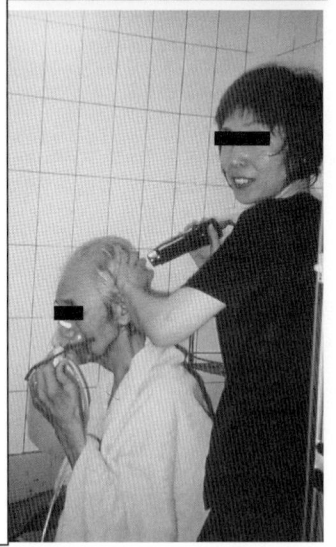

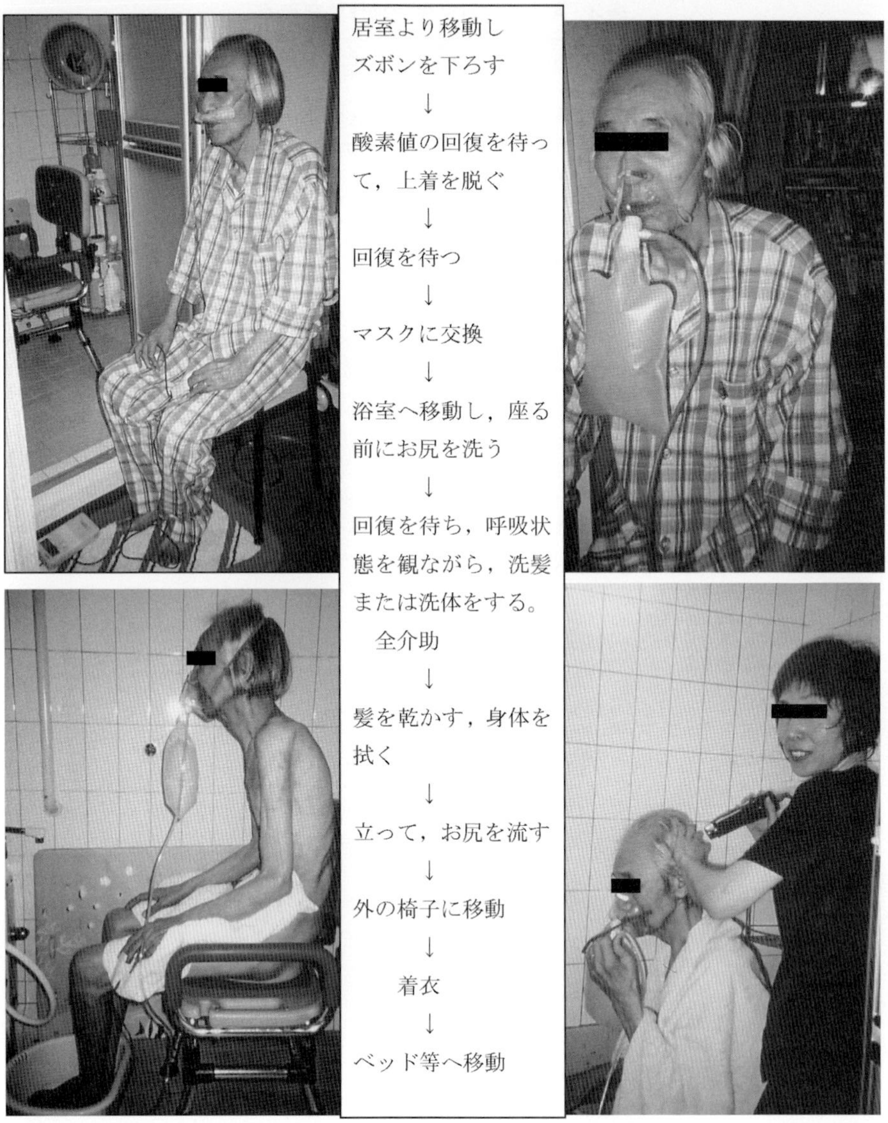

図1　入浴介助の様子（低酸素状態に注意する工夫のいろいろ）

居室より移動しズボンを下ろす
↓
酸素値の回復を待って，上着を脱ぐ
↓
回復を待つ
↓
マスクに交換
↓
浴室へ移動し，座る前にお尻を洗う
↓
回復を待ち，呼吸状態を観ながら，洗髪または洗体をする。全介助
↓
髪を乾かす，身体を拭く
↓
立って，お尻を流す
↓
外の椅子に移動
↓
着衣
↓
ベッド等へ移動

→拭体→着衣といくつもの動作が連続で行われるため，呼吸困難感の増強や低酸素状態になりやすい。このため入浴ができない人，十分な洗身や洗髪ができない人もある。健康な介護者がいれば，衣服の着脱や洗身，洗髪など一部介助してもらうと安全である。独居者や高齢介護者，動作時に急激な低酸素状態となり，高流量の酸素吸入を必要とする人の場合は，看護師による介助が望ましい（図1）。独居者の場合は，入院中に比べると生活を営むことでの動作負担が確実に増加する。例えば，食事を食べるためには，食材の買い物，調理，後片付けが必要となり，他にも居室の掃除や洗濯，ゴミの処理などさまざまな動作が要求される。この日常生活が心負担となり，退院後に心不全をきたす人もあり，生活全般に目を向けた看護が必要となる。**表4**は，独居で退院する患者Aさん

表4 Aさんの日常生活動作許容範囲

ADL	状況（酸素吸入下）	備考
歩行	平地100 m（かなりスローペースで）	
階段	ゆっくり，2〜3段なら可能	
外出	公共交通機関の利用は困難。戸口から戸口へのタクシーなどの利用がベスト	
食事	自立	
整容	スローペースで自立	
排泄	洋式トイレなら自立	
更衣	スローペースで自立	
入浴	日により変動あり，スローペース見守り。できれば看護師による介助がベスト	SpO_2 96〜90% P 98〜135/分
買い物	不可能	
炊事（調理）	1品程度なら可能。それ以上は疲れる。椅子に座り，休憩しながら行う。	SpO_2 98〜90% P 94〜108/分
炊事後片付け	食後十分休憩した後であれば可能	
ゴミ出し	ゴミ出しの場所歩行距離とゴミの重さによる。重いと不可	10 mくらいなら可能
掃除機	広いスペースであれば可能。物をよけながらは不可能	
拭き掃除	床をしゃがみこんで拭くのは困難	
トイレ掃除	うつむきでの掃除は不可	
風呂掃除	不可能	
洗濯物（小物）	洗濯機を利用し，スローペースで可能	とり入れは可
洗濯物（大物）	不可能	
アイロンかけ	不可能	
布団干し	不可能	
ベッドメイキング	不可能	

へのADLの評価を，理学療法士（PT），作業療法士（OT）にて行ったものである。入院中にこのような評価が行われていると，サービス利用の目安にもなり，より安全な生活がスタートできる。他職種との連携が要求される部分である。

② 食事（体重や栄養状態），排泄，睡眠，清潔などの状況の確認

　食事は消化のよい，高蛋白・高カロリーのもので塩分控えめ，バランスのとれたものを腹8分目に摂取することが望ましい。利尿剤の服用による尿回数の増加から，水分制限し脱水や便秘傾向になる方，呼吸困難感により，腹圧がかけられず便秘になる方がある。便秘は，怒責によりさらに，呼吸困難を増強させるので，適切な水分摂取量や食事内容を指導し，必要に応じて下剤や浣腸を使用する。

　排便時の怒責により呼吸困難感が強くなる。水分摂取や食事内容の検討，必要に応じて下剤や浣腸を使用する。

5) 環境の整備

　居宅の環境を整えることで，動作負担が軽減されたり，介護の負担が軽くなることも多い。利用者の屋内での居住場所の設定や酸素機器の設置場所，必要に応じて，トイレや浴室などへの手すり設置・段差の改修など住宅改修への助言，入浴や洗面などでは，椅子などを使用する。利用者が生活しやすい環境を考えることが必要である。

6) 家族（介護者）への指導

　息苦しさは，健常者ではなかなか理解できないものである。目に見える障害でないため，HOTを受けている人は，息苦しさを周囲の人に理解してもらえず，動作負担を余儀なくされていたり，孤独感などを感じている場合がある。実際，家族が「酸素を吸うと，くせになる」と酸素吸入を中止させていた人もある。家族や介護者（ヘルパーなど）にも，病状や酸素療法の必要性や効果，病状を悪化させる要因，息苦しい動作，呼吸法，酸素機器の使用方法などを理解してもらうことが重要である。

7) 急性増悪の対応と医師との連携

　在宅療養者が一番不安に思うことが，病状の悪化時の対応である。病状の変化は患者自身自覚しているが，受診が必要か否かの判断ができずに，かなり悪化してからの受診となることが多い。定期訪問時に病状の悪化を確認することも多いが，訪問頻度の少ない人の場合は緊急コールにて対応している（多くの訪問看護ステーションでは24時間の緊急連絡対応体制を導入している）。当ステーションにおける24時間対応の体制は，携帯電話への緊急コール体制で，患者は事前にステーションと契約をしている。緊急コールの内容は，急な発熱などの風邪症状が最も多く，呼吸困難の増強，浮腫の出現，脈拍・血圧異常，食欲の低下，転倒・骨折，機器の異常，時には介護者のことなどさまざまある。

　内容および病状悪化までの経過を確認し，必要に応じて，緊急訪問し，経過観察や予備薬の服用

表5 緊急連絡内容と対応方法

利用者	時間	内容	対応内容
Aさん（63歳, 男性） 肺気腫 HOT 1回/4週訪問	緊急コール 13：30	脈拍上昇し, しんどい	緊急訪問。病状チェック。独居で過剰動作傾向にあり, 安静で経過観察を指導する。夕方には「脈拍安定しました」と報告がある。
Bさん（79歳, 男性） 特発性間質性肺炎 HOT/NPPV 1回/週訪問	緊急コール 22：30	発熱, 38℃ 本人はボーっとしている	緊急訪問。SpO_2値低下。血圧低下。本人は入院を拒否するが, 説明し納得。指示病院に連絡し入院となる（肺炎→死亡）
Cさん（78歳, 男性） 肺気腫 HOT 1回/4週訪問	定期訪問 10：00 緊急コール 18：00 翌日 8：00	訪問時, 咳・痰があるほかバイタルサインは変化なし 体温上昇（37.9℃） 解熱しているが, しんどそう	本人もかぜ症状などの自覚は特になく咳・痰が平常みられないため, 手持ち感冒薬の服薬を指導し, 病状変化があれば早期に連絡することを家族にも指導する。 解熱薬の服用を指示し主治医へ報告, 翌日の状況で受診の指示がある。 緊急訪問。SpO_2値平常より低下。痰量増加, 主治医に報告し受診後入院（肺炎→死亡）
Dさん（73歳, 男性） 肺気腫 HOT 1回/4週訪問	緊急コール 12/31 11：30	昨夕から息苦しそうと妻より連絡あり 本人は「看護師さんには連絡するな」と言うが動けない状態	緊急訪問。訪問時顔面蒼白, チアノーゼを認める。SpO_2値低下（65〜70%）, 脈拍上昇著明（120以上）。一部呼吸音微弱, 気胸？肺炎？発熱はない。 入院を拒否するが, 説得し指示病院に報告, 救急車手配し搬送。（肺炎→軽快退院）入院時のことは覚えていないとのことだった

指導, 主治医への報告を行う。緊急受診が必要と判断した場合は, その場で主治医と連絡をとり, 受診の手配や往診の依頼を行う。主治医とは緊急時の連絡先や対応方法を事前に確認しておくことが必要である。当ステーションでの緊急対応内容を表5に示す。

在宅療養者の多くは, 定期受診以外での受診に対し「病院に行くのがしんどい」「待ち時間がある」「受診してもすぐによくなるわけではない」などと積極的でない。緊急での受診が必要か否か, 看護師も判断できる観察能力が要求される。独居者では, 緊急受診や入院を必要とするような受診の場合, 介護者がいないため, 看護師が車の手配や, 入院準備, 搬送介助を行うことも多い。適切な観察と判断にて, 早期対応を行うことが, 在宅療養を安全に継続させることであり, 訪問看護の最も重要な役割である。

緊急時は, あわててしまうので, 電話のそばに連絡先を記入し, 貼っておくなどの工夫も必要である（表6）。

表6 緊急連絡表

緊急連絡先
・病状の変化時：主治医　○○先生　06-1234-5678
　　　　　　　　△訪問看護ステーション・緊急　090-1234-5678
　　　　　　　　救急車　119　（救急です。氏名・住所・電話番号）
・機器の異常時：機器の業者　□□酸素　06-987-4563
　　　　　　　　△訪問看護ステーション・緊急　090-1234-5678

8）介護者の状況（健康チェック・介護内容の確認）

(1) 介護者の健康状況や介護状況の観察

① 介護者の身体・精神面の変化はないか，介護は十分に行えるかなど
② 介護内容，介護者の疲労の有無，ストレスの有無
③ 独居者の場合は介護の必要性の観察
④ 留守番援助など家族支援（吸引など医療ケアの必要な人）

日常生活状況や介護者の状況なども含めて看護する必要があり，病院での看護との大きな違いといえる。実際の訪問看護の状況として，同病名，同病状であっても訪問看護の回数や他職種の関わりはそれぞれ異なる。これは，本人の病状や精神状態だけでなく，介護者の有無・就労，介護への対応状態，介護者自身の年齢・健康状態・精神状態などさまざまな因子によるものである。利用者・家族が満足した訪問看護サービスを受けられているかを評価することが大切である。

9）身体障害者手帳の確認

呼吸器障害の認定を受けることにより，医療費の助成や訪問看護療養費助成，吸入器・吸引器など日常生活用具の給付，支援費制度のホームヘルパー派遣などのさまざまなサービスの利用が可能となる。長期療養者では経済的な負担も考慮し必要なサービスの紹介を行うことも必要である。サービスの内容は各都道府県・市町村により違いがあるので，当該役所の障害福祉課などへ確認する。

―― おわりに ――

HOTや在宅人工呼吸療法など，いわゆる医療依存度の高い人の在宅が増えつつある今日，訪問看護ステーションも，365日24時間の対応を必要とされている。在宅療養者への訪問看護の役割は，在宅生活が安全にかつ安心して継続できるために支援することである。

（長濱あかし）

13 栄養

――はじめに――

体重減少と慢性閉塞性肺疾患（chronic obstructive pulmonary disease：COPD）との関連性は19世紀末から知られていたが，避けがたい終末像と考えられていた。

最近，体重減少と予後や呼吸・骨格筋力との密接な関連性が明らかになり，対策として栄養治療が世界的に研究され始めた。

筆者は包括的栄養評価に基づきCOPDに特徴的な栄養障害を報告し，基本的病態生理として，つまり全身的代謝障害としてとらえなおし，"呼吸器悪液質（pulmonary cachexia）"の病態概念を提唱した[1]。さらに，栄養治療が病態・予後を改善しうる可能性を示唆し，栄養障害を「終末像」「適応現象」とする考え方を修正した。

1) COPD・慢性呼吸不全の栄養障害頻度

厚生労働省特定疾患呼吸不全研究班（川上義和班長）の報告では，％標準体重（％IBW）90％未満，80％未満の頻度は，それぞれCOPDの74％，45％，肺結核後遺症60％，42％，間質性肺炎の35％，14％であった。血清アルブミン値3.5 g/d*l* 未満症例が10％未満であった。欧米では，安定期COPDの体重減少の頻度は25～35％とする報告が多い。急性増悪症例では，50％以上という報告がある。

2) 包括的栄養評価と体成分

身体計測に加えて，生化学的検査として血清rapid turnover protein（RTP）は動的栄養評価に敏感である。安定期COPDにおいては，血清アルブミンは有用な指標とはいえない点は留意すべきである。筆者は血漿アミノ酸分析により，バリン，ロイシン，イソロイシンからなる分岐鎖アミノ酸（branched chain amino acid：BCAA）がCOPDで低値を示すことを報告した[2]。BCAAは骨格筋量と相関し，その減少は骨格筋での酸化亢進を反映していると推測される。

BIA（biological impedance analysis），DXA（dual-energy x-ray absorptiometry）を用いた体成分分析では筋肉量の指標である除脂肪体重（fat-free mass：FFM）は健常者体重の約75％を構成

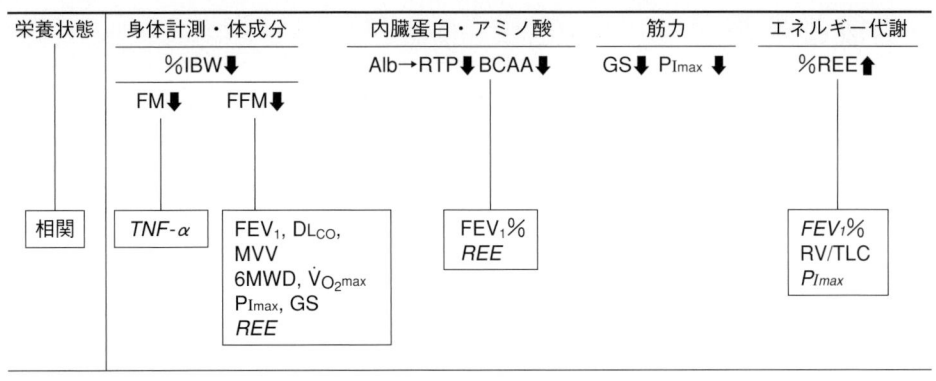

図1 COPD患者の栄養状態と病態生理

FM：体脂肪，FFM：除脂肪体重，Alb：血清アルブミン，RTP：rapid turnover protein，GS：握力，REE：安静時エネルギー消費量，MVV：最大随意換気量，6MWD：6分間歩行距離
イタリックは負の相関

する。COPDでは，20%（安定期）〜35%（HOT患者）で減少している。FFM減少は%IBW 80%未満症例で認められた。以上総合すると，アミノ酸インバランスを伴う蛋白・エネルギー栄養障害を呈し，筋肉量が減少していることが示唆された。

3）栄養障害と呼吸機能

%IBWはFEV_1，$D_{LCO}/\dot{V}_A$と相関し，閉塞性換気障害，肺構築との関連性が示唆された。また，RV/TLC（RV：残気量，TLC：全肺気量）と負の相関を示し，過膨張による換気効率低下が栄養障害を増悪する可能性を示唆した。血漿BCAAはFEV_1と相関した（図1）。閉塞性換気障害が筋蛋白崩壊，BCAA消耗と関連することが推測される。

4）筋肉量と運動能

呼吸困難と運動能障害はCOPDの主要な症状である．閉塞性換気障害に加えて呼吸筋・骨格筋力低下がこれらの決定要因である．筆者ら[3]は，FFMが運動能の指標としての最大酸素摂取量（$\dot{V}_{O_2max}$），6分間歩行距離（6 MWD）や呼吸筋力の指標であるPI_{max}とも相関することを報告し，栄養障害による筋肉量減少が，運動能障害に関与することを示唆した（図1）．健康関連QOL（HRQOL）のactivity（活動性），impacts（社会的・心理的影響）は呼吸困難感，6 MWD，$\dot{V}_{O_2max}$，%IBWの順に有意の相関を示した．栄養障害は横隔膜のII型線維の断面積を減少させるという形態学的影響のみならず，酸化・解糖酵素，高エネルギーリン酸系などの細胞内代謝障害とも関連することが最近報告された．

5）予後と栄養

　欧米の複数のレトロスペクティブスタディにおいて，体重が FEV_1 とは独立した予後決定因子であることが報告された[4]。わが国では，厚生労働省特定疾患呼吸不全研究班が，体格指数（body mass index：BMI）がCOPD，肺結核後遺症の予後決定因子であると報告した。筆者らの検討でも，COPDにおいて体重が FEV_1 とは独立の予後決定因子であり，単なる重症度の指標でないことを示唆した。また，HOT中の患者では，FEV_1 の減少度ではなく，体重減少度が予後と関連した。フランスのANTADIR Observatory[5]による4,088例のHOT症例に関して，BMIが最も強力な予後決定因子であると報告された。最近，コペンハーゲンシティスタディが2,132例のCOPDを17年間フォローし，年齢，FEV_1，喫煙歴，酸素吸入歴で補正しても，低体重が独立の予後決定因子であり，正常体重COPDに比較して，死亡の相対危険度が1.64であると報告した。以上の報告をふまえて，GOLD（global initiative for COPD）のガイドラインでは体重が予後決定因子であることがエビデンスAであると記載されている。

6）急性増悪と栄養

　COPDや慢性呼吸不全は，急性増悪を繰り返しながら段階的に呼吸機能が低下し，同時に体重減少を認める。人工呼吸管理した患者では75％に栄養障害を認めたと報告されている。われわれは，血清アルブミン，トランスフェリン（Tf），BCAA，リンパ球数，遅延型皮膚反応が急性増悪症例で低下していることを報告した。栄養障害が細胞性免疫能，サイトカイン産生を障害し，易感染性を高めるという研究は多い。一方，急性増悪は栄養障害をさらに悪化させる。筆者[6]は予後栄養指数（prognostic nutritional index：PNI）を用いた栄養・免疫能評価を行い，ハイリスク群で急性増悪が高頻度であることを報告した。栄養障害による易感染性に基づく急性増悪が，栄養障害が呼吸機能と独立した予後決定因子であることの理由の一つかもしれない。

7）栄養障害の原因と病態生理

　体重，特に体脂肪減少はエネルギー消費量と食事摂取量のインバランスによって起きる。FFM減少に反映される筋肉量減少は，蛋白合成と分解（異化）のインバランスによる。COPDにおける栄養障害は，エネルギー代謝インバランス，栄養基質代謝異常によると考えられている。

8）エネルギー代謝障害

　1日の全エネルギー消費量（TDE）は，安静時エネルギー消費量（resting energy expenditure：REE），DIT（diet-induced thermogenesis），日常生活エネルギー消費量（physical activity-induced thermogenesis：PAIT）から構成される。筆者[7]は安定期COPD患者のREEを測定し，

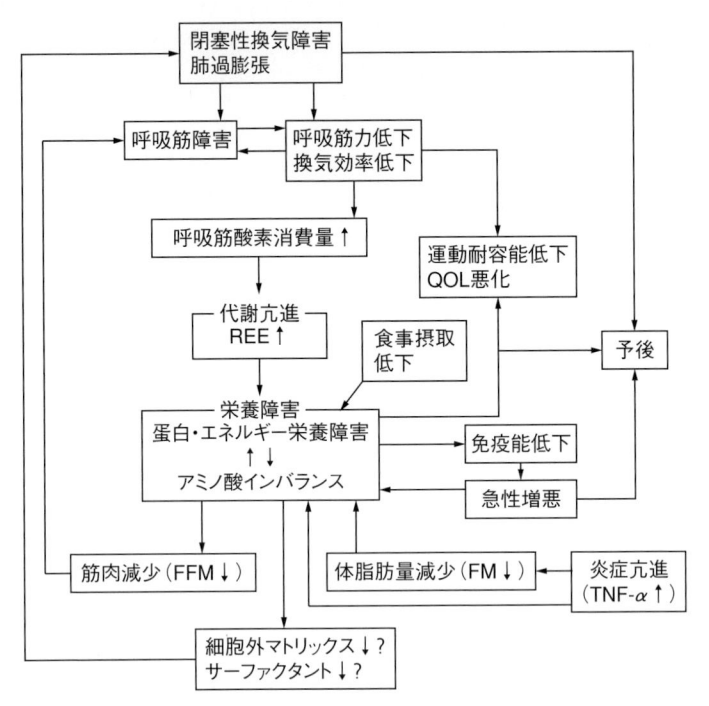

図2 COPDの栄養障害-呼吸器悪液質[8]

(米田尚弘, 吉川雅則, 夫 彰啓ほか. 慢性閉塞性肺疾患—診断と治療の進歩Ⅳ. 栄養管理の意義. 日内会誌 1995；84：750-5 より引用)

98％の症例で, 予測値の約1.4倍に亢進し, 代謝亢進状態にあることを報告した. REEは, FEV_1, PI_{max}と負の相関, RV/TLCと正の相関を示し, 気道抵抗増大, 過膨張, 呼吸筋換気効率低下, 呼吸仕事量増加がREE増大に関与すると推測される. DITはCOPDで有意の変化を認めない. PAITは十分に検討されていない. REEはFFM, BCAAと負の相関を示し, エネルギー代謝インバランスが筋蛋白崩壊（異化）, BCAA消耗を惹起して, 骨格筋, 呼吸筋障害をさらに悪化させるという悪循環つまり呼吸器悪液質が形成される（図2）[8].

このような代謝亢進には, 炎症性サイトカインとしてのTNF-αが関与すると考えられる. TNF-αは蛋白崩壊を促進するとともにリポプロテインリパーゼを抑制して体脂肪を減少させる. 体脂肪（FM）はTNF-αと負の相関を示した. TNF-αはREEを亢進させる. レプチンは脂肪代謝調節作用が注目されているが, FMと負の相関を示したが, COPDでは低値を示した. レプチンは血清TNF-α受容体と相関し, 食事摂取量と負の相関を示したという報告がある.

9) COPDに対する栄養治療

以上から, FFMの維持, 改善を目的とした積極的栄養治療の必要性が認識され, 1980年代後半から米国[9], オランダ[10], 筆者[11]などにより栄養治療が報告されてきた. 初期の報告は短期投与

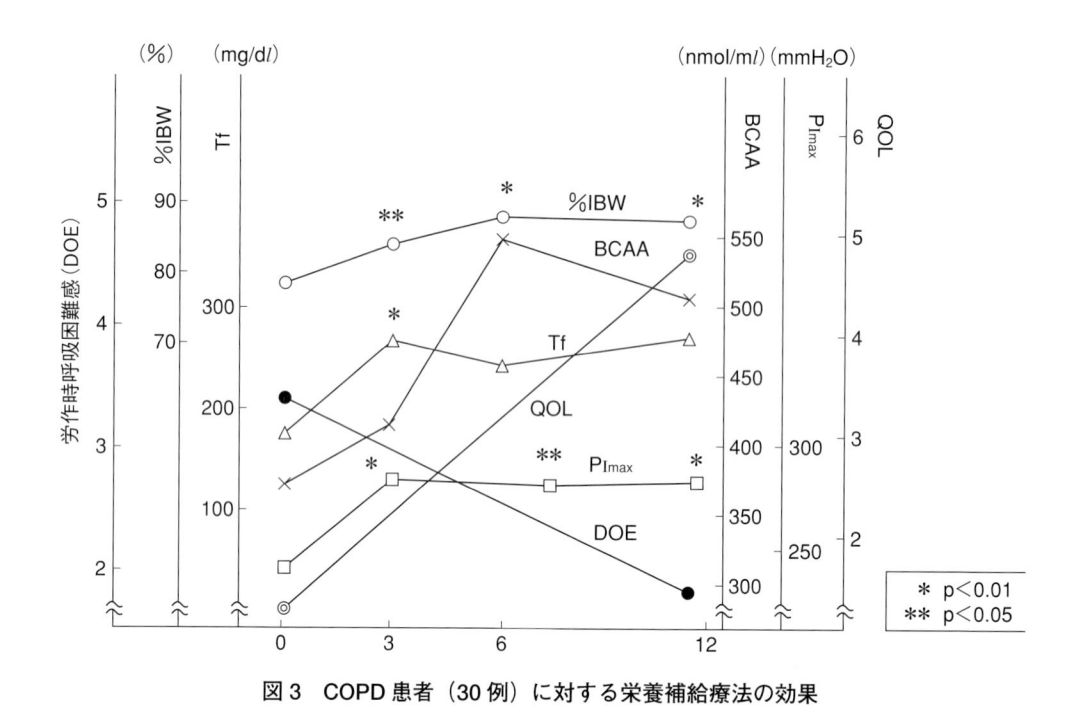

図3 COPD患者（30例）に対する栄養補給療法の効果

　が多かったが，著者は長期効果を検討すべきと考え，1年以上投与例を報告した．入院，外来患者で有効とする報告がある一方，無効とする報告もみられる．無効報告の多くは，エネルギー必要量の過小評価が原因のようである．現在でも，至適栄養治療法は確立されていない．

　栄養治療の原則は，エネルギー必要量に見合った熱量をどのエネルギー基質に求め，蛋白源としてどのような窒素源を投与するかである．そのために筆者は，栄養評価，REEに基づく栄養管理を行っている．栄養治療の対象としては，運動能障害への影響が著しいFFM減少患者，すなわち％IBW 80％未満症例はただちに開始すべきである．％IBW 90％未満症例に対しても，FFM増加を目標とした栄養治療が望ましいと提言している．投与法は急性増悪以外は，経口栄養補給を原則とする．

　体重増加を目標とする場合には，非蛋白エネルギーとして，REEの1.5倍以上のエネルギーが必要である．エネルギー源としては，炭水化物中心がよいか，脂質中心がよいか，議論がある．炭水化物投与で二酸化炭素産生が高まり呼吸負荷を増大し呼吸困難を増悪するとの主張があったが，臨床上問題にならず，有用なエネルギー源である．脂質中心のプルモケア®は二酸化炭素産生が少ないメリットはあるが，生理機能，HRQOLに対する効果に炭水化物と有意差を認めない．

　窒素源に関しては，従来報告はないが，筆者は，BCAAがCOPDで減少していること，筋蛋白異化抑制，蛋白質合成促進作用を有することから，BCAAが有効であると考える．筆者は，通常食に加えて，BCAA強化経口補給療法を行ってきた．高エネルギー液体栄養剤 300 kcal に BCAA 顆粒 16 g を強化し，エネルギー/窒素比を100以上に設定した．食事摂取量は最低1,800 kcalとし，ダイエットヒストリーを記録して，栄養士が栄養カウンセリングを行った．投与3カ月後，体重，トラ

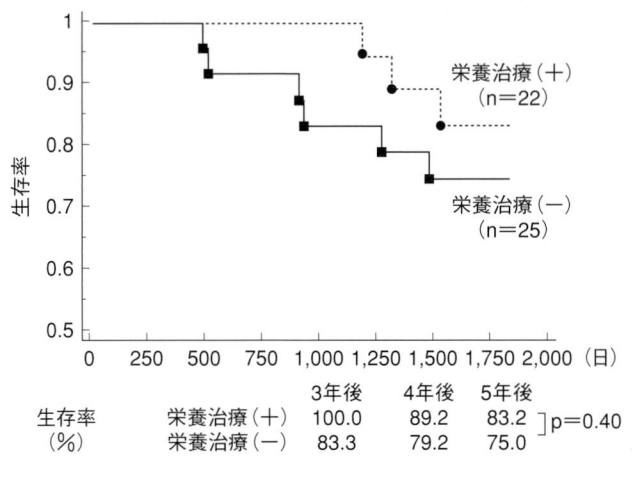

図4 栄養治療と予後

ンスフェリン（Tf），P_{Imax}が有意に増加，6カ月後にはBCAAが正常化し，1年後にはFFM，握力，oxygen cost score，QOL indexが有意に改善した（図3）．筋蛋白増加分は呼吸筋力増加分と相関した．さらに，エネルギー，蛋白量が等しいBCAA強化群と非強化群間の比較では，BCAA強化群で，体重，筋力で有意差を認めた．

栄養治療を10年以上継続している長期症例もある．予後に関しては，その他の治療などをマッチして無作為化比較対照試験（randomized control study）で検討した．筆者が栄養治療を行った患者群は通常治療の対照群に比較して，FEV_1，D_{LCO}が維持され，RV/TLCが有意に減少した．3年生存率は100％，5年生存率83.2％でいずれも対照群に比較して，有意差はないものの改善を認めた（図4）．栄養治療と蛋白同化ホルモンと併用し，予後改善を認めたという報告がある[12]．今後，呼吸器リハビリテーションとの併用効果，栄養治療を始めるタイミングなどをさらに精査する必要がある．

―― おわりに ――

COPDや慢性呼吸不全における高率な栄養障害の実態，栄養障害と呼吸・骨格筋力，呼吸機能，運動能，易感染性との密接な関連性を理解し，栄養障害を終末像と考えず，栄養治療による悪循環改善がHRQOLと予後を改善する可能性を認識しなければならない．今後，栄養治療が包括的呼吸器リハビリテーションの一部として，位置づけられることを期待する．

【参考文献】

1) 米田尚弘, 吉川雅則, 三上理一郎ほか. 呼吸器疾患と栄養評価. 第22回日本医学会総会会誌 1987；Ⅱ：248-9.
2) Yoneda T, Yoshikawa M, Tsukaguchi K et al. Nutritional assessment of chronic obstructive pulmonary

disease. In Tanaka T, Okada A editors. Nutritional support in organ failure. Amsterdam：Elsevier Science Publishers；1991. p. 165-74.
3) Yoshikawa M, Yoneda T, Kobayashi A et al. Body composition analysis by dual-energy X-ray absorptiometry and exercise performance in underweight COPD. Chest 1999；115：371-5.
4) Wilson DO, Rogers RM, Wright, EC et al. Body weight in chronic obstructive pulmonary disease. The National Insitutes of Health Intermittent Positive Pressure Breathing Trial. Am Rev Respir Dis 1989；139：1435-8.
5) Chaikkeux E, Laaban JP, Veale D. Prognostic value of nutritional depletion in patients with COPD treated by long-term oxygen therapy. Chest 2003；123：1460-6.
6) 米田尚弘，吉川雅則，夫　彰啓ほか．慢性閉塞性肺疾患の栄養免疫状態が予後に及ぼす影響―予後栄養指数を用いた検討．厚生省特定疾患呼吸不全調査研究班平成5年度研究報告書．1994．p. 124-31.
7) Yoneda T, Yoshikawa M, Takenaka H et al. Plasma levels of amino acid and hypermetabolism in patients with chronic obstructive pulmonary disease. Nutrition 2001；17：95-9.
8) 米田尚弘，吉川雅則，夫　彰啓ほか．慢性閉塞性肺疾患―診断と治療の進歩 Ⅳ．栄養管理の意義．日内会誌 1995；84：750-5.
9) Wilson DO, Rogers RM, Sanders M. Nutritional intervention in malnourished patients with emphysema. Am Rev Respir Dis 1986；134：672-710.
10) Schols AMW, Soeters PB, Moster R et al. Physiological effects of nutritional support and anabolic steroids in patients with chronic obstructive pulmonary disease. Am J Respir Crit Care Med 1995；152：1268-74.
11) 米田尚弘，吉川雅則，塚口勝彦．慢性閉塞性肺疾患に対する栄養補給療法の有用性．日胸疾会誌 1992；30：1807-13.
12) Schols AMW, Slangen J, Volvix L et al. Weight loss is a reversible factor in the prognosis of chronic obstructive pulmonary disease. Am J Respir Crit Care Med 1998；157：1791-7.

〈米田尚弘〉

III

各疾患における在宅酸素療法の実際

1 肺結核後遺症

――はじめに――

　肺結核後遺症とは，肺結核の治癒後に続発する合併症である．人工気胸術，胸郭成形術後や胸膜炎後の胸膜肥厚により拘束性換気障害が生じる．現在は，肺結核の治療は抗結核薬による化学療法が主体であるが，戦前から昭和30年代にかけては有効な抗結核薬もなく結核治療の主体は人工気胸術，胸郭成形術，肺切除術などの外科療法であった．若年時にこれらの治療を受けた患者は20～30年後に呼吸困難などの自覚症状を呈するようになる．肺結核後遺症の呼吸不全の特徴は，低酸素血症と高二酸化炭素血症を来すようになることである．

　本項では，肺結核後遺症患者の在宅酸素療法（home oxygen therapy：HOT）の特徴を解説する．

1) 肺結核後遺症の特徴

　肺結核後遺症患者の呼吸機能障害は拘束性換気障害である．外科療法による肺容積の減少，胸郭の変形や胸膜肥厚により，肺活量，1回換気量が著しく減少する．このために肺胞低換気を来し，高二酸化炭素血症を伴う低酸素血症に陥る．また，低酸素血症による肺高血圧から右心不全（肺性心）を来し，急性増悪の原因のほとんどが右心不全の悪化である．

　次に，虎の門病院でHOTを受け5年以上観察可能であった肺結核後遺症患者の検討を示す[1]．対象は肺結核後遺症のHOT例のうち5年以上経過を観察しえた50例であり，呼吸不全増悪による入院290エピソードである．**表1**にHOT導入時のデータを示す．男性32例，女性18例，平均年齢は63歳である．大気下での血液ガス分析では動脈血酸素分圧（Pa_{O_2}）57.0 Torr，動脈血二酸化炭素分圧（Pa_{CO_2}）56.4 Torrで，呼吸機能検査成績では，肺活量（VC）1.18 *l*，%肺活量（%VC）39.7%と高度の拘束性障害を認める．

　経過中に人工呼吸管理を受けたことのある人工呼吸管理施行例（V群）24例と非人工呼吸管理施行例（non-V群）26例に分け，症状安定期の血液ガス，呼吸機能，胸部単純X線所見などについて検討した結果を**表2**に示す．

　表2のなかでの症状安定期の大気下での血液ガス分析はV群でPa_{O_2} 55.1 Torr，Pa_{CO_2} 57.3 Torrとnon-V群に比し低酸素血症，高二酸化炭素血症が目立つが有意差はない．呼吸機能検査成績では

表1　肺結核後遺症の在宅酸素療法導入時のデータ

症例数	50	呼吸機能検査値（n＝36, mean±SD）	
男性：女性	32：18	VC（l）	1.18±0.3
年齢（歳）	63.0±7.3	%VC（%）	39.7±10.1
身長（cm）	161.5±7.4	$FEV_{1.0}$（l）	0.8±0.2
体重（kg）	45.5±9.4	$FEV_{1.0}$（%）	70.0±19.7
血液ガス分析値		臨床検査値（n＝50, mean±SD）	
pH	7.39±0.04	TP（g/dl）	7.8±0.6
Pa_{O_2}（Torr）	57.0±7.4	Alb（g/dl）	3.5±0.5
Pa_{CO_2}（Torr）	56.4±8.4	BUN（mg/dl）	21.1±10.7
		Cr（mg/dl）	0.9±0.3
		RBC（$10^4/\mu l$）	455.6±68.3
		Hb（g/dl）	13.3±2.0
		Ht（%）	42.1±6.1

表2　血液ガス，呼吸機能，胸部単純Ｘ線所見

	V群（n＝24）	non-V群（n＝26）	
症状安定期			
血液ガス			
pH	7.38±0.04	7.40±0.04	ns
Pa_{O_2}（Torr）	55.1±4.3	58.1±9.4	ns
Pa_{CO_2}（Torr）	57.3±11.0	55.7±6.7	ns
呼吸機能			
VC（l）	1.12±0.2	1.23±0.3	ns
%VC（%）	36.4±9.5	42.1±0.3	ns
$FEV_{1.0}$（l）	0.89±0.2	0.75±0.1	$p<0.05$
$FEV_{1.0}$%（%）	79.3±17.4	63.7±19.0	$p<0.05$
胸部Ｘ線所見			
病変部位　両側	22例*	10例*	
片側	2例*	16例*	

＊：カイ2乗検定　$p<0.01$

V群が肺活量が約100 ml，%肺活量が約6%とnon-V群に比べて低値である。また胸部単純Ｘ線所見では病変を両側性の胸郭成形術あるいは，人工気胸術施行例と，片側のみの群とに分けて考えた場合，V群で両側性病変が多く，non-V群では片側性病変が多い傾向にあり，カイ2乗検定で有意水準1%未満で有意差がみられた。このことから，人工呼吸経験例は，病変部位が両側性であるものが多いことが分かる。

次に，V群136エピソード，non-V群154エピソードの呼吸不全増悪時の血液ガスの比較を示す（表3）。V群の人工呼吸器装着直前の血液ガスは，Pa_{O_2} 35.2 Torr，Pa_{CO_2} 67.5 Torrと著しい低酸素血症，高二酸化炭素血症を呈しており，ほぼ全例入院当日に人工呼吸器が装着された。それに比

表3 呼吸不全増悪時血液ガス

	V群 (n=24) (136エピソード)	non-V群 (n=26) (154エピソード)
pH	7.33±0.04	7.35±0.02 *
Pa_{O_2} (Torr)	35.2±8.6	44.1±7.6 *
Pa_{CO_2} (Torr)	67.5±8.7	56.8±8.5 *

*: $p<0.05$

表4 人工呼吸管理回数,日数と体重の変化

人工呼吸管理回数	5.6±0.4 回
人工呼吸管理日数	10.8±0.8 日 (24例,136エピソード)
⊿BW (入院時体重－退院時体重)	2.73±0.2 kg (50例,290エピソード)

(mean±SD)

表5 睡眠時 desaturation

time of $Sp_{O_2}\leq 85\%$	163.3±35 分
lowest Sp_{O_2}	61.5±3.4%

(n=27, mean±SD)

べ,non-V群ではPa_{O_2} 44 Torr, Pa_{CO_2} 56 Torrと低酸素血症,高二酸化炭素血症の程度は軽度であった.

　呼吸管理の平均回数と,呼吸管理に要した平均日数および全入院エピソードにおける入院時と退院時の体重の変化であるが,呼吸管理の平均回数は5.6回であり,呼吸管理に要した平均日数は10.8日で,比較的早期に離脱できていた.また両群合わせた,入院時と退院時の体重の比較では入院時に比べ退院時には平均2.7 kg減少しており,除水による呼吸不全,右心不全の改善を裏づけている(表4).

　急性増悪の原因は45%で呼吸器感染症が契機となっていたが,27例については明らかな感染徴候はみられなかった.そこで夜間睡眠中の動脈血酸素飽和度(Sa_{O_2})を連続測定したところ,全睡眠時間のなかで,Sp_{O_2} 85%以下となる時間が平均163分と非常に長時間であり,Sp_{O_2}最低値も平均61%と著しく低値であった.これらの結果から,肺結核後遺症患者は著しい睡眠時呼吸障害が存在し,これが連夜続くことにより呼吸不全,右心不全の増悪につながるものと考えられる(表5).

2) 酸素流量の設定

　以下に,慢性呼吸器疾患患者の酸素流量設定について検討した結果を示す[2]).
　対象は肺線維症38例,肺結核後遺症44例,肺気腫症49例の計131例である.

(1) 安静時の酸素吸入流量

　安静時のPa_{O_2}が60 Torr以下の呼吸不全患者が,日中安静時のPa_{O_2}を60～80 Torrに維持するのに必要な安静時酸素吸入流量を各疾患別にグラフに示したものを「治療効果と評価」図1(117頁)に示したので参照していただきたい.

安静時の酸素吸入流量はいずれの疾患も1 l/分前後であり，肺結核後遺症患者では日中安静時は平均0.9±0.6 l/分である。

(2) 運動時の酸素吸入流量

酸素流量決定のための運動負荷量は，患者が耐えうる最大限の運動負荷ではなく，個々の患者が日常生活で歩行しているのと同程度の速度で歩行させるのが現実的である。筆者らは，普段の歩行ペースで6分間歩行を行い，パルスオキシメータでSp_{O_2}を連続測定し，Sp_{O_2}が88%以下に低下した場合をdesaturationありとしている。この理由は，pH 7.40の場合Sp_{O_2} 88%がPa_{O_2} 55 Torrに相当するからである[3]。

安静時の血液ガス60 Torr以下の慢性呼吸不全患者が歩行時にSp_{O_2} 90%以上を維持するために必要な酸素吸入流量を示したグラフを「治療効果と評価」図2（117頁）に示した。肺結核後遺症が1.0±0.6 l，肺気腫症が2.2±0.8 lであるのに対し，肺線維症では平均3.7±1.1 lであり，疾患によって必要酸素量に大きな差がある。

肺結核後遺症の体動時の酸素流量の設定は安静時流量と大差ないことが分かる。高二酸化炭素血症を来している症例についても体動時の酸素流量は十分な量を設定しても差し支えないが，安静時には元に戻すように指導することが重要である。

筆者らがPa_{O_2}が60 Torrを超える慢性呼吸器疾患患者について歩行時のSp_{O_2}を連続測定し，desaturationの有無を検討した結果を示す[4]。

歩行時に低酸素血症を来す頻度は疾患によって異なり，肺結核後遺症は26例中6例23.1%が，肺気腫症は34例中13例38.2%が，肺線維症は26例中20例76.9%が6分間の歩行時にdesaturationを来しており，結核後遺症患者の2割で体動時のdesaturationを来している。

このように安静時のPa_{O_2}が60 Torrを超える症例でも，歩行時には酸素吸入を必要とする症例があることを知っておくべきである。

3）睡眠時低酸素・高二酸化炭素血症

睡眠時のdesaturationの頻度をみると，肺結核後遺症では約9割の症例で夜間睡眠時の低酸素血症が認められた（「治療効果と評価」119頁図5参照）。しかし，肺結核後遺症患者の場合，低酸素血症のみならず高二酸化炭素血症にも着目しなければならない。

68歳の肺結核後遺症患者の経皮P_{O_2}（Ptc_{O_2}）・P_{CO_2}（Ptc_{CO_2}）モニターの結果を「治療効果と評価」の図6（120頁）に示した。安静時の血液ガスはpH 7.31，Pa_{O_2} 58 Torr，Pa_{CO_2} 81 Torrと高二酸化炭素血症を認め，睡眠時に低換気になることが予想されたため睡眠時のPtc_{O_2}・Ptc_{CO_2}モニターを行った。夜間酸素0.4 l/分吸入下での記録であるが，睡眠中3回Pa_{O_2}が40 Torr台に低下し，同時にPa_{CO_2}が90 Torr台まで上昇している。

Ptc_{O_2}・Ptc_{CO_2}モニター（120頁図7）は1972年にHuchが，皮膚を加温すると皮下の毛細血管から拡散してくるP_{O_2}がPa_{O_2}に近づくことを利用して，Ptc_{O_2}の測定に成功し，Ptc_{CO_2}についても

Huch が1977 年にpH 測定用の硝子電極を利用したSeveringhaus 型電極を利用して測定に成功した。その後，それぞれ独立した電極として発展したが，一体型のセンサーでの臨床報告が1980 年に Whitehead らによりなされ，1985 年に市販された。

Ptc_{O_2}・Ptc_{CO_2} モニターは，慢性呼吸器疾患患者の中でも特に高二酸化炭素血症を有する患者のモニタリングに利用される[5]。

肺結核後遺症のように夜間睡眠中に低酸素血症，高二酸化炭素血症が悪化する症例においては，Sa_{O_2} とともに，Ptc_{O_2}・Ptc_{CO_2} のモニタリングが有用である。

4) 非侵襲的陽圧換気 (NPPV)

非侵襲的陽圧換気 (non-invasive positive pressure ventilation: NPPV) は急性期の呼吸管理のみならず慢性呼吸不全患者の安定期に対しても行われる。特に高二酸化炭素血症を伴う肺結核後遺症やCOPD に対して行われることが多い。

肺結核後遺症では，夜間睡眠中の低換気により高二酸化炭素血症を来し，さらには呼吸中枢の化学受容体の感受性が低下し呼吸不全が悪化すると考えられる。

図1 は，68 歳，女性の両側胸膜胼胝の症例の胸部単純X 線所見である。本症例は日中の大気下の血液ガスはpH 7.33, Pa_{O_2} 39 Torr, Pa_{CO_2} 80 Torr と著しい低酸素・二酸化炭素血症を認め入院となった。入院後，0.8 l/分の微量酸素投与を行った。Pa_{O_2} は80 Torr に改善したが，同時に Pa_{CO_2} は100 Torr と悪化しpH も7.30 とアシドーシスが進行した。そのためNPPV を開始した。IPAP (inspiratory positive airway pressure) 18 cmH_2O, EPAP (expiratory positive airway pressure) 4 cmH_2O, 呼吸回数18 回/分，酸素3 l/分の条件設定で行ったところ，pH 7.42, Pa_{O_2} 98 Torr, Pa_{CO_2} 63 Torr に改善した (表6)。本症例は在宅NPPV を開始した。

表6 入院時血液ガス所見

	大気下	酸素 0.8 l/分	NIV 酸素 3 l/分 I:18 E:4 RR18	
pH	7.33	7.30	7.37	7.42
Pa_{O_2}(Torr)	39	80	86	98
Pa_{CO_2}(Torr)	80	100	93	63
Sa_{O_2}(Torr)	67	92.7	99.4	97.5

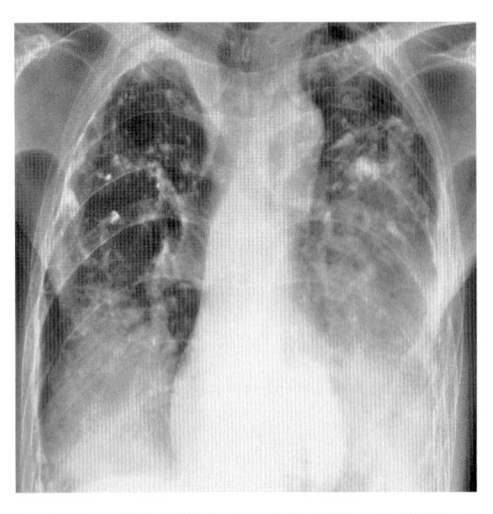

図1 両側胸膜胼胝患者の胸部単純X 線所見
　　 (68 歳，女性)

図2 症例1の経過表（75歳，男性）

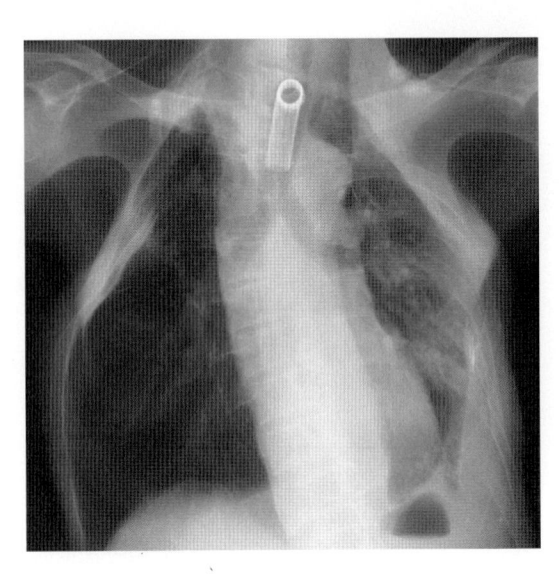

図3 症例1の胸部単純X線所見

このように以前には気管挿管を必要とした症例も，NPPVにより非侵襲的に管理することが可能となった。しかし症例のなかにはNPPVの受け入れが困難な症例もあり，そのような場合は時期を逸することなく気管挿管に移行すべきである。

5）症例呈示

〔症例1〕在宅人工呼吸により急性増悪回数が激減した症例

75歳，男性。1960年（36歳時）に肺結核のため両側胸郭成形術を行った。1977年ごろより右心不全症状が出現し入退院を繰り返している。1988年に気管切開を行い，さらに1992年より在宅人工呼吸療法（home mechanical ventilation：HMV）を開始した。その後は経過表（図2）に示すよ

図4 症例2の経過表（77歳，女性）

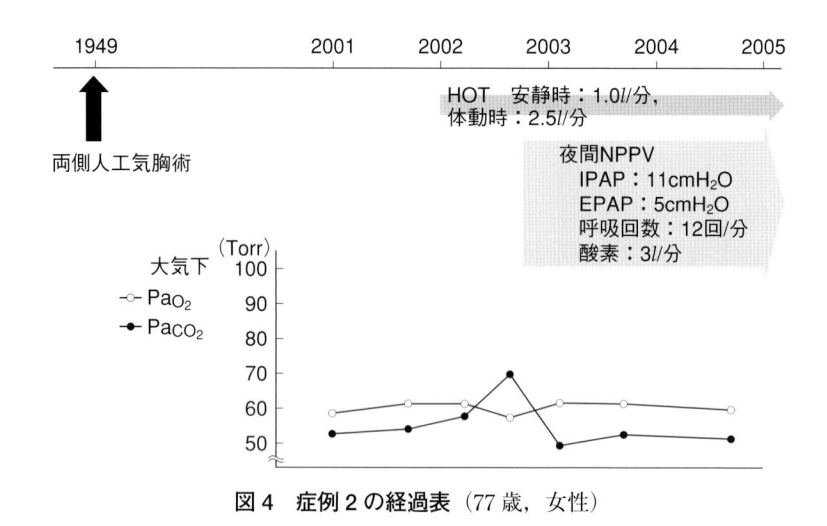

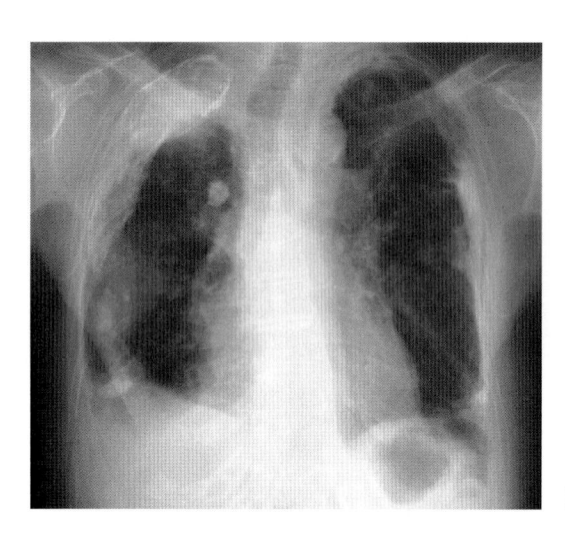

図5 症例2の胸部単純X線所見

うに入院頻度が著しく減少した。さらに，経過表下段に示すごとく在宅人工呼吸療法開始直後から日中の血液ガス所見が改善し，Pa_{CO_2}の減少と，Pa_{O_2}の上昇が認められる。

図3に症例1の胸部単純X線所見を示す。両側の胸郭成形術後であり，左右肺の容積は著しく減少している。

〔症例2〕長期NPPV施行例

77歳，女性。23歳時に肺結核の治療目的で両側人工気胸術施行。1989年（63歳時）ごろから呼吸困難出現。2002年2月に下腿浮腫の出現とともに呼吸困難が増悪し，利尿薬の投与とHOTを開始した。同年10月に気道感染を契機に呼吸不全が増悪し著しい高二酸化炭素血症を来した。入院後に2相性陽圧呼吸（bilevel positive airway pressure：Bi PAP）を装着しIPAP 11 cmH₂O，EPAP 5 cmH₂O，呼吸回数12回，F_{IO_2} 35%の条件でNPPVを開始した。同時に利尿薬による除水を行い入院時に比べ1.75 kgの体重減になった時点で浮腫は改善した（図4）。

図5は，症例2の胸部X線単純写真であるが，両側の著しい胸膜肥厚と石灰化を認める。

夜間のSp$_{O_2}$の連続記録を行ったところ，Sp$_{O_2}$の低下を認めたため退院後も夜間NPPVの適応と判断し在宅人工呼吸療法とした．

退院後は，日中の血液ガスも改善し現在も継続中である．

症例1は，気管切開を行い在宅人工呼吸療法に移行した症例であるが，近年症例2のようにNPPVが一般的になり患者のQOLを保ちつつ在宅管理が行えるようになっている．

───まとめ───

肺結核後遺症患者は，高二酸化炭素血症を伴う呼吸不全を呈することが多い．

HOTの酸素流量設定のポイントは昼間の血液ガスのみではなく，夜間の低酸素・高二酸化炭素血症も念頭に置いて設定すべきである．

【参考文献】

1) 坪井永保，川畑雅照，中田紘一郎ほか．肺結核後遺症患者在宅酸素療法例の予後に関する検討．日胸疾会誌 1997；35（Suppl）：181．
2) 坪井永保，岸 一馬，中田紘一郎ほか．慢性呼吸器疾患患者の在宅酸素量法における酸素流量設定に関する検討．日胸疾患会誌 1996；34（Suppl）：156．
3) 中田紘一郎．在宅酸素療法導入における指導の実際．日医師会誌 1997；117（5）：690-4．
4) 坪井永保，古田島太，成井浩司ほか．安静時Pa$_{O_2}$>60 Torrの慢性呼吸器疾患患者の在宅酸素療法の酸素流量設定に関する検討．日胸疾患会誌 1994；32（Suppl）：249．
5) 坪井永保，中田紘一郎，伊藤征子．在宅酸素療法の新しいテクノロジー．呼吸と循環 1994；42(5)：445-51．

（坪井永保）

2. COPD

―はじめに―

　慢性閉塞性肺疾患（chronic obstructive pulmonary disease：COPD）は，世界保健機関（World Health Organization：WHO）によると，現在，世界の死亡原因の第四位にランクされていて，今後数十年で，さらに患者数と死亡率が増加するといわれている。そして世界銀行の予想では，2020年には心臓病と脳血管障害に次いで，COPDが世界の死亡原因の第3位になると推測されている。これは世界的にみても，心臓病や脳血管障害が約30年前に比較すると発生頻度が低下しているのに対して，COPDはおよそ1.6倍と増加していることからも分かる。

　そこでCOPDに対する理解や診断，治療の向上をめざし，この疾患の罹患率および死亡率を低下させることを目標に，米国国立心肺血液研究所（US National Heart, Lung, and Blood Institute：NHLBI）とWHOが共同してCOPDの国際的なガイドラインであるGlobal Initiative for Chronic Obstructive Lung Disease（GOLD）を2001年に発表した（2003年に改訂）[1]。このなかで，「COPDは，完全に可逆的ではない気流制限を特徴とする疾患である。この気流制限は通常進行性で，有毒な粒子またはガスに対する異常な炎症反応と関連している」と定義されている。すなわち，有毒な粒子やガスに対する肺の異常な炎症反応によることが強調されていて，慢性持続性の気流閉塞は，内径2mm未満の末梢気道の慢性炎症によるリモデリングと肺実質の破壊がさまざまに組み合わさって生じるとされている。そしてこのガイドラインでは，肺気腫（emphysema）や慢性気管支炎（chronic bronchitis）といった従来のCOPDを構成する疾患名が除かれ，COPDの病態形成に関与する病理形態学的変化として，気道の過分泌をもたらす中枢気道病変，慢性炎症によって生じた末梢気道の狭窄性病変と肺胞系の気腫病変があるとの記載にとどめている。

　また，それぞれの記述は，科学的根拠に基づき委員会推奨事項の根拠の強さであるエビデンス（EBM）によりA〜D（エビデンスの根拠の強いレベルからA，B，C，Dの4段階）に分けられ評価されている（**表1**）[1]。

　わが国においてもCOPDを「肺の生活習慣病」と位置づけ，2003年には日本呼吸管理学会・日本呼吸器学会・日本理学療法士協会の3学会共同による『呼吸リハビリテーションマニュアル―運動療法―』が発表され[2]，2004年4月には日本呼吸器学会（Japanese Respiratory Society：JRS）による「COPD（慢性閉塞性肺疾患）診断と治療のためのガイドライン 第2版」が改訂発表された[3]。これらにより2000年以前まで使用されていた慢性気管支炎および肺気腫という名称は，臨

表1 GOLDガイドラインにおけるエビデンスのレベルに関する記載

エビデンス カテゴリー	エビデンスの根拠	定義
A	無作為化コントロール試験(RCTs)。多量のデータ	エビデンスは綿密に計画されたRCTsエンドポイントから得られたものである。これらのRCTsは，そのエビデンスに基づいた勧告の対象となる集団において一貫した結果のパターンを示すものである。カテゴリーAは多くの対象者を含む多くのスタディを必要とする
B	RCTs。限定された量のデータ	エビデンスは限定された数の患者のみを含むインターベンションスタディ，RCTsの事後またはサブグループアナリシス，あるいはRCTsのメタアナリシスのエンドポイントから得られたものである。一般にカテゴリーBは，無作為化試験がほとんど存在しない場合，無作為化試験のサイズが小さい場合，あるいは勧告の標的集団とは異なる集団において行われた場合に適する。あるいは結果が若干一貫していない場合に適する
C	非無作為化試験。観察に基づくスタディ	エビデンスは非コントロール化または非無作為化試験または観察の基づくスタディの結果から得られる
D	GOLD委員会のコンセンサスによる判断	このカテゴリーは，ある指示を用意するのに価値を有すると判断されたが，その問題を取り扱う臨床的文献が他のカテゴリーに該当することを正当化するためには不十分であった場合のみ用いられる。委員会によるコンセンサスは，上に列挙した基準に適合しないよう臨床経験または知識に基づくものである

〔Global Initiative for Chronic Obstructive Lung Disease. National Heart, Lung, and Blood Institute, National Institute of Health, Publication Number 2701, April 2001（Updated 2003）より引用〕

床的にはCOPDと統一して表現されるようになった。そこで，本項ではCOPDにおける在宅酸素療法（home oxygen therapy：HOT）について解説する。

1）COPDにおける在宅酸素療法の現状

　厚生省（現厚生労働省）特定疾患呼吸不全調査研究班の報告によると[4]，HOTの患者数は1995年には44,000人であったが，近年，登録患者数は急速に増加し，毎年約7,000症例が新規に開始され，現在12万人を超えている[5]。これは，保険適用条件や医療機関の施設適応基準の緩和，酸素供給器の改良，パルスオキシメータの導入などにより，さまざまな施設でHOTが実施可能になったためと考えられている。

　また対象疾患としては，欧米では大多数をCOPDが占めている。わが国においても1995年の登録患者数の内訳では，欧米と同様にCOPDが39.2％と最も多く，次いで肺結核後遺症が17.6％であるが徐々に減少傾向にある。一方肺癌12.2％，間質性肺炎12.0％と近年患者数がそれぞれ増加して

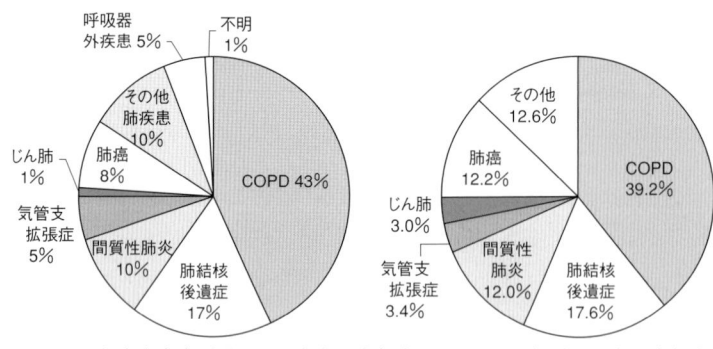

図1 在宅酸素療法：疾患別症例比率
A. 2004年東京在宅呼吸ケア研究会調査報告（n＝4,673）
B. 1995年呼吸不全調査報告

いる．この疾患別比率は，2004年2月に東京都内の医療機関に対して行われたアンケート結果（第11回東京在宅呼吸ケア研究会アンケート結果）においてもほぼ同様な結果が得られている（**図1**）．

2) 酸素療法の目的と意義

COPDによる慢性呼吸不全に対して長期酸素療法（long term oxygen therapy：LTOT）を行う目的は，疾病の治癒ではなく，生存期間の延長，QOLの改善，運動耐容能の改善，入院回数や期間の減少などである．特に生存率の改善はエビデンスAとされていて，英国のMRC（Medical Research Council）グループと米国のNOTT（Nocturnal Oxygen Therapy Trial）の検討により，平均動脈血酸素分圧（Pa_{O_2}）50 Torr前後のCOPDでは，1日15時間以上の酸素療法は生命予後を改善すること，また1日18時間以上の酸素療法は，1日12〜15時間の酸素投与より予後が良好であることが示されている[6,7]．

そして予後の改善は，主にLTOTによる肺高血圧の軽減によるとされている．わが国においても厚生省呼吸不全調査研究班により，LTOT実施症例の予後が非実施症例に比して改善していることが示されている[8]．

3) 低酸素血症の病態生理と酸素療法の効果

呼吸生理学的に低酸素血症は，肺胞低換気，換気血流比不均等分布，拡散障害，シャントのうちいずれか一つ，または複数が同時に発生することによって起こる．このうちCOPDでは，肺胞低換気と換気血流比不均等分布が重要である．すなわち，COPDは進行すると，安定期であっても低酸素性肺血管攣縮（hypoxic vasoconstriction：HPV）により肺高血圧，肺性心などの循環障害が徐々に進行する[9]．これは換気が低下することにより肺胞気酸素分圧（$P_{A_{O_2}}$）が低下すると，主として筋性小動脈が収縮して低換気となった肺胞への血流を減らすことによって換気血流比不均等分布を軽減させる一種の生理的生体防御反応である．したがって，慢性的に$P_{A_{O_2}}$が低下した

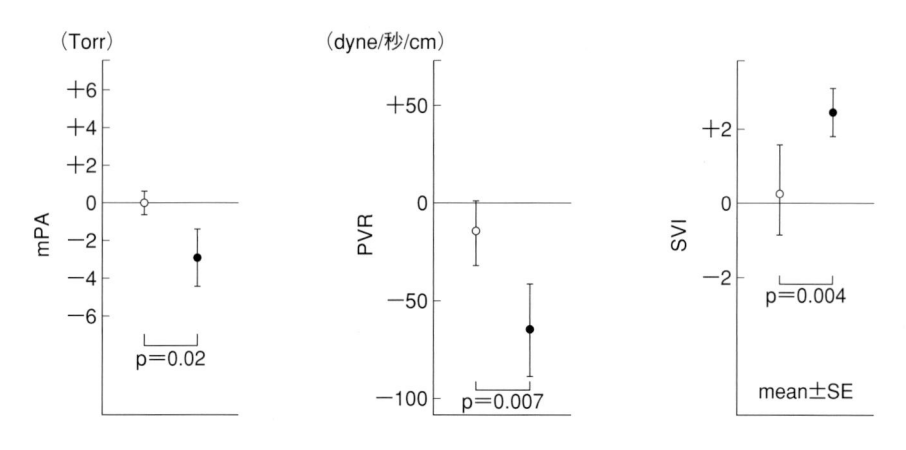

図2 COPDにおいて長期酸素療法が肺循環動態に及ぼす効果
酸素療法前の値を0とした6カ月後の変化量．mPA：肺動脈平均圧，PVR：肺血管抵抗，SVI：1回拍出係数
(Timms RM, Khaja FU, Williams GW. The Nocturnal Oxygen Therapy Trial Group. Hemodynamic response to oxygen therapy in chronic obstructive lung disease. Ann Intern Med 1985；102：29-36 より引用)

●：酸素持続投与群，　○：夜間酸素投与群

COPDの病態では，HPVが生じ，肺高血圧へと進行する．このような病態において酸素を投与することは，Pa_{O_2}を上昇させ，単に低酸素血症を改善させて組織への酸素供給を増やすだけでなく，HPVを解除し，肺高血圧を軽減させるなど肺循環系への悪影響を防止する効果がある．

したがって，慢性の低酸素血症を認めることの多いCOPDにおけるHOTの最大の意義は，肺動脈平均圧低下，肺血管抵抗の低下，および1回拍出量の増加などの心・循環系への作用を介した長期予後の改善であると考えられる（図2）[10]．

(1) 肺胞低換気

肺胞換気量が低下する病態である肺胞低換気は，分時換気量が少ないか，死腔換気量が大きい場合に起こる．COPDにおいては，肺弾性収縮力の減弱やエアトラッピングによる機能的残気量位の増加，気道抵抗の増大，呼吸筋疲労などのために分時換気量が減少している．また，COPDのなかでも肺気腫では末梢気腔の拡張による肺胞死腔が増大，さらに1回換気量の減少も死腔換気率を増大させて肺胞換気量を減らしている．

このように，COPDにおいては肺胞低換気が低酸素血症の一因となっている．このとき，純粋な肺胞低換気による低酸素血症の場合，肺胞気動脈血酸素分圧較差（$A\text{-}aD_{O_2}$）は開大しないため換気量を増加させることでPa_{O_2}を上昇させることができる．しかし，COPDの場合はさらに換気血流比不均等分布や拡散障害を伴っているため，$A\text{-}aD_{O_2}$は開大する．そこでCOPDの場合，酸素投与によって吸入気酸素分圧（$P_{I_{O_2}}$）を上昇させたり，気道収縮，気道分泌などの可逆性の部分を取り除いて肺胞換気量を可能なかぎり増やしても，Pa_{O_2}の上昇は十分ではなく，正常化しない．そのためCOPDにおいては，Pa_{O_2}の改善が不十分な場合に酸素投与が必要となる．

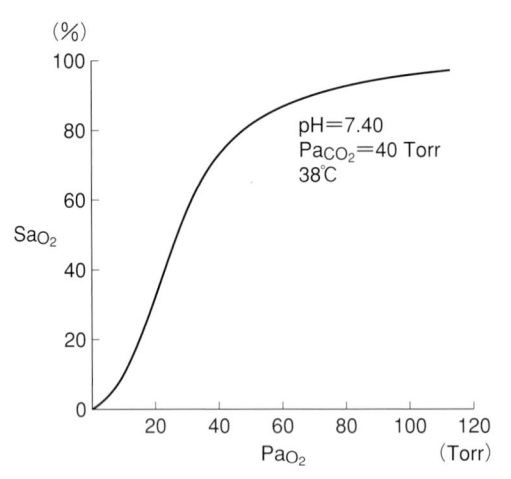

図3 酸素解離曲線

(2) 換気血流比不均等分布

　COPDにおける低酸素血症の最も重要な原因は，換気血流比不均等分布である．COPDのなかでも肺気腫の場合は，気腫性変化によって高換気血流比領域が増加している．これに対して慢性気管支炎では気道分泌物や気道浮腫により低換気血流比領域が増加し，換気血流比異常の主体となっている[11]．したがって，この病態では換気を増加しても，Pa_{O_2}への効果は少ない．すなわち換気の増加は主として高換気血流比領域に起こるが，この領域の血液は酸素解離曲線の右上方の平坦な部分に位置するため，換気が増加してPA_{O_2}が増加しても酸素飽和度（Sa_{O_2}）の上昇が少ないからである．同じ理由から酸素投与によって高換気血流比領域のPA_{O_2}を増加させても，この領域からの血液は全体のPa_{O_2}上昇に対する貢献度は少ない（図3）．一方，低換気血流比領域では器質的な変化や気道収縮，気道分泌の存在により換気を増やしても肺胞換気量の増加は少ない．しかし，この領域では酸素投与に反応してPa_{O_2}が上昇する．これは低換気血流比領域の血液が酸素解離曲線の傾斜の急峻な部分に位置しているため，酸素投与によってS_{O_2}が大きく増加するためである（図3）．

　したがって，換気血流比不均等分布が低酸素血症の主な原因であるCOPDでは，気管支拡張薬，去痰薬などの治療に加えて，Pa_{O_2}の改善が不十分な場合には酸素投与が考慮される必要がある．

4）適応基準

　GOLDとJRSの2つのガイドラインから，COPDにおけるHOTは慢性呼吸不全の定義に基づき，COPDの病期分類でステージIVの最重症において，安定期の治療法としての禁煙，インフルエンザワクチンの接種，リハビリテーションおよび十分な薬物療法を行っても1ヵ月以上低酸素血症が持続する場合に酸素療法を行うことが推奨されている（表2，図4）[1,3]．また，HOTの健康保険適用基準は日本呼吸器学会肺生理専門委員会（1988年）の提案[12]をもとに1994年厚生省基準が示され，この際パルスオキシメータによる酸素飽和度（Sp_{O_2}）による判定によるHOTの導入も可能と

表2 重症度によるCOPD分類

ステージ	特徴
0：リスクを有する状態 （At risk）	・スパイロメトリは正常 ・慢性症状（咳嗽，喀痰）
Ⅰ：軽症 （mild）	・$FEV_1\% < 70\%$ ・$\%FEV_1 \geqq 80\%$ ・慢性症状（咳嗽，喀痰）を伴う，または伴わない
Ⅱ：中等症 （moderate）	・$FEV_1\% < 70\%$ ・$50\% \leqq \%FEV_1 < 80\%$ ・慢性症状（咳嗽，喀痰，呼吸困難）を伴う，または伴わない
Ⅲ：重症 （severe）	・$FEV_1\% < 70\%$ ・$30\% \leqq \%FEV_1 < 50\%$ ・慢性症状（咳嗽，喀痰，呼吸困難）を伴う，または伴わない
Ⅳ：最重症 （very severe）	・$FEV_1\% < 70\%$ ・$\%FEV_1 < 30\%$，または$< 50\%$で呼吸不全あるいは右心不全の臨床徴候の存在

$FEV_1\%$：1秒間強制呼出容量，FVC：努力肺活量，$FEV_1\%$（1秒率）：FEV_1/FVC，$\%FEV_1$（％1秒量）：$FEV_1/$予測1秒量，呼吸不全：海面レベルで呼吸する際に，Pa_{O_2}が60 Torr未満で，50 Torrを超えるPa_{CO_2}を伴う，あるいは伴わない

〔Global Initiative for Chronic Obstructive Lung Disease. National Heart, Lung, and Blood Institute, National Institute of Health, Publication Number 2701, April 2001（Updated 2003）．日本呼吸器学会編．COPD（慢性閉塞性肺疾患）診断と治療のためのガイドライン第2版．2004より引用〕

管理法		●長期酸素療法（呼吸不全時） ●外科的治療法			
		●吸入ステロイド薬の考慮（増悪を繰り返す場合）			
		●長時間作動型気管支拡張薬の定期的使用（単一多剤） ●リハビリテーション			
	●必要時に応じ短時間作動型の気管支拡張薬を使用				
	●危険因子の回避 ●インフルエンザワクチンの接種				
重症度	ステージ	Ⅰ：軽症	Ⅱ：中等症	Ⅲ：重症	Ⅳ：最重症
	$\%FEV_1$	$80 \leqq \%FEV_1$	$50\% \leqq \%FEV_1 < 80\%$	$30\% \leqq \%FEV_1 < 50\%$	$\%FEV_1 < 30\%$ または呼吸不全 あるいは 右心不全の存在

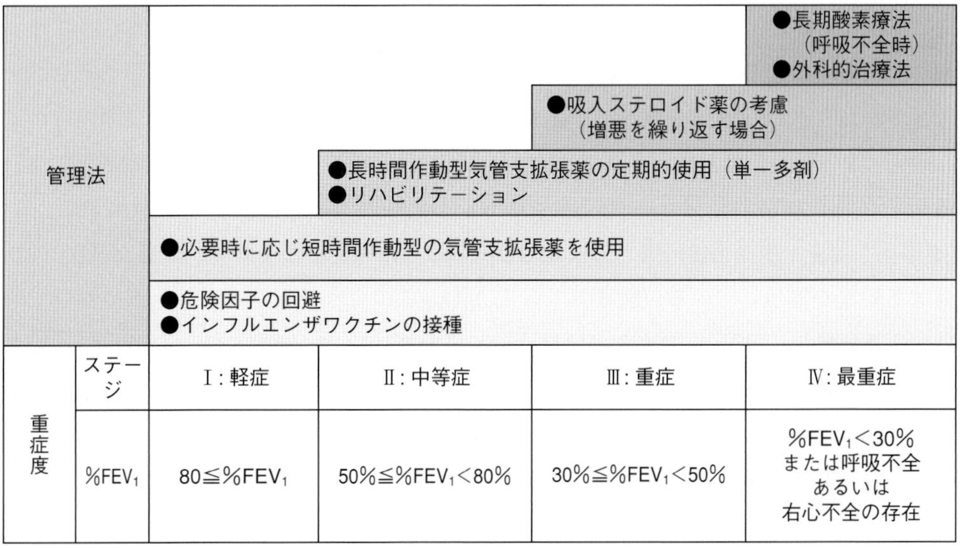

図4 重症度によるCOPD分類と各ステージにおける治療法

〔Global Initiative for Chronic Obstructive Lung Disease. National Heart, Lung, and Blood Institute, National Institute of Health, Publication Number 2701, April 2001（Updated 2003）．日本呼吸器学会編．COPD（慢性閉塞性肺疾患）診断と治療のためのガイドライン第2版．2004より引用〕

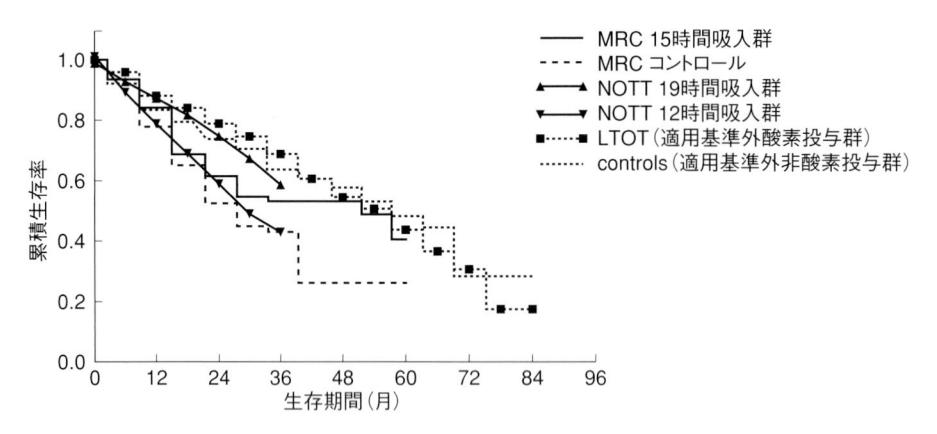

図 5 在宅酸素療法患者の予後

Pa_{O_2} 60 Torr 以下の COPD を対象にした酸素吸入時間により比較した NOTT[7] と MRC[6] の結果，および Pa_{O_2} 60 Torr 以上の適用基準外症例の COPD に対する LTOT 例の生存率は非投与群（control）と同等であった結果[14,15]

〔Medical Research Council Working Party. Report of long term domiciliary oxygen therapy in chronic hypoxic corpulmonale complicating chronic bronchitis and emphysema. Lancet 1981；1：681-5. Nocturnal Oxygen Therapy Trial Group. Continuous or nocturnal oxygen therapy in hypoxemic chronic obstructive lung disease. Ann Intern Med 1980；93：391-8. Gorecka D, Gorzelak K, Sliwinski P et al. Effect of long term oxygen therapy on survival in patients with chronic obstructive pulmonary disease with moderate hypoxemia. Thorax 1997；52：674-9. 15）Veale D, Chailleux E, Taytard A et al. Characteristics and survival of patients prescribed long-term oxygen therapy outside prescription guideline. Eur Respir J 1998；12：780-4 より引用〕

されている。

　一方，強い呼吸困難感などの理由で，$Pa_{O_2} \geqq 60$ Torr の保険適用基準外症例にも HOT が開始されることが年々増加し，わが国においては，1995 年には全 HOT 患者の 35％を占めていた[13]。また保険適用基準を満たしていた症例であっても，その後の継続的治療が奏効し，適用基準をはずれているにもかかわらず，HOT を継続している場合も多くある。HOT の最も大切な効果の一つには前述した研究により予後の延長が示されているが（図 5）[6,7]，1997 年ポーランドと 1998 年フランスによる最近の多施設試験の結果からは，Pa_{O_2} が 60 Torr 以上の適用基準外 COPD 症例に，早期に HOT を導入しても，生命予後に関しては無効であることが報告されており，安易な HOT の早期導入に対する疑問を提示している（図 5）[14,15]。しかし，このような保険適用外症例においては生存率だけによる評価で，QOL に関する評価は十分にされていない。また，$Pa_{O_2} \geqq 60$ Torr でも呼吸困難が強い症例には，早期に LTOT を導入すべきとの報告もある[16]。したがって，現在は低酸素血症がなければ呼吸困難の治療手段としての酸素療法は一般的には推奨されないが，このような適用外症例においては，QOL などの観点から HOT の有効性をさらに検討する必要性がある。

5）在宅酸素療法導入の実際

　在宅酸素療法（HOT）は慢性安定期において導入することが原則であり，包括的呼吸リハビリ

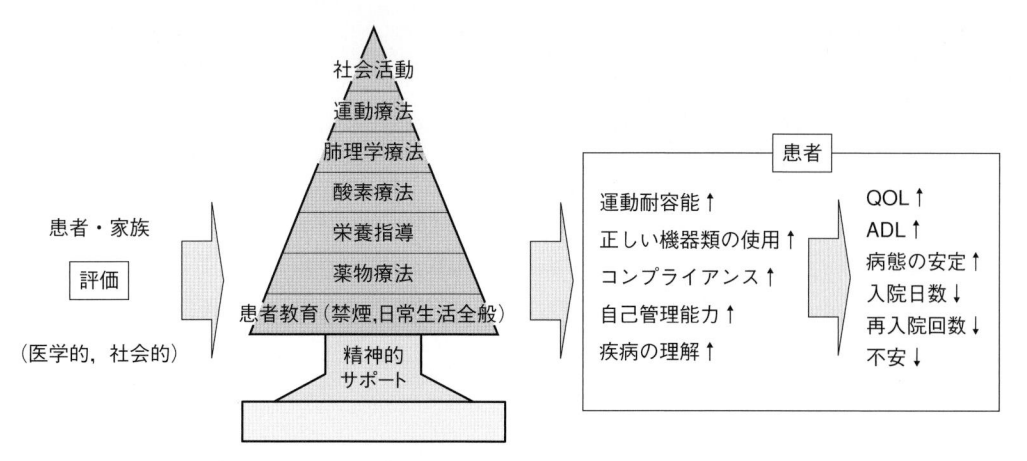

図6 包括的呼吸リハビリテーションの基本的構成と3つの大きな流れ
〔日本呼吸器学会編．COPD（慢性閉塞性肺疾患）診断と治療のためのガイドライン第2版．2004．木田厚瑞．包括的呼吸リハビリテーション・マニュアル，チーム医療のためのマニュアル．東京：メディカルレビュー社；1998より引用〕

テーションの一つとして，患者本人とともに家族へも酸素療法の理解と教育を行う必要がある（図6）[3,17]。また，導入に際しては安静時のみならず運動時，睡眠時の低酸素血症の程度も測定する必要がある。そして導入時には可能なかぎり動脈血液ガス検査を行い，pH，Pa_{O_2}，動脈血二酸化炭素分圧（Pa_{CO_2}）を測定する。

酸素投与量は，通常安静時，鼻カヌラで0.5～2.0 l/分の低流量から投与を開始し，Pa_{O_2} が60～65 Torr以上，できれば70～75 Torr程度を目標として投与量を設定する[18]。また肺胞低換気が著明で高二酸化炭素血症を伴うⅡ型慢性呼吸不全状態のCOPDにおいても，酸素療法は禁忌とはならないが，高流量酸素投与により Pa_{CO_2} が上昇して呼吸性アシドーシスとなることがある。これを CO_2 ナルコーシスという。この理由として，酸素投与によって低酸素性喚起ドライブ（HPV）が解除されたためと考えられていた時期もあったが，最近では酸素投与によって低換気領域でのHPVが解除され，換気血流比不均等分布が著しく増悪するためと考えられている。このような，高二酸化炭素血症を伴った低酸素血症の場合は，鼻カヌラにて0.25～0.5 l/分程度の少量から徐々に酸素流量を調節する。あるいは，非侵襲的陽圧換気（noninvasive positive pressure ventilation：NPPV）など治療を併用する。また，運動時，睡眠時に低酸素血症の増悪を認める場合の酸素投与量は，通常安静時の流量よりも0.5～1 l/分程度増量することが多く，パルスオキシメータを用いて継続的に Sp_{O_2} の測定を行い $Sp_{O_2} \geq 90\%$ を保つ適切な酸素投与量を決めることが望ましい。特にCOPD患者では夜間睡眠中，ことにレム睡眠中に換気量低下を起こすことが多いため，不適当な量の酸素投与により睡眠中に高二酸化炭素血症の増悪を惹起する可能性があることに注意を要する。

酸素投与時間は，1日18時間以上の吸入が好ましく，3時間以上の中止は肺高血圧症の悪化を来すという報告もある[19]。また，酸素供給装置には酸素濃縮器，液体酸素，酸素ボンベなどがあるが，わが国のHOT患者の90%以上は酸素濃縮器を使用していて，酸素量節減のため酸素節約装置を併用することも多い。

―― ま と め ――

　COPDに対するHOTについて，病態生理を含めて，GOLDとJRSのガイドラインに沿って解説した．わが国における検討では，40歳以上の人口の約530万人以上がCOPDに罹患していると考えられているが，現在この病気で診断・治療を受けているのはわずか34万人といわれている[20]．今後，世界的にCOPD患者数の増加が推定されている現在，HOTの必要な患者もますます増加することが考えられ，それに伴って，適用条件の遵守とQOL評価を含めた適応条件の見直しを考えなければならない時期にきている．

【参考文献】

1) Global Initiative for Chronic Obstructive Lung Disease. National Heart, Lung, and Blood Institute, National Institute of Health, Publication Number 2701, April 2001（Updated 2003）.
2) 日本呼吸管理学会・日本呼吸器学会・日本理学療法士協会編．呼吸リハビリテーションマニュアル―運動療法―．東京：照林社；2003.
3) 日本呼吸器学会編．COPD（慢性閉塞性肺疾患）診断と治療のためのガイドライン第2版．2004.
4) 斎藤俊一，宮本顕二，西村正治ほか．在宅酸素療法実施症例の全国調査結果について．厚生省特定疾患呼吸不全調査研究班平成7年度（1995年）研究報告書．1995. p. 5-9.
5) 石原英樹，木村謙太郎，縣　俊彦．在宅呼吸ケアの現状と課題―平成13年度全国アンケート調査報告．厚生省特定疾患呼吸不全調査研究班平成13年度研究報告書．2001. p. 68-71.
6) Medical Research Council Working Party. Report of long term domiciliary oxygen therapy in chronic hypoxic corpulmonale complicating chronic bronchitis and emphysema. Lancet 1981；1：681-5.
7) Nocturnal Oxygen Therapy Trial Group. Continuous or nocturnal oxygen therapy in hypoxemic chronic obstructive lung disease. Ann Intern Med 1980；93：391-8.
8) 吉良枝郎：在宅酸素療法実施症例（全国）の調査結果について．厚生省特定疾患呼吸不全調査研究班平成3年度研究報告書．1992. p. 11-7.
9) Weitzenblum E, Hirth C, Roeslin N et al. Pulmonary hemodynamic changes during the acute respiratory insufficiency of chronic bronchopneumopahties. Respiration 1971；28：539-54.
10) Timms RM, Khaja FU, Williams GW. The Nocturnal Oxygen Therapy Trial Group. Hemodynamic response to oxygen therapy in chronic obstructive lung disease. Ann Intern Med 1985；102：29-36.
11) Wagner PD, Dantzker DR, Dueck R et al. Ventilation-perfusion inequality in chronic obstructive pulmonary disease. J Clin Invest 1977；59：203-16.
12) 日本胸部疾患学会肺生理専門委員会．在宅酸素療法の適応基準．日胸疾患会誌1988；25：巻末．
13) 会田　晶，宮本顕二，西村正治ほか．Pa_{O_2} 60 Torr以上で在宅酸素療法が開始された症例に関する全国調査．厚生省特定疾患呼吸不全調査班平成6年度研究報告書．1995. p. 58-61.
14) Gorecka D, Gorzelak K, Sliwinski P et al. Effect of long term oxygen therapy on survival in patients with chronic obstructive pulmonary disease with moderate hypoxemia. Thorax 1997；52：674-9.
15) Veale D, Chailleux E, Taytard A et al. Characteristics and survival of patients prescribed long-term oxygen therapy outside prescription guideline. Eur Respir J 1998；12：780-4.
16) 舛谷仁丸，咎屋　将，長谷川克子ほか．準呼吸不全・肺気腫患者に対する在宅酸素療法実施状況と今後の課題―特に実施基準と予後実態について―．厚生省特定疾患呼吸不全研究班平成6年度研究報告書．

1994. p. 68.
17) 木田厚瑞.包括的呼吸リハビリテーション・マニュアル,チーム医療のためのマニュアル.東京：メディカルレビュー社；1998.
18) Weitzenblum R, Chaouat A, Kessler R et al. Long-term oxygen therapy in stable COPD. In Similowski T, Whitelaw SA, Derenne J-P, editors. Clinical management of chronic obstructive pulmonary disease. New York：Marcel Dekker；2002. p. 718-812.
19) Selinger SR, Kennedy T, Busescher P et al. Effects of removing oxygen from patients with chronic obstructive pulmonary disease. Am Rev Respir Dis 1987；136：85-91.
20) Fukuchi Y, Nishimura M, Ichinose M et al. Prevalence of the Nippon COPD Epidemiology (NICE) Study. Eur Respir J 2001；18 (suppl 33)：275s.

（村田　朗，工藤翔二）

3 びまん性汎細気管支炎（DPB）

―― はじめに ――

　びまん性汎細気管支炎（diffuse panbronchiolitis：DPB）は，呼吸細気管支に病変の主座をおき，慢性の炎症（細気管支周囲炎）を特徴とする疾患であり，工藤ら[1]によるエリスロマイシン（EM）を含む長期マクロライド治療が標準的な治療として認識されており，それを行わなかった場合，混合型呼吸機能障害により多くの症例は，気道感染を繰り返し，次第に呼吸不全へと進行することがすでに厚生省（現厚生労働省）の調査で分かっている．また山本ら[2]も，ニューキノロン系薬剤を使用したマクロライド治療の長期療法の有用性の評価を行っており，EM 導入後の死亡率の激減を指摘している．

　したがって，DPB に対する在宅酸素療法（home oxygen therapy：HOT）症例も，1990 年以降は急速に減少してきており，この第 2 版においては，初版の事情と大きく異なるところとなった．

1）在宅酸素療法の対象例となるびまん性汎細気管支炎例

　マクロライド療法により，それまで多くの例が，緑膿菌感染や呼吸不全を経て死亡していた予後[3]が著しく改善され，逆に多くの症例が症状の劇的な改善ないし，病状進行の停止がみられるようになり，最近では聖路加国際病院においても新しく DPB 患者が HOT 導入となることは極めてまれである．

　DPB のマクロライド療法の治療指針としては，表1 に示すように，どの時期の DPB であっても，それは基本的治療であり，EM 400～600 mg/日の通算 2 年間投与が推奨されているが，高度進行例では，それ以上の継続投与も勧められている．

　しかしながら，マクロライド療法がすでに無効と判断される場合も存在しており，その一例を次に提示する．

2）症例呈示

〔症例1〕37 歳，女性．
　既往歴：36 歳で卵巣嚢腫指摘．喫煙なし．8 歳より副鼻腔炎あり．

表1　DPBに対するマクロライド療法の治療指針

マクロライド少量療法はDPBに対する基本療法であり，早期の症例ほどより高い臨床効果が得られることから診断後はすみやかにマクロライド少量療法を開始すべきである。なおマクロライド系薬剤のうち，第一選択薬はエリスロマイシン(EM)である。

〔投与量および用法〕
　　EM 1日投与量は400または600 mgを分2または分3で経口投与。

〔効果判定と治療期間〕
1. 臨床効果は2〜3カ月以内に認められることが多いが，最低6カ月間は投与してその臨床効果を判定する。
2. 長期投与により自覚症状，臨床検査所見(画像・肺機能など)が改善，安定し，重症度分類で4または5級(付記1)程度になれば，通算2年間の投与で終了する。
3. 終了後症状の再燃がみられれば，再投与が必要である。
4. 広汎な細気管支拡張や呼吸不全を伴う進行症例で有効な場合は，通算2年間に限ることなく継続投与する。

〔付記〕
1. 4級；咳・痰軽度，痰量10 ml以下。息切れの程度はHugh-Jones(H-J)分類Ⅱ〜Ⅲ，安静時PaO_2は70〜79 Torrで，呼吸器症状のため社会での日常生活活動に支障がある。5級；呼吸器症状なし。安静時PaO_2は80 Torr以上，日常生活に支障なし。
2. 現時点ではニューマクロライドがEMより有効であるとの証拠は得られていないが，EMによる副作用や薬剤相互作用がある場合，あるいはEM無効症例では14員環ニューマクロライド薬の投与を試みる。
　　投与例1：クラリスロマイシン(CAM) 200または400 mg，分1または分2，経口投与
　　投与例2：ロキシスロマイシン(RXM) 150または300 mg，分1または分2，経口投与

(中田紘一郎ほか．DPBの治療ガイドライン最終案報告．厚生省特定疾患びまん性肺疾患調査研究班平成11年度報告書．2000．p.111より引用)

家族歴：呼吸器疾患なし。

吸入歴：なし。

現病歴：5歳(1954年)のとき検診で胸部単純X線異常を指摘され某大学病院に入院。全身麻酔下気管支鏡施行され「肺癌」を疑われた。小学校時代には痰が1日10回以上あったが，運動能力は中等度で，耳鼻科では副鼻腔炎の所見を認めていた。中学時代に別の某大学病院では「慢性気管支炎」「気管支拡張症」などと診断され，発熱時ペニシリンの筋注を繰り返した。

20〜35歳では喘鳴が時々出現するようになり，階段で息切れを感じるようになるが，ほぼ日常活動は可能。36歳(1991年)になり喀血と息切れが増強し，緑膿菌気道感染を指摘された。37歳(1992年)，発熱のため，当院初診した。

入院時理学所見：両肺に湿性・乾性ラ音を聴取。

入院時の検査所見と胸部単純X線像および胸部CT像を表2ならびに図1, 2に示す。入院後の経過は図3のとおりである。

上記の臨床経過と画像および検査所見は，厚生省(現厚生労働省)特定疾患呼吸器系研究班の

表2 症例1の入院時検査所見

		1993〜1994	1999〜2000
寒冷凝集素価		1:64	1:64
血液ガス分析	Pa_{O_2} (Torr)	（大気下）52	（酸素2l/分吸入下）47
	Pa_{CO_2} (Torr)	46	72
	pH	7.39	7.34
肺機能検査	%VC (%)	47	37
	$FEV_{1.0}$ (l)	0.56	0.50
	$FEV_{1.0}$% (%)	46	61
	V_{50}/V_{25}%	2.5	3.7
	%TLC/%RV	76/137	57/98
	RV/TLC% (%)	55	56
喀痰	細菌	+++	+++
HLA typing	A-11, 33 B-44, 67 CW-7 DR-2, 6 DQ-1	測定せず	すべて陽性
耳鼻科的所見	膿性鼻汁	++	++
	慢性副鼻腔炎	+	+

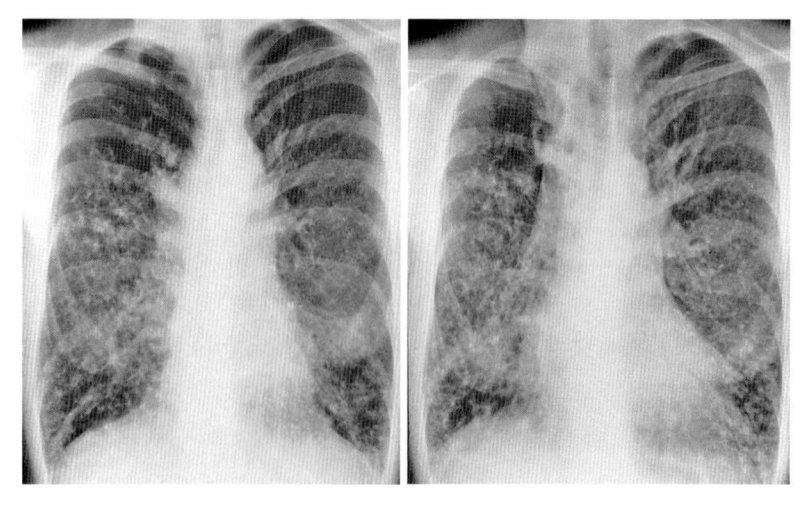

図1 症例1の胸部単純X線像
左：1992年8月19日，右：2001年1月4日撮影

DPBの診断基準をすべて満たす確実例として，EM 400 mg/日によるマクロライド少量長期療法を開始した．しかしながら，すでに喀痰から検出していた緑膿菌は消失せず，喀痰量も多く（50〜100 ml/日，膿性），動脈血酸素分圧（Pa_{O_2}）も大気下で50 Torrを割るようになり，顕著な効果が

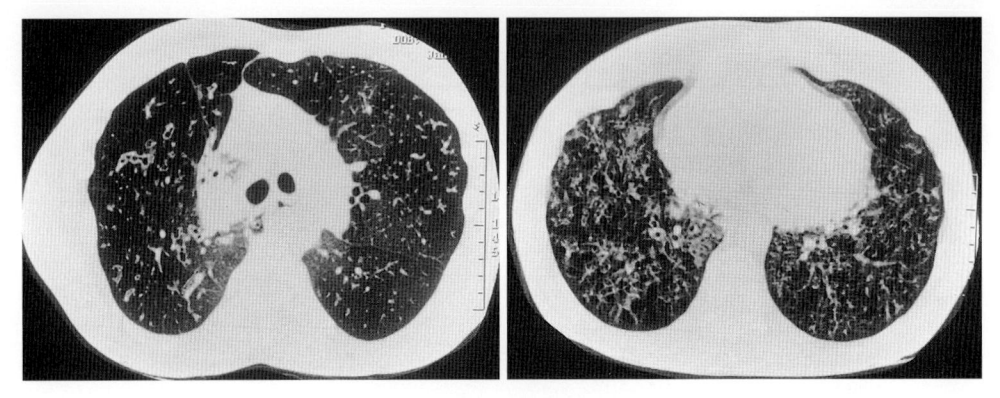

図2 症例1の胸部CT像
2001年1月22日撮影

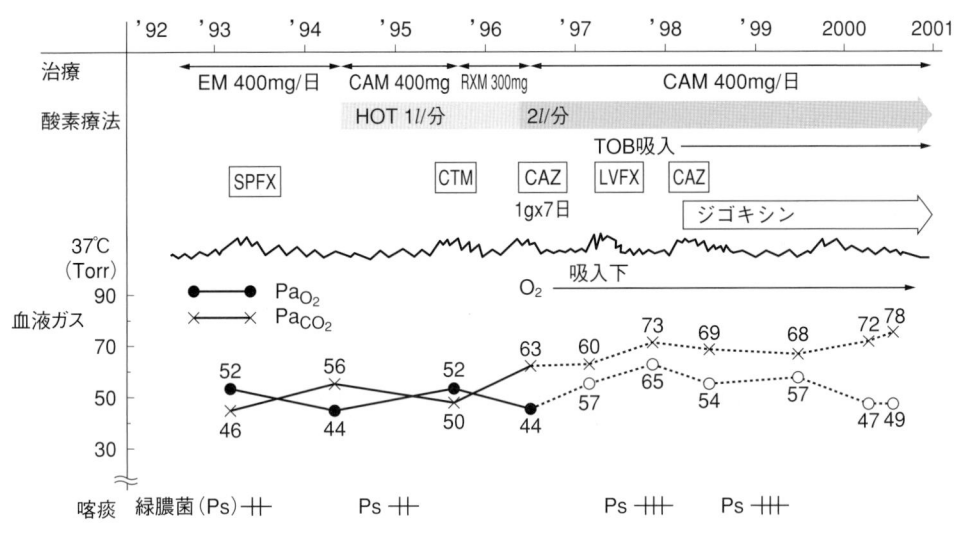

図3 症例1の臨床経過（37歳，女性）

みられないため，約2年後よりクラリスロマイシン（CAM）へ変更した。

そのころより，持続酸素療法が必要となり，HOTを開始しているが，経過中時々気道感染の悪化による発熱・痰量の増加があり，点滴用抗菌薬や経口抗菌薬を1～2週間使用した。しかし，酸素吸入下でもPa_{O_2}は少しずつ低下，逆に動脈血二酸化炭素分圧（Pa_{CO_2}）は上昇してきており，2000年末にはPa_{O_2} 49 Torr, Pa_{CO_2} 78 Torr, pH 7.38（酸素 2.0 l/分吸入下）とpHは代償されているものの高二酸化炭素血症を呈している。

〔症例2〕55歳，男性（図4）。

1979年より当院で臨床的にDPBと診断された。1983年4月発熱，気道感染による急性増悪と考えられ，抗菌薬などの使用により下熱したが，その後安定期でも大気下Pa_{O_2} 43 Torr, Pa_{CO_2} 54 Torrのため退院後より0.5 l/分の24時間酸素吸入を酸素濃縮装置により在宅で開始した。外来で

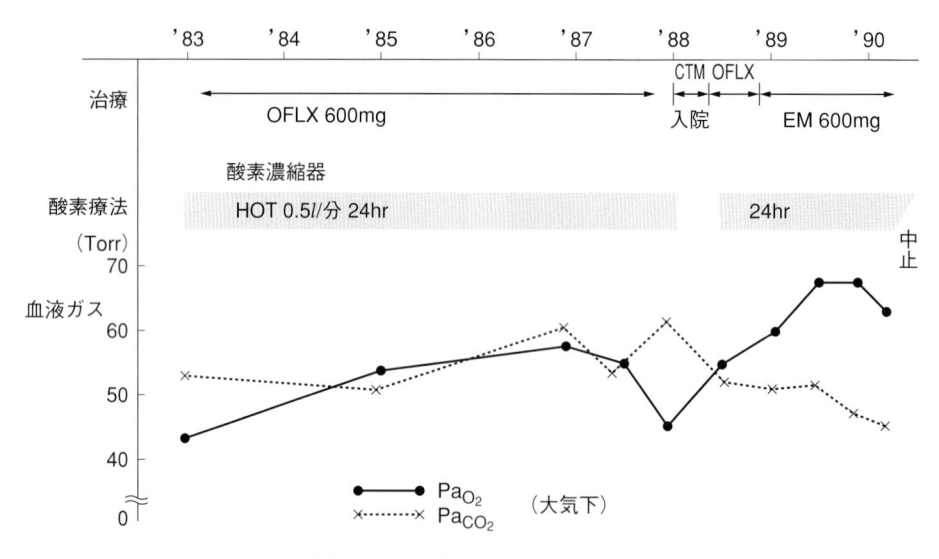

図4 症例2の臨床経過（55歳，男性，DPB）

は，喀痰量は1日約100 ml前後で，経口抗菌薬としてオフロキサシン（OFLX）の内服を長期継続していた．血液ガスは大気下でPa_{O_2}，Pa_{CO_2}ともほぼ50〜60 Torrの間にあったが，1988年1月再び気道感染増悪のため入院，CTM（抗菌剤）の点滴施行．その後1988年12月からEM 600 mg/日の経口投与を開始したところ，自他覚症状とも著明に改善し，Pa_{O_2}も大気下で常に60 Torr以上を示すようになり，Pa_{CO_2}も低下したため，1990年4月HOTはいったん中断した．

3）びまん性汎細気管支炎に対する在宅酸素療法施行時の問題点

(1) HOT導入の適応について

症例1はEM導入以前に，すでに広範な気管支拡張を伴ったびまん性粒状影があり，緑膿菌気道感染を伴い，大気下Pa_{O_2} 52 Torrの呼吸不全症例である．中田ら[4,5]の分類によるとV型ということになる（図5）．

当然，EMの治療を開始されてはいるが，呼吸不全は改善せず，HOTの導入となっている．本例はEMによっても呼吸不全の改善をみなかった症例であるが，症例2に示すように，EM導入後いったん開始されたHOTでも中止可能な場合もありえる．

(2) 他の治療との併用

この時期のDPBは，低酸素血症とともに膿性痰が極めて多く，HOTとともに喀痰溶解薬（塩酸ブロムヘキシン；ビソルボン液®）や気管支拡張薬（硫酸サルブタモール；ベネトリン液®）を用いた吸入療法とともに，体位ドレナージ，呼吸訓練を含む肺理学療法などが併行して行われねばならない．いわゆる慢性閉塞性肺疾患（chronic obstructive pulmonary disease：COPD）などに対

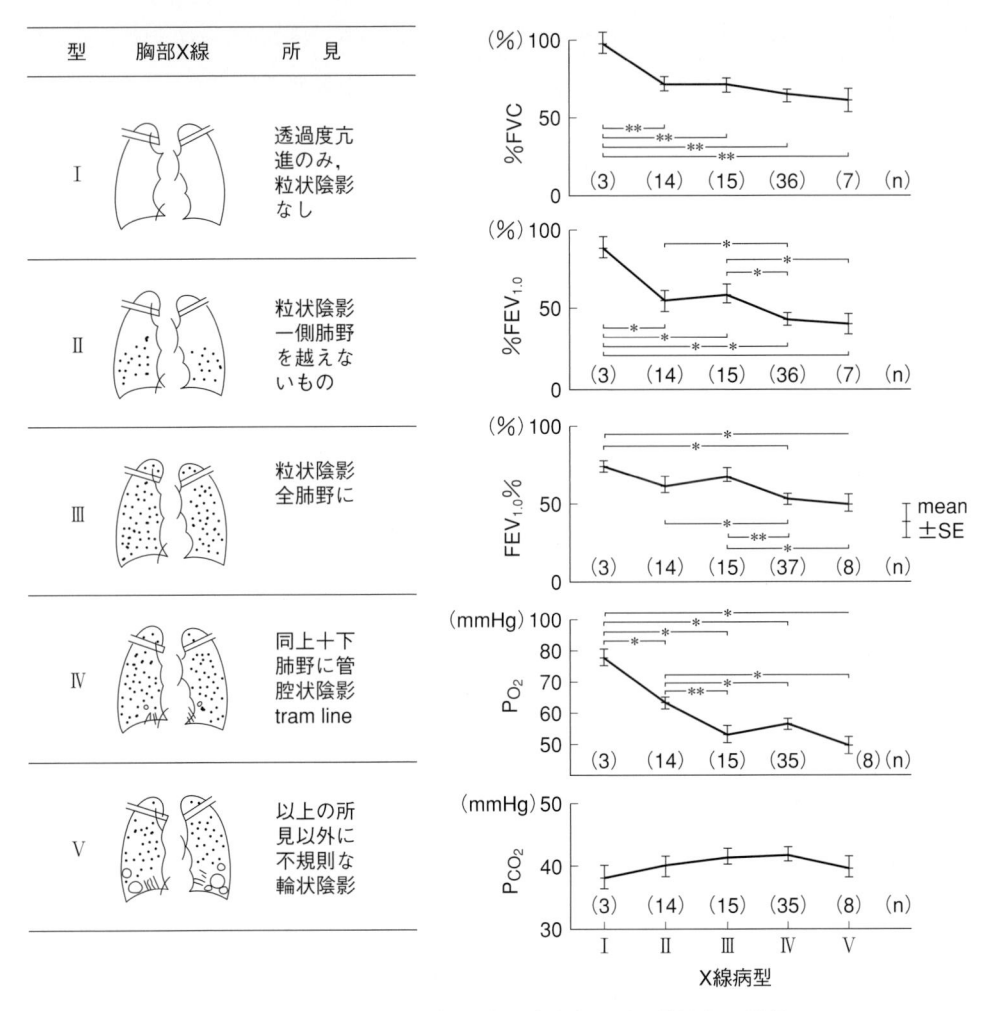

図5 DPBの進展—胸部単純X線写真と呼吸機能との関係
(中田紘一郎,谷本普一:びまん性汎細気管支炎. 臨床放射線 1981;26:1133, 本間行彦:びまん性汎細気管支炎全国症例調査報告. 呼吸機能. 厚生省特定疾患研究間質性肺疾患研究業績集. 1983. p.14 より引用)

するものと同様の包括的呼吸リハビリテーション[6]が継続されなければならないわけである。

さらに気道感染の増悪や肺炎などによる急性増悪によってHOTが中断され,すみやかに入院での強力な抗菌薬療法や酸素療法ないし呼吸管理に移行しなければならない場合もあり,日常での発熱や喀痰の性状に留意するよう教育しておくことも重要である。

(3) 換気不全と NPPV について

症例1ではHOT経過中,次第に Pa_{CO_2} の上昇が認められ,早朝時の頭痛が出現した。症例2も,EM開始までは,次第に Pa_{CO_2} の上昇をみており,睡眠時のdesaturationが確認された。DPBの睡眠中のdesaturationは,無呼吸によらないもので,酸素吸入によって改善することが示されている[7]。

しかし近年非侵襲的陽圧換気療法（NPPV）によって夜間のみの換気補助の有用性が肺結核後遺症例などで明らかになっており[8]，第1例もよい適応と考えられ開始されたが，その後残念ながら日中の喀血で不慮の転帰をとった．

【参考文献】

1) Kudoh S, Azuma A, Yamamoto M et al. Improvement of survival in patients with diffuse panbronchiolitis treated with low-dose erythromycin. Am J Respir Crit Care Med 1998；157：1829-32.
2) 山本正彦ほか．びまん性汎細気管支炎に対するエリスロマイシンおよびニューキノロン系薬剤の長期投与の検討―全国集計の検討―．日胸疾患会誌 1990；28：1305.
3) 蝶名林直彦，吉村邦彦，中谷龍王ほか．びまん性汎細気管支炎の予後に関する臨床的検討及び考察．日胸疾患会誌 1986；24：1088.
4) 中田紘一郎ほか．DPBの治療ガイドライン最終案報告．厚生省特定疾患びまん性肺疾患調査研究班平成11年度報告書．2000．p.111.
5) 中田紘一郎，谷本普一．びまん性汎細気管支炎．臨床放射線 1981；26：1133.
6) 日本呼吸器学会COPDガイドライン第2版作成委員会編．安定期の管理―非薬物療法，包括的呼吸リハビリテーション．COPD診断と治療のためのガイドライン第2版．2004．p.71-84.
7) 蝶名林直彦．びまん性汎細気管支炎における夜間酸素飽和度低下に関する研究．日胸疾患会誌 1988；26：394-404.
8) 坪井知正．非侵襲的陽圧人工呼吸（NPPV）の適用とその実際．日本臨牀 1999；57：2074-82.

　　　　　　　　　　　　　　　　　　　　　　　　　　　　　　　　　　　　（蝶名林直彦）

4 肺線維症

---はじめに---

　厚生労働省の定める在宅酸素療法（home oxygen therapy：HOT）の適応基準は，「対象となる患者は，動脈血酸素分圧55Torr（mmHg）以下の者（経皮的動脈血酸素飽和度測定器：パルスオキシメーターによる酸素飽和度から求めた動脈血酸素分圧で代用して良い）および動脈血酸素分圧60Torr以下で睡眠時または運動負荷時に著しい低酸素血症を来す者であって，医師が在宅酸素療法を必要であると認めたもの。」とされている[1]。

　しかし，睡眠時や運動負荷時には日中安静時の血液ガス分析値からは予測できないような高度の低酸素血症を来すことがしばしばある。特に肺線維症患者においては，安静時Pa_{O_2}が正常であっても，体動時に著しい低酸素血症を呈することが珍しくない。本項では，肺線維症患者のHOTについてその特徴を述べる。

1）肺線維症患者の低酸素血症の特徴

　肺線維症患者の労作時低酸素血症を確認する手段としては，6分間歩行試験が有用である。
　特発性肺線維症患者（idiopathic pulmonary fibrosis：IPF）12例に対し病棟廊下を用いた歩行試験を行った結果を次に示す[2]。
　対象はIPF患者12例で全例男性。平均年齢63.7歳。呼吸機能は，肺活量（VC）2.22±0.43 l，％肺活量（％VC）69.0±14.3％，$FEV_{1.0}$ 1.78±0.42 l，$FEV_{1.0}$％ 81.3±17.2％。安静時血液ガスは，Pa_{O_2} 75.1 Torr，Pa_{CO_2} 40.4 Torrである（表1）。
　表2は，病棟廊下を用いた6分間歩行試験の際の歩行時間，距離，平均速度を示している。歩行時に経皮的動脈血酸素飽和度（Sp_{O_2}）＜88％となるIPF患者の平均歩行速度は63.4 m/分であり，この歩行速度でdesaturationがとらえられている。60 m/分は3.6 km/時でありややゆっくりめのスピードである。
　図1は，60歳のIPF患者に対し，病棟廊下を用いて6分間歩行試験を行った結果である。歩行前のSp_{O_2}は94％であるが，歩行開始後1分経過した時点で90％以下となり，終了時には87％まで低下した。歩行速度は60 m/分であった。
　この結果から，患者は体動時の酸素吸入を導入した。

表1 IPF患者に対する6分間歩行試験

平均年齢*	63.7±7.8 歳
血液ガス（大気下）	
Pa_{O_2}（Torr）	75.1±8.0
Pa_{CO_2}（Torr）	40.4±2.8
呼吸機能検査	
VC（l）	2.22±0.43
%VC（%）	69.0±14.3
$FEV_{1.0}$（l）	1.78±0.42
$FEV_{1.0}$%（%）	81.3±17.2

*：12例，全例男性

表2 IPF患者の6分間歩行試験

症例	大気下 P_{O_2}	時間（分）	距離（m）	速度*（m/分）
1	68	6	310	52
2	68	6	360	60
3	85	6	412	69
4	73	2	100	50
5	85	6	400	67
6	63	6	280	47
7	74	4	300	75
8	83	6	520	87
9	70	3	155	62
10	84	6	370	62
11	81	6	340	57
12	67	6	380	73

*平均速度：63.4±11.5 m/分

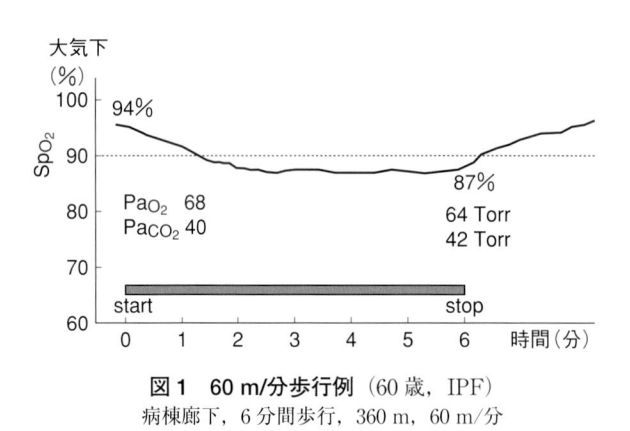

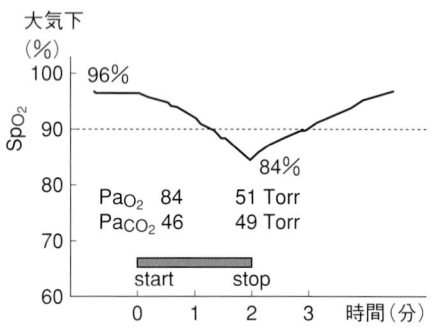

図1 60 m/分歩行例（60歳，IPF）
病棟廊下，6分間歩行，360 m，60 m/分

図2 55 m/分歩行例（72歳，IPF）
病棟廊下，2分間歩行，110 m，55 m/分

図2は，72歳の男性患者であるが，歩行前のSp_{O_2}は96%と正常であるにもかかわらず，歩行開始後Sp_{O_2}が84%まで急激に低下したため2分で検査を中止した．歩行速度は55 m/分であった．

このようにIPF患者のなかには，体動時に安静時の血液ガス所見からでは到底予測不可能な，著しい低酸素血症を来す症例が存在する．

2）酸素流量の設定

前述したように肺線維症患者のHOTの酸素流量は，安静時のみでなく，運動時や睡眠時の検討を行い設定することが望ましい．

以下に，慢性呼吸器疾患患者の酸素流量設定について検討した結果を示す[3]。

対象は，肺線維症38例，肺結核後遺症44例，肺気腫症49例の計131例である。

(1) 安静時の酸素吸入流量

安静時のPa_{O_2}が60 Torr以下の呼吸不全患者が，日中安静時のPa_{O_2}を60～80 Torrに維持するのに必要な安静時酸素吸入流量を各疾患別にグラフに示したものを「治療効果と評価」図1（117頁）に示したので参照していただきたい。

安静時の酸素吸入流量はいずれの疾患も1 l/分前後であり，肺線維症患者では日中安静時は平均1.3±1.1 l/分で他疾患群と比較してもそう大きな差はないことが分かる。

(2) 運動時の酸素吸入流量

酸素流量決定のための運動負荷量は，患者が耐えうる最大限の運動負荷ではなく，個々の患者が日常生活で歩行しているのと同程度の速度で歩行させるのが現実的である[4]。筆者らは，普段の歩行ペースで6分間歩行を行い，パルスオキシメータでSp_{O_2}を連続測定し，Sp_{O_2}が88％以下に低下した場合をdesaturationありとしている。この理由は，pH 7.40の場合Sp_{O_2} 88％がPa_{O_2} 55 Torrに相当するからである。

安静時の血液ガス60 Torr以下の慢性呼吸不全患者が歩行時にSp_{O_2} 90％以上を維持するために必要な酸素吸入流量を示したグラフを「治療効果と評価」図2（117頁）に示した。肺結核後遺症が1.0±0.6 l，肺気腫症が2.2±0.8 lであるのに対し，肺線維症では平均3.7±1.1 lであり，疾患によって必要酸素量に大きな差がある。特に肺線維症では，安静時のPa_{O_2}は他疾患と同様であるのに，歩行時には3倍強の流量を必要とすることに注意したい。

さらに，肺線維症では現行の適応基準には入らない，Pa_{O_2}が61 Torr以上の症例であっても運動時に低酸素血症を来すことはしばしば経験される[5]。

「治療効果と評価」図3（118頁）に筆者らが，Pa_{O_2}が60 Torrを超える慢性呼吸器疾患患者について歩行時のSp_{O_2}を連続測定し，desaturationの有無を検討した結果を示す。

歩行時に低酸素血症を来す頻度は疾患によって異なり，肺結核後遺症は26例中6例23.0％が，肺気腫症は34例中13例38.2％が，肺線維症は26例中20例77.0％が6分間の歩行時にdesaturationを来しており，肺線維症では特に高率にdesaturationを示している。

このように安静時のPa_{O_2}が60 Torrを超える症例でも，歩行時には酸素吸入を必要とする症例があることを知っておくべきである。特に労作時に息切れを訴える肺線維症患者の場合には，安静時Pa_{O_2}が良好であっても歩行試験を行い，desaturationの有無を確認する必要がある。

(3) 症例呈示

〔症例〕72歳，男性である。1997年に労作時の呼吸困難を主訴に受診した。精査の結果，特発性肺線維症と診断した。胸部単純X線写真では，両肺の網状，輪状影を認め（図3左），胸部CT所見では，蜂窩肺が明らかである（図3右）。

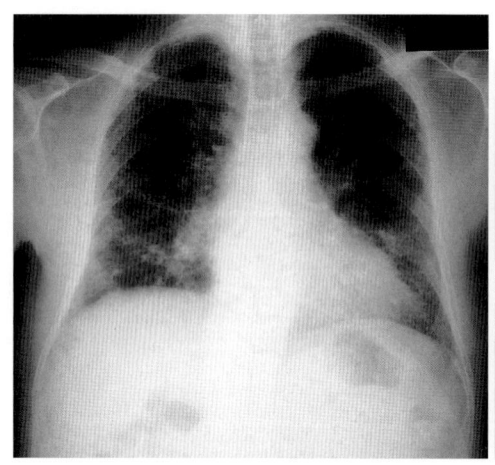

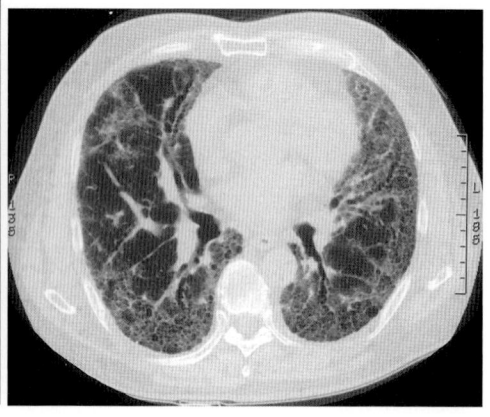

図3　特発性肺線維症（症例）の胸部単純X線所見とCT所見

表3　症例の検査所見（72歳，男性）

RBC（/μl）	4.64×10^6	血清蛋白（TP）（g/dl）	7.1
Hb（g/dl）	15.1	アルブミン（Alb）（g/dl）	3.5
Ht（％）	44.5	尿素窒素（UN）（mg/dl）	20
Plt（/μl）	23.8×10^3	クレアチニン（Cr）（g/dl）	0.7
WBC（/μl）	6.8×10^3	ナトリウム（Na）（mmol/l）	140
血液ガス分析（大気下）		カリウム（K）（mmol/l）	3.4
pH	7.44	クロール（Cl）（mmol/l）	101
P_{CO_2}（Torr）	42	AST（GOT）（IU/l）	27
P_{O_2}（Torr）	86	ALT（GPT）（IU/l）	29
HCO_3^-（mmol/l）	28	LDH（IU/l）	177
BE（mmol/l）	4.2	CRP（mg/dl）	0.1
Sa_{O_2}（％）	96.8	赤沈（ESR）（mm）	12
呼吸機能検査		血糖値（FBS）（mg/dl）	108
VC（l）	2.41	HbA$_{1c}$（mg/dl）	5.9
％VC（％）	78		
FEV$_{1.0}$（l）	2.03		
FEV$_{1.0}$％（％）	84		
DL$_{CO}$（ml/分/mmHg）	9.4		

　表3に検査所見を示す．安静時血液ガス所見ではpH 7.44, Pa$_{CO_2}$ 42 Torr, Pa$_{O_2}$ 86 Torrと安静時血液ガス所見はまったく正常である．

　図4は，入院中に実施した病棟廊下を用いた6分間歩行試験の記録．上段左は大気下での歩行時のSp$_{O_2}$の推移であるが，Sp$_{O_2}$は79.7％まで低下し，歩行終了時のPa$_{O_2}$は46 Torrと著しい低酸素を呈し，歩行前と比較すると30 Torrの低下である．上段右の酸素3 l/分吸入下の歩行では，Sp$_{O_2}$

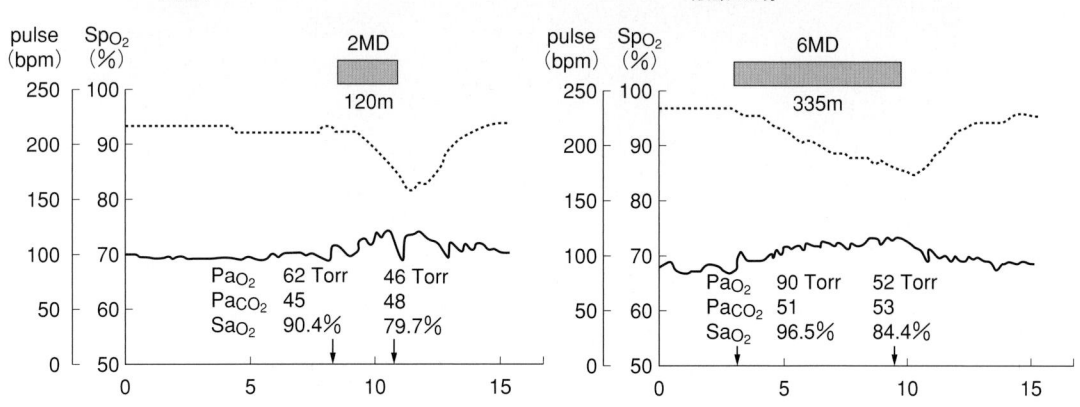

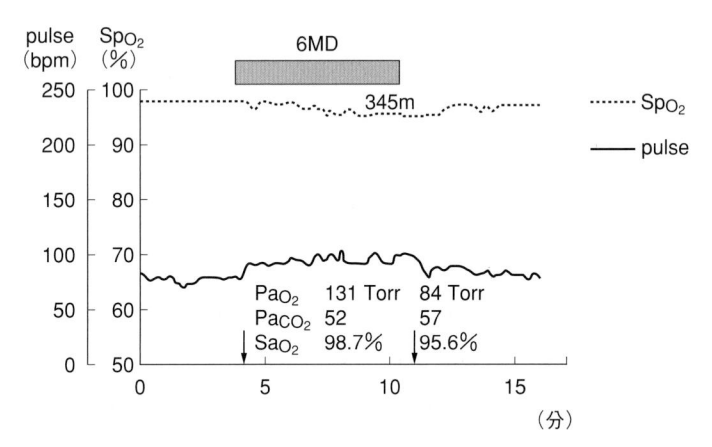

図4 肺線維症患者の歩行試験結果と酸素吸入効果

の最低値は84％であり酸素吸入流量が不足していると判断される。下段の酸素4 l/分吸入下ではSp_{O_2}は常時90％以上に維持されている。本症例は，睡眠中にはdesaturationはなく，歩行時のみ4 l/分の酸素吸入を指示した。

以上より，肺線維症患者では，体動時には安静時血液ガス分析からは予測不可能な高度なdesaturationが起こり，これを改善するための酸素必要量は他疾患に比べ高流量であることが分かる。肺線維症では，二酸化炭素の蓄積は考慮する必要がほとんどないので十分な流量の酸素を吸入させることが重要である[6]。

(4) 睡眠中の酸素吸入流量

睡眠時のdesaturationについては歩行時と異なり，肺結核後遺症の患者が約90％と高率に低酸素血症を来す（「治療効果と評価」図5，119頁参照）。肺線維症患者の夜間睡眠中のdesaturationの頻度は15％であり，運動時と異なりむしろ他疾患よりdesaturationの頻度は低い。

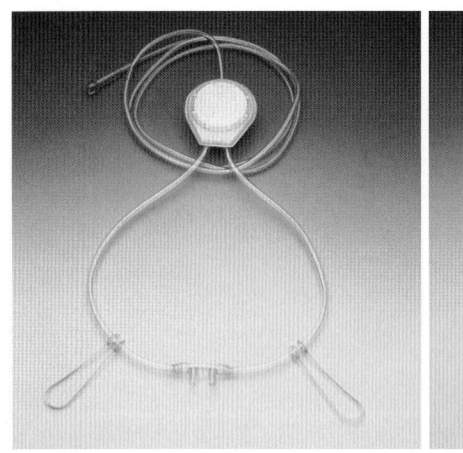

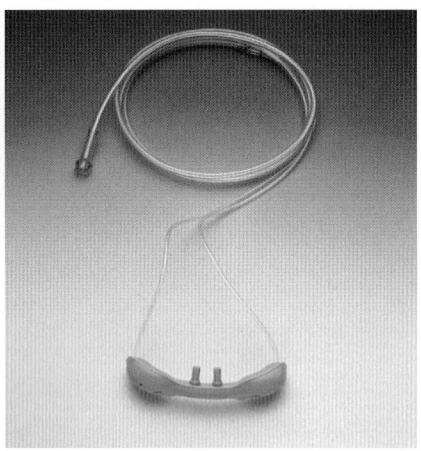

図5 リザーバー付き酸素カニューレ

3) 酸素供給源・吸入器具

　現在，保険適用されている酸素供給源には酸素濃縮器と液体酸素がある．肺線維症患者のように高流量の酸素投与が必要な場合は酸素濃縮器も高流量対応のものが必要であり，液体酸素を用いる場合もある．

　吸入器具も，通常は鼻カニューレを用いるが，吸入気酸素濃度（F_{IO_2}）を高濃度にしたい場合はリザーバ付き酸素カニューレを用いると便利である（図5）．

　酸素供給源は，酸素ボンベが中心の時代からから膜型酸素濃縮器，さらに吸着型酸素濃縮器が開発され，液体酸素も徐々に普及しつつあり，吸着型酸素濃縮器と液体酸素が現在のHOTの主流となっている．

(1) 吸着型酸素濃縮器

　本装置は大気中の窒素ガスを吸着剤に吸着して酸素を濃縮する方法で，1〜3 l/分の流量では93％，4 l/分では90％の濃度の酸素を安定供給する．実用化されてから長期経過しているが，最近では電話回線を利用した酸素濃縮器モニタリングシステム（Teijin Oxygen-concentrator Monitoring System：TOMS）が開発され，情報センターに累積稼働時間，酸素濃度，設定流量，設定流量別の累積使用時間，運転状態などのデータが送られ情報センターから病院（医師）に情報が提供され，患者が指定された流量で指定された時間吸入しているかを知ることができ，患者のHOTに対するコンプライアンスを知ることができるようになった．

(2) 液体酸素

　酸素は常温では気体であるが，水と同様に冷却することによって液体からさらに固体へ変化する．大気圧下では，酸素の融点は−218.4℃で，沸点は−183.0℃である．したがって液体酸素は−

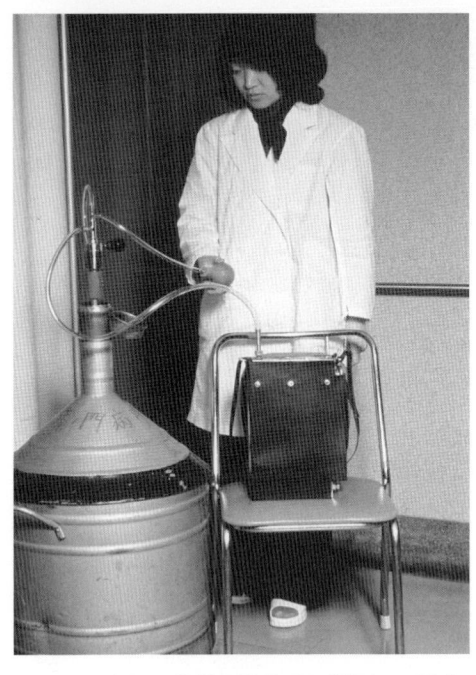

図6 日本初の携帯用酸素吸入装置への酸素充填作業風景

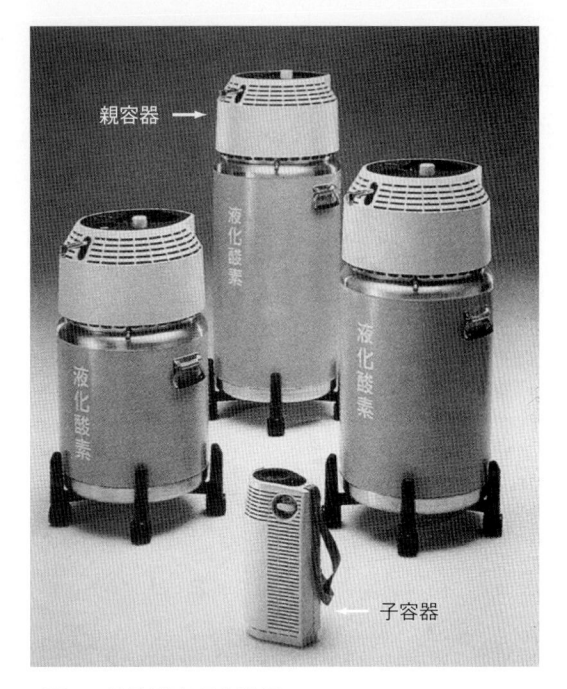

図7 液体酸素吸入装置
（タイコヘルスケアジャパン製）

183.0℃以下の超低温である。

　谷本らは，1973年に液体酸素を用いたわが国で初の携帯用酸素吸入装置を試作した。それは，軽合金製の容器に液体酸素を入れ，外気の温度により気化する仕組みになっている（図6）。約20年前の当時は本装置を用いてごく一部の患者に運動療法を試みていたのがその後の進歩により，現在ではより軽量で精密な器機が一般に普及しており隔世の感がある。

　図7は液体酸素吸入装置の親容器と子容器である。親容器の構造は図8のようになっている。装置を使用していないときの容器内の圧力は，第一安全弁の設定値である1.55 kgf/cm^2である。容器内の圧力が1.55 kgf/cm^2のときは，エコノマイザーバルブが開いており，装置作動のためにフローコントロールバルブを開くと容器内の液体酸素の上部に存在する気化した酸素がエコノマイザーバルブを通って加温コイルにいき，そこで室温付近まで加温される。その酸素ガスは，フローコントロールバルブに向かい，そこで流量が調節されて患者に送られる。酸素ガスが装置から流れ出すと，圧力が下降しはじめ，約1.37 kgf/cm^2まで下がり，この圧力になるとエコノマイザーバルブが閉じる。そして液体酸素は液体吸引管を上昇して気化コイル，加温コイルにいき，そこで気化，加温が行われ，フローコントロールバルブに向かい患者に送られる。

　一方，子容器は図9のような構造になっており，親容器との違いはエコノマイザー回路がないことである。子容器内の圧力は，第一安全弁の設定値である1.55 kgf/cm^2である。フローコントロールバルブを開くと，液体酸素はこの圧力によって液体吸引チューブから加温コイルに送られる。つまり液体酸素は気化され，室温付近まで加温されて，フローコントロールバルブによって流量調節

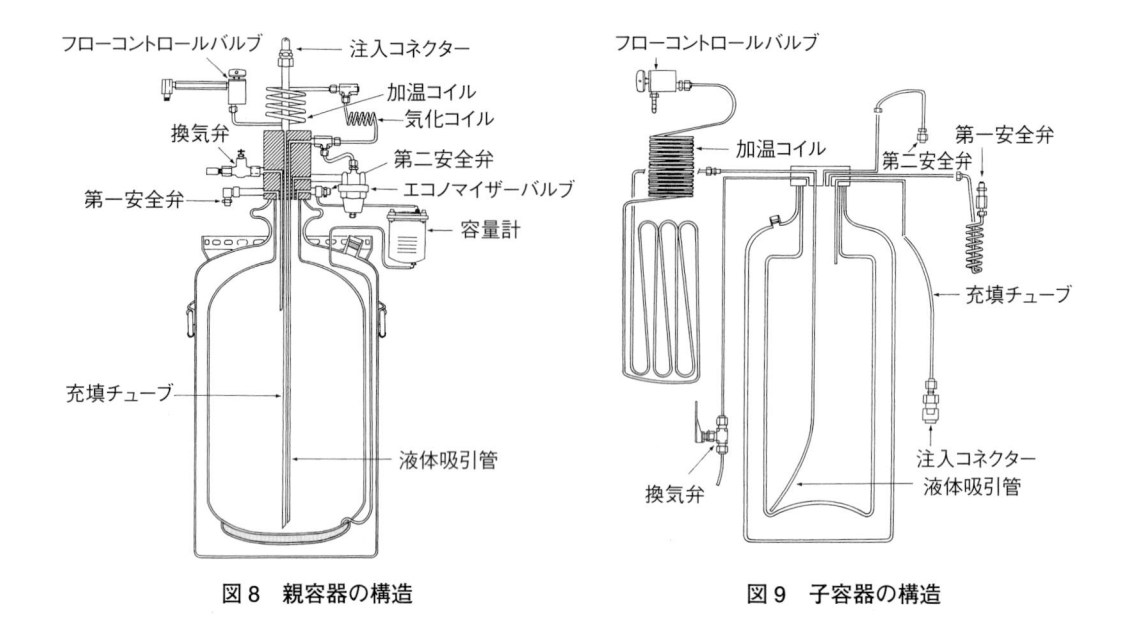

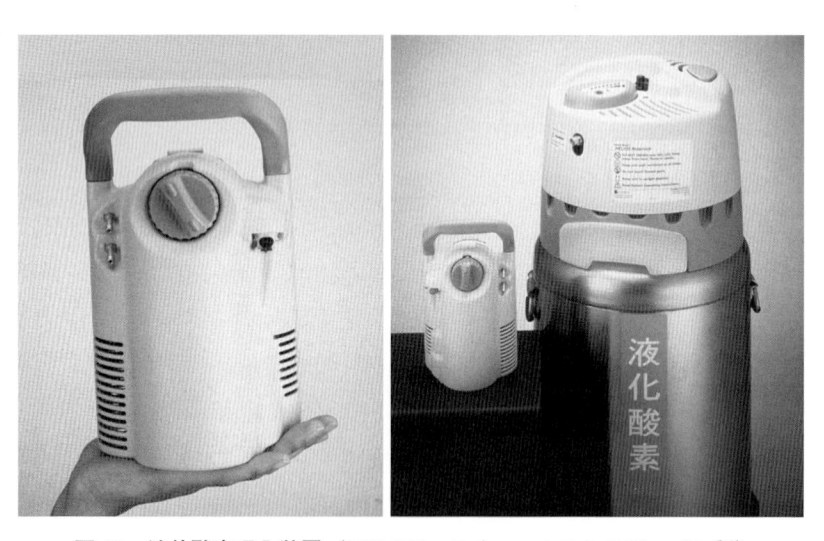

図8　親容器の構造　　　　　　　　図9　子容器の構造

図10　液体酸素吸入装置（HELiOS，タイコヘルスケアジャパン製）

されて患者に送られる。

　近年，**図10**のような軽量・小型の液体酸素吸入器が開発され，デマンドバルブも内蔵されているため長時間使用できるようになった。

　液体酸素によるHOTは，わが国では1990年4月より保険適用になっており，その使用件数は年々増加している。

　液体酸素は液体1lから856lの気体酸素が発生する。したがって，小さい容器から多量の気体を発生させることができる。このため高濃度の酸素が安定供給でき，携帯性に優れるなどの点から，

高流量の酸素吸入が必要な患者に適している．

　患者は在宅時には親容器から酸素供給を受け，外出，旅行，通勤，職場には親容器から子容器に酸素を充填して携帯する．先に呈示した症例のように体動時に高流量の酸素が必要な患者では，酸素供給源として液体酸素が有用である[7]．

4）外来管理の注意点

　肺線維症患者の外来管理の重要なポイントは，急性増悪や，気胸，肺炎の合併など，緊急処置を必要とする病態の変化にすみやかに対応することである．

―――ま　と　め―――

　以上，肺線維症患者のHOTについて，その特徴と酸素流量設定方法，酸素供給法について解説した．

【参考文献】

1) 厚生省健康政策局・日本医師会監. 在宅酸素療法ガイドライン（医療者用）. 財団法人総合健康推進財団. 1991.
2) 坪井永保, 坂本　晋, 川畑雅照ほか. 特発性間質性肺炎患者に対するトレッドミルを用いた6分間歩行試験に関する研究. びまん性肺疾患研究班　平成12年度研究報告書　厚生科学研究特定疾患対策研究事業. 2001. p. 132-5.
3) 坪井永保, 川畑雅照, 岸　一馬ほか. 慢性呼吸器疾患患者の在宅酸素法における酸素流量設定に関する検討. 日胸疾会誌 1996；34（Suppl）：156.
4) 中田紘一郎. 在宅酸素療法導入における指導の実際. 日医会誌 1997；117：690-4.
5) 坪井永保, 古田島太, 成井浩司ほか. 安静時 Pa_{O_2} > 60 Torr の慢性呼吸器疾患患者の在宅酸素療法の酸素流量設定に関する検討. 日胸疾会誌 1994；32（Suppl）：249.
6) 坪井永保, 中田紘一郎. 肺炎と肺臓炎―肺臓炎（間質性肺炎）の患者があなたの外来を受診したら―肺臓炎（間質性肺炎）患者のための在宅酸素療法. Medicina 1997；34：1997-2000.
7) 坪井永保, 中田紘一郎, 伊藤征子. 在宅酸素療法の新しいテクノロジー. 呼と循 1994；42：445-51.

（本間　栄，坪井永保）

5 神経筋疾患

1）神経筋疾患とその呼吸不全の病態

(1) 神経筋疾患と呼吸不全

　神経筋疾患（neuromuscular disorders）は，脊髄前角のα運動ニューロンとその突起（軸索）およびそれに連なる神経筋接合部と筋のいずれかが主に障害された病態をさす。これらを総称して運動単位（motor unit）と呼ぶ。運動単位のどこで障害が起きても，最終的には筋の運動能力低下として症状が出てくる。したがって，神経筋疾患では筋萎縮，弛緩性筋力低下が共通の症状である。中枢神経系疾患でも運動麻痺が出現するが，この場合には筋萎縮はなく，しかも痙性麻痺として発症するところが神経筋疾患と異なる。

　次に呼吸不全の大きな原因として呼吸筋の筋力低下について考察してみよう。一つの運動神経に対して支配する筋細胞数の比率は innervation ratio と呼ばれるが，ヒトの下肢ではこの比率は，1：2,000 程度とされており，外眼筋では1：10程度といわれている。人の呼吸筋ではこの比率は明らかではないが1：数百程度と思われる。筋疾患で筋細胞が一つずつ障害されても，呼吸筋筋力低下の進行速度は遅いと考えられる。これに対して，筋萎縮性側索硬化症（amyotrophic lateral sclerosis：ALS）のように，脊髄前角疾患では一つの運動単位がそのまま消失していくから，筋細胞レベルでは数百の筋細胞の萎縮が同時に出現することになり，呼吸筋筋力低下の進行は階段的で急速であることが理解できる。運動単位は，昔から樹にたとえられ，motor unit tree なる言葉も存在している。図1に示すようにこの樹でたとえれば，Charcot‐Marie‐Tooth 病（CMT）のような末梢神経疾患での呼吸筋障害の性質は筋ジストロフィと ALS の中間に属する[1]。

　表1に呼吸不全を示す神経筋疾患を示す[2]。神経筋疾患を鑑別する場合の原則は，筋力低下が末梢筋に著明ならば神経疾患を，体幹や四肢近位筋に著明ならば筋疾患（総称してミオパチーと呼ばれる）を考える。神経疾患は筋萎縮症が大部分を占める。筋萎縮という言葉は学問的には神経が障害されて筋がやせた場合（神経原性筋萎縮）を総称しており，筋自体に障害があって筋がやせた場合は筋原性筋萎縮として区別される。

(2) 神経筋疾患からみた呼吸不全診断

　筋力低下・筋萎縮を呈する患者を診察し大まかに目安をつけるが，診察後の血液検査で血清CK

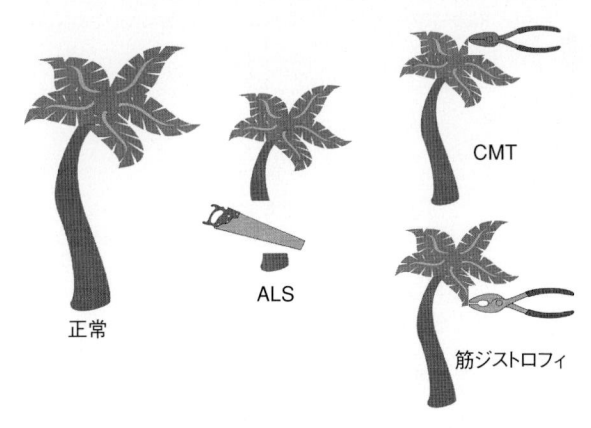

図1 呼吸筋の筋力低下（神経筋疾患別の障害部位）

運動単位は樹にたとえられる。根元が脊髄のα運動ニューロンで、幹から枝は運動ニューロンの軸索である。葉は筋肉細胞である。筋ジストロフィを含むミオパチーでは葉の1枚1枚が障害されるが、ALSのような脊髄前角障害では根元から侵されるために呼吸筋筋力低下はスピードが速く進行する。

表1 呼吸不全を来す神経筋疾患

1. 神経原性筋萎縮症
   1) 筋萎縮性側索硬化症（ALS）
   2) 脊髄性筋萎縮症（SMA）
   3) Werdnig-Hoffmann 病
2. 神経原性疾患および末梢神経疾患
   1) ポリオ
   2) Guillain-Barré 症候群
   3) Charcot-Marie-Tooth 病
3. ミオパチー
   1) 筋ジストロフィ
   2) 先天性ミオパチー
   3) 多発性筋炎
   4) 代謝性ミオパチー
      a. 糖原病（特にⅡ型）
      b. ミトコンドリアミオパチー
   5) その他のミオパチー
      a. rigid spine 症候群
4. 重症筋無力症を含む神経筋接合部疾患

値が上昇していれば筋原性疾患を主に考える。次に筋電図検査によって神経原性、筋原性および神経筋接合部疾患（重症筋無力症など）の鑑別を行う。神経原性疾患では神経生検が、筋原性疾患では筋生検が行われて診断が確定する。ALSは神経内科医の診察を経ずに、呼吸器科に直接呼吸不全を呈して入院する場合も決して少なくはない。

神経筋疾患呼吸不全の特徴は、動脈血二酸化炭素分圧（Pa_{CO_2}）が上昇し、動脈血酸素分圧（Pa_{O_2}）が低下するという二酸化炭素蓄積型呼吸不全（Ⅱ型呼吸不全）の像を呈し、有効肺胞換気量が適切に維持されない病態（肺胞低換気）である。したがって、肺胞気動脈酸素分圧較差（A-aD_{O_2}）は原則として正常範囲内である。神経原性疾患の代表であるALSや筋ジストロフィ（本項では筋原性疾患の代表と考えておく）では、呼吸筋の筋力低下が肺胞低換気の主因である。乳児型脊髄性筋萎縮症（Werdnig-Hoffmann病）や筋ジストロフィでは、呼吸筋筋力低下に加え脊柱変形・胸郭変形が合併し、呼吸不全がさらに増悪する。ただし、筋強直性ジストロフィ（myotonic dystrophy：MyD）では中枢性肺胞低換気が主で、これに呼吸筋の萎縮が加わるという特異な病態を呈する。

(3) 呼吸筋の疲労

神経筋疾患患者の剖検筋を組織化学的に検討したところ、横隔膜や肋間筋のような呼吸筋には四肢骨格筋と違う特徴があることを見出した。われわれはこの特異な所見に「呼吸筋のセントラルコア」という名前をつけた。セントラルコア病のセントラルコアのクライテリアを満たしたからであ

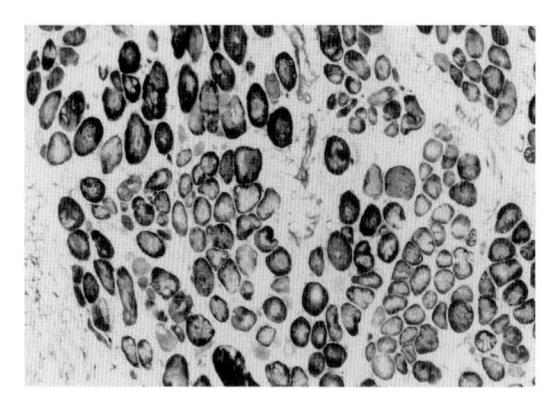

図2 呼吸筋のセントラルコア
DMD横隔膜。NADH-TR染色。筋肉の中心部が抜けているように認められることからセントラルコアと名づけたが，この部分では正常のミトコンドリア網が破壊されているために，NADH-TR染色で陰性に染色されている。呼吸筋疲労の病理学的所見と考えられる。

る[3]。「呼吸筋のセントラルコア」は，NADH-TR染色のようなミトコンドリアのネットワークを染色する染色法で，陰性に染色されて筋細胞中央部が抜けたように染色される。当初は筋ジストロフィの呼吸筋のみに出現すると考えていたが，その後ほかの神経筋疾患の呼吸筋や肺結核後遺症のような一般呼吸不全患者の呼吸筋にも同様の所見をみた（図2）。

呼吸筋は心筋と同様に生命を維持するのに重要な筋肉であり，通常の骨格筋と異なる所見が出現しても不思議ではないが，呼吸筋は休息を許されない筋であることが大きな要因になっているはずである。筋ジストロフィのような筋疾患では筋細胞は一つ一つ壊死を起こしていくので，生き残った細胞はoverworkに陥ることは容易に想像できよう。また本来ならば正常な呼吸筋をもっているはずの肺結核後遺症や肺線維症の患者の呼吸筋は肺組織が大量に破壊されて，ガス交換の効率が低下したために過呼吸を強いられるようになりoverworkになると考えられる。われわれは呼吸筋のセントラルコアを呼吸筋の疲労の病理学的変化と位置づけた。作業仮説として種々の疾患にあてはめて考えてきたが，矛盾する場面には遭遇していない。また共同研究者の熊谷らがラットを高二酸化炭素環境下で飼育し呼吸筋に人と同様の呼吸筋のセントラルコアをつくり出すことに成功したことも，われわれの説を支持する有力な証拠となっている[4]。イヌの実験では，3カ月間の横隔神経の電気刺激により「呼吸筋のセントラルコア」が形成できる[5]。したがって，長期にわたる呼吸不全症例（例えば3カ月以上続いている場合）では，呼吸筋筋力増強訓練は呼吸筋の破壊をまねく可能性があり行わない方がよいと考えている[6]。

呼吸筋のセントラルコアの出現率は疾患によって異なる。例えば，前述のようにALSでは呼吸筋のセントラルコアの出現頻度は低い。また筋強直性ジストロフィの呼吸筋にも呼吸筋のセントラルコアは少ない。その理由は，ALSでは神経が侵されるために筋肉自体は動かなくなり疲労しにくいし，同様に筋強直性ジストロフィでは中枢性肺胞低換気のために呼吸筋は働かないから疲労しにくいからではないかと推察している。

(4) 呼吸筋のセントラルコアの発現時期

野崎らは多数例の非神経筋疾患呼吸不全患者の剖検筋を解析して，Hugh-Jones Ⅱ度以上の呼吸不全が3カ月続けば出現することが考えられると報告した[7]。前述したように呼吸筋のセントラル

コアは，すでに Ciesielski らによりイヌの横隔神経の持続的電気刺激によりつくり出されており，その実験では刺激持続期間は 3 カ月であり，野崎らのいう期間と同様であることが興味深い。筆者は肺結核後遺症の呼吸不全が末期で急速に進むのも，この呼吸筋疲労が大きな要因ではないかと想像している。

呼吸筋のセントラルコアの出現は呼吸不全の何と関係するのであろうか。従来われわれは低酸素が重要ではないかと考えてきたが，前述の熊谷らは，高二酸化炭素環境下飼育ラットで呼吸筋のセントラルコアが作成できたところから二酸化炭素の影響を強く疑っている。

(5) 筋ジストロフィにおける hemodynamic study

Duchenne 型筋ジストロフィ（DMD）を含む神経筋疾患では，一般には肺組織に異常はないはずである。約 20 年前には，DMD 患者は左心不全で全例が死亡するのだろうと想像されていた。末期の左心不全治療を行う目的で DMD 患者に Swan-Ganz カテーテルを挿入し検索したところ，左心不全のみの症例は確かに存在した。しかし，検査上呼吸不全を認める症例はすべて Forrester のサブセット I に分類されて左心不全は合併しないことが判明した。呼吸不全に陥る DMD 患者は全体の 75％に上っていたから，当時の DMD 患者の大部分は左心不全の状態はなかったことになる。また右心室（混合静脈血）と動脈血同時採血した結果では，呼吸不全症例では Pa_{O_2} が 50 Torr 以下で混合静脈血の酸素分圧（$P\bar{v}_{O_2}$）が 35 Torr 以下となり，全身細胞の低酸素が出現すると考えられた（図3）。左心不全症例のみならず，呼吸不全症例にも必ず肺高血圧症が認められた（表2）。現時点では 20 年前よりも呼吸器や心不全治療が進み，単純な病態ではないと思われるが，われわれの経験は現在では繰り返すことのできない貴重なデータとなった[8]。

DMD の肺胞低換気の検査所見の特徴は，Pa_{CO_2} 上昇が Pa_{O_2} の低下よりも臨床的に把握しやすいことである。われわれは Pa_{CO_2} に基づく DMD 患者の予後を検討し，Pa_{CO_2} が 60 Torr を超えると平均 6 カ月で死亡することを明らかにし，DMD における呼吸障害度分類を作成した（表3）。図3 に示したように，DMD 末期の右心カテーテル検査では，Pa_{CO_2} が 48 Torr 以下では $P\bar{v}_{O_2}$ が 35 Torr 以下となり全身の低酸素症（hypoxia）が起こることが判明した。

これに対し筋強直性ジストロフィでは末梢の筋力低下だけではなく呼吸中枢異常も伴っている。若年から呼吸不全を合併する症例もあるが，呼吸不全進行は，DMD に比べて遅く良性の経過をた

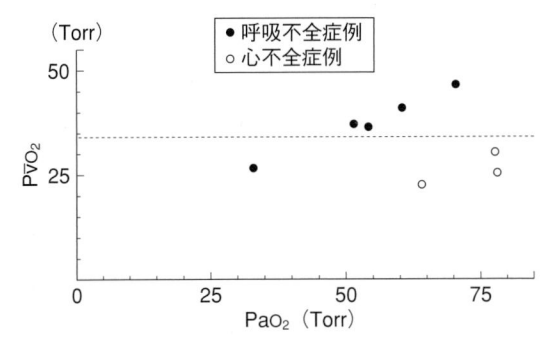

図3　$P\bar{v}_{O_2}$ と Pa_{O_2} の関係
右心カテーテル留置中に混合静脈血と動脈血を同時に採血した。$P\bar{v}_{O_2}$ が 35 Torr 以下になると全身細胞の低酸素化が起きる。

表 2　Duchenne 型筋ジストロフィにおける肺高血圧症

	心拍数	動脈血ガス分析			hemodynamic study		
		pH	Pa_{O_2}	Pa_{CO_2}	肺動脈圧	肺毛細血管圧	心係数
呼吸不全症例	122	7.31	39.8	93.4	52	5	3.9
	135	7.36	31.7	91.7	53	11	
	116	7.27	32.6	84.4	47	9	4.5
	102	7.31	35.8	69.4	40	27	
	123	7.24	39.4	71.4	38	10	4.5
	120	7.31	39.0	80.9	27	5	3.7
	109	7.34	50.4	88.9	27	7	4.5
	86	7.51 *	173.7	25.2	22	13	
左心不全症例	118	7.43	78.0	33.6	47	34	1.2
	125	7.40	77.2	39.8	40	26	1.8

＊：artificial ventilation

表 3　Duchenne 型筋ジストロフィの呼吸障害度分類

潜在性呼吸不全期	$45\,Torr > Pa_{CO_2}$
呼吸不全初期	$50 > Pa_{CO_2} \geqq 45\,Torr$
呼吸不全中期	$60 > Pa_{CO_2} \geqq 50\,Torr$
呼吸不全末期	$Pa_{CO_2} \geqq 60\,Torr$

どる．ALS では急性の経過をたどる症例が少なくない．DMD では Pa_{CO_2} は平均 90 Torr 程度で死亡するのに比して，ALS では 50 Torr 台後半程度で死亡する．このように神経筋疾患の呼吸不全といっても疾患ごとに経過が異なっていることに留意すべきである．

2）筋ジストロフィ

（1）人工呼吸療法の必要性と適応

DMD では前述のように Pa_{O_2} を 50 Torr 以上に保つことが必要であると述べたが，一般に神経筋疾患患者では CO_2 ナルコーシスを引き起こしやすいことは周知の事実である．このためにわれわれ

は，鼻カニューレで0.2〜0.5 l/分程度の酸素吸入をまず行う．これでもPa_{O_2}の上昇が十分でなければ人工呼吸療法が必要となる．神経筋疾患では原則的には肺組織は正常であるから，用手胸郭圧迫人工呼吸でも十分に換気を維持できる．しかし，ひっきりなしに胸郭圧迫を要求するようになるので，施術者の手関節疼痛が必発である．この人工呼吸法は救急時や短時間のみ（例えば入浴時など）に限って行う．

　器械的人工呼吸法には，陽圧式人工呼吸法と陰圧式人工呼吸法がある．神経筋疾患患者の呼吸不全は，肺炎などの際の急性呼吸不全を除けば慢性呼吸不全がほとんどであり，しかも回復の見込みはまったくない．神経筋疾患の慢性呼吸不全には，人工呼吸器装着は禁忌であるとされていた時代もそれほど遠い過去のことではない．1980年代から神経筋疾患呼吸不全にまず気管切開を要しない陰圧式人工呼吸器が用いられるようになり，人工呼吸器装着に対するアレルギーもなくなった．1990年代に入り，気管切開を要しない鼻マスクによる人工呼吸〔非侵襲的陽圧換気（noninvasive positive pressure ventilation：NPPV）〕が導入され，DMD呼吸不全患者のほとんどに人工呼吸治療が行われるようになっている．最近では在宅人工呼吸療法も保険請求が認められるようになり，特に神経筋疾患患者の在宅人工呼吸管理が増加してきている．

　筋ジストロフィでは，NPPVで人工呼吸を開始するのが現状では第一選択である．これに使われる機種としては，軽量で簡便な機器でも十分であるが，気管切開患者に使用される陽圧式人工呼吸器もNPPVとして使用しうる．神経筋疾患患者では，治療期間は長期にわたるのでQOLがよい治療法でなくてはならず，できるかぎり気管切開は避ける方向での治療を行う必要がある．長期生存例では呼吸不全が進行し，陰圧人工呼吸器やNPPVでは対処できなくなる場合がある．この場合に気管切開による陽圧式人工呼吸へ移行するのが通常の流れである[9,10]．

　適応時期の選定については，筋ジストロフィならば日中覚醒時のPa_{CO_2}で60 Torr以上になったときと考えておく．夜間のSp_{O_2}が85%以下の時間があればNPPVを開始するという意見もあるが，このクライテリアでは軽症の患者も入りすぎてしまうという意見もあり，最終的決着をみていない[11]．

(2) 人工呼吸療法の実際の流れ

　筋ジストロフィ在宅患者であれば，人工呼吸療法導入の際には入院指導が必要となる．この場合1週間程度の入院で，NPPVの指導および導入が可能である．NPPVは鼻マスク装着のみであり看護ケアは容易である．人工呼吸開始後の早期には，人工呼吸療法を夜間のみに行うことで十分な場合が多い．しかし，装着時間は徐々に延長し24時間呼吸器装着に至る．呼吸器を装着しても血液ガス所見が改善しない場合は気管切開に移行する．実際に患者を長期間ケアしていくと突然死する症例が多く，剖検により出血性肺梗塞が死因であると疑われる例が多い．小さな肺梗塞では突然呼吸困難を訴えることが多い．この場合は普段よりも呼吸器圧を上昇させて使用してみる．呼吸器の設定条件を変更しても呼吸困難がとれない症例では，気管切開を行わなければ予後は不良である（図4）．

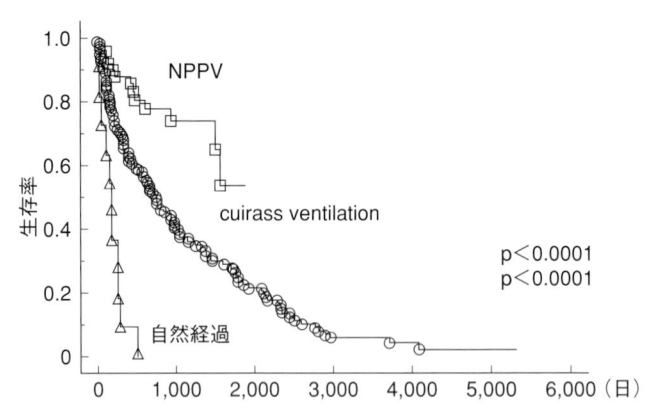

図4 Duchenne型筋ジストロフィにおける呼吸器治療の効果
自然経過と体外式呼吸器（cuirass ventilation）とNPPVの治療効果をKaplan-Meier法により生存率曲線で比較した。比較の開始時期はPa_{CO_2}が60 Torrを超えた時点である。明らかにNPPVが予後がよい。

(3) ケア上の留意点

　NPPVでは鼻マスク装着による鼻根部の潰瘍，瘢痕化などがみられることが多いので，鼻根部にテープを貼付したり，マスクの材質を変更する，マスクの大きさあるいは型を選択するなどの工夫が必要である．換気量が多すぎると，吸入空気が胃に入ってしまうこともあり，この場合は換気量を少なくする．携帯できる機種を装着し積極的に旅行などを経験させるとよい．体外式人工呼吸ではポンチョの着用に手間がかかり，また看護者の習熟も必要である．しかしこの方法はNPPV導入ができない患者には有効な治療法である．

　人工呼吸器治療患者の一番重篤な合併症は先に述べた出血性肺梗塞であるが，気胸も考慮しておく必要がある．気胸が起こった場合は死亡率が高いことを考慮しながら対処するが，人工呼吸療法を中止するわけにもいかず苦慮するところである．胸郭内にリークした空気量が多ければ，持続的に排気しながら人工呼吸を続けるという方針で治療を行う．

(4) ミニトラックによる陽圧式人工呼吸

　ミニトラックを甲状軟骨と第一輪状軟骨の間に挿入し，陽圧人工呼吸器を装着する方法が開発されつつある．これはNPPVと気管切開方法の中間に位置する方法である．患者は会話可能であり，食事摂取も術後早期から可能である．カフがないために一般の呼吸器では低圧アラームが鳴るために使えないが，機種を選定すれば在宅でも使用可能と思われ，今後普及することが予想される[12]．

3) 筋萎縮性側索硬化症（ALS）

　神経原性筋萎縮症の呼吸筋では，病気の進行が運動単位ごとなので筋細胞一つ一つが冒されてい

く筋疾患に比べ，呼吸不全進行速度が速いのが特徴である．呼吸不全を初発症状として受診する患者も珍しくはない[13]．ALSの運動障害のなかで呼吸不全は，そのまま放置するとすみやかに患者の生命に関わるので，その管理は重要である．呼吸器の発達により長期に生存できるようになり，在宅療養へ移行する患者が増加してきている．しかし人工呼吸器を装着して生きるかどうかは患者本人が家族などと事前に十分検討して自己決定するものであり，患者・家族が正しく判断できるように，早期から十分な情報を提示しなければならない．この点は患者が子どもであるDMDでは，呼吸不全に陥れば議論もなく呼吸器治療を施行する点でまったく異なる．

(1) ALSの呼吸機能評価法

客観的なALS患者の呼吸機能評価法としては，％予測努力性肺活量（％FVC）の測定が多く用いられる．ALSでは50％以下が呼吸を補助する基準として挙げられているが，50％以上保たれていても仰臥位になると換気量が有意に低下する症例や，夜間に低酸素状態になる症例もみられる．％FVC値にこだわらず，換気不全に伴う症状を訴えたら，呼吸補助を考えるべきである．

NAMDRC（National Association for Medical Direction of Respiratory Care）のconsensus conference report[14]は，Pa_{CO_2}を含め以下の三項目の一つが満たされれば，鼻マスクによるNPPVでの呼吸を補助する基準にしている．いずれかの基準を満たすALS患者には，臨床的な呼吸機能低下症状を認めなくとも，少なくとも3カ月ごとに評価を行い呼吸器治療が遅れないようにする．

＜NAMDRCのconsensus conference report＞
① Pa_{CO_2}が45 Torr以上
② 睡眠中血中酸素飽和度が88％以下を5分以上持続
③ ％FVCが50％以下か最大吸気圧が60 cmH₂O以下

(2) ALS患者の呼吸補助を導入するときの対応と手順

呼吸補助は，ある程度の自発呼吸と嚥下や発語・発声の球筋機能が保たれ，上気道が維持されているときは，まずはNPPVから始められる．NPPVの導入後に，球麻痺が増強し気道分泌物や誤嚥物の排出が困難になると，上気道機能は低下し，NPPVでは困難となり，気管切開による呼吸補助（TPPV）に変更しなければならなくなる．鼻マスクが合わない患者や，呼吸機能低下の当初から球麻痺が強く，NPPVができない場合は，はじめから気管切開で気道を確保したTPPVによる呼吸補助を行わなければならない．

【参考文献】
1) 石原傳幸．なぜ呼吸不全は起こるのか―その発症メカニズムを解く―．神経筋疾患 Home Care Today 2002；6：27-31．
2) 石原傳幸．特集「呼吸不全をめぐって」神経筋疾患．内科 1993；71：703-7．
3) 石原傳幸，井上 満，埜中征哉ほか．横隔膜筋にcore構造を認めたDuchenne型筋ジストロフィーの一例．神経内科 1980；12：495-7．

4) 熊谷美穂，近藤哲理，石原傳幸ほか．慢性CO_2暴露ラット横隔膜における呼吸筋セントラルコア．日胸疾患会誌 1997；35：386-90．
5) Ciesielski TE, Fukuda Y, Glenn WW et al. Response of the diaphragm muscle to electrical stimulation of the phrenic nerve. A histochemical and ultrastructural study. J Neurosurg 1983；58：92-100.
6) 石原傳幸，宮川雅仁，五味慎太郎ほか．呼吸筋疲労にみるセントラルコア．呼吸と循環 1988；36：137-43．
7) 野崎博之，石原傳幸，高嶋修太郎ほか．「呼吸筋セントラルコア」の発現時期の検討．日胸疾患会誌 1992；30：851-5．
8) 石原傳幸，宮川雅仁，儀武三郎ほか．進行性筋ジストロフィーの治療．Med Way 1987；8：45-50．
9) 石原傳幸．慢性呼吸不全の呼吸管理．臨床医 2004；30：1366-8．
10) 石原傳幸．我が国における在宅人工呼吸器治療の夜明け．難病と在宅ケア 2003；9：59-61．
11) 石川悠加，多田羅勝義，石原傳幸ほか．慢性呼吸不全に対する非侵襲的換気療法ガイドライン─神経筋疾患．Ther Res 2004；25：37-40．
12) Nomori H, Ishihara T. Pressure-controlled ventilation via a mini-tracheostomy tube for patients with neuromuscular disease. Neurology 2000；55：698-702.
13) Massey EW, Harrell LE. Motor neuron disease presenting with respiratory failure. Report of two cases. Postgrad Med 1984；76：216-8.
14) Clinical indications for noninvasive positive pressure ventilation in chronic respiratory failure due to restrictive lung disease, COPD, and nocturnal hypoventilation：A consensus conference report. Chest 1999；116：521-34.

〔石原傳幸〕

6 心・循環器疾患

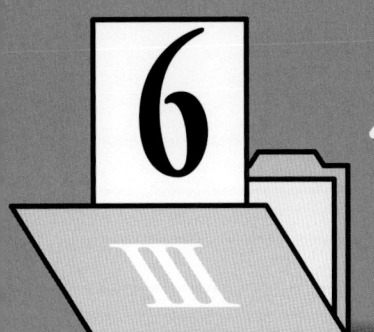

―――はじめに―――

2004（平成16）年4月現在，在宅酸素療法（home oxygen therapy：HOT）が保険適用となっている心・循環器疾患は，以下のとおりである。

① 肺高血圧症
② チアノーゼ型先天性心疾患：ファロー四徴症，大血管転位症，三尖弁閉鎖不全症，総動脈幹症，単心室症
③ 慢性心不全の患者で安定した病態にあり，NYHA重症度分類Ⅲ度以上と認められ，睡眠時のチェーン・ストークス呼吸（Cheyne-Stokes respiration：CSR）がみられ無呼吸低呼吸指数（apnea and hypopnea index：AHI；睡眠1時間あたりの無呼吸数と低呼吸の回数）が20以上であることが睡眠ポリグラフィで確認されたもの。

肺高血圧症（pulmonary hypertension：PH）はさまざまな疾患に合併してくる病態であり，その予後は原因疾患により異なるが不良である。肺高血圧症の治療において，HOTは呼吸器領域における場合とは異なり，補助的な治療手段であり生命予後などに関して明確なエビデンスはない。しかし，肺高血圧症ガイドライン[1]では，原発性肺高血圧症および膠原病性肺高血圧症に対する有用な治療方法として記述されている。

慢性心不全の治療に関して，CONSENSUS ⅠやSOLVDなどの大規模臨床試験によりアンジオテンシン変換酵素（ACE）阻害薬が予後を改善することが証明された。これらに基づきACE阻害薬を第一選択薬としてβ遮断薬，スピノロラクトン，ジギタリスなどを加えることが米国心臓病学会／米国心臓協会特別委員会などよりガイドラインとして示されている。しかし，これらの薬物療法だけでは十分な予後の改善は得られていない。一方，慢性心不全でしばしばみられる睡眠時呼吸異常に対して，夜間酸素療法が有効であることが最近報告されている。本項では主に慢性心不全における夜間HOTに関して述べる。

1）慢性心不全と睡眠時呼吸異常

慢性心不全にみられる睡眠時呼吸異常は心不全の増悪因子の一つである。心不全に中枢型睡眠時無呼吸（central sleep apnea：CSA）が合併すると，合併しない患者に比して有意に死亡率が上昇

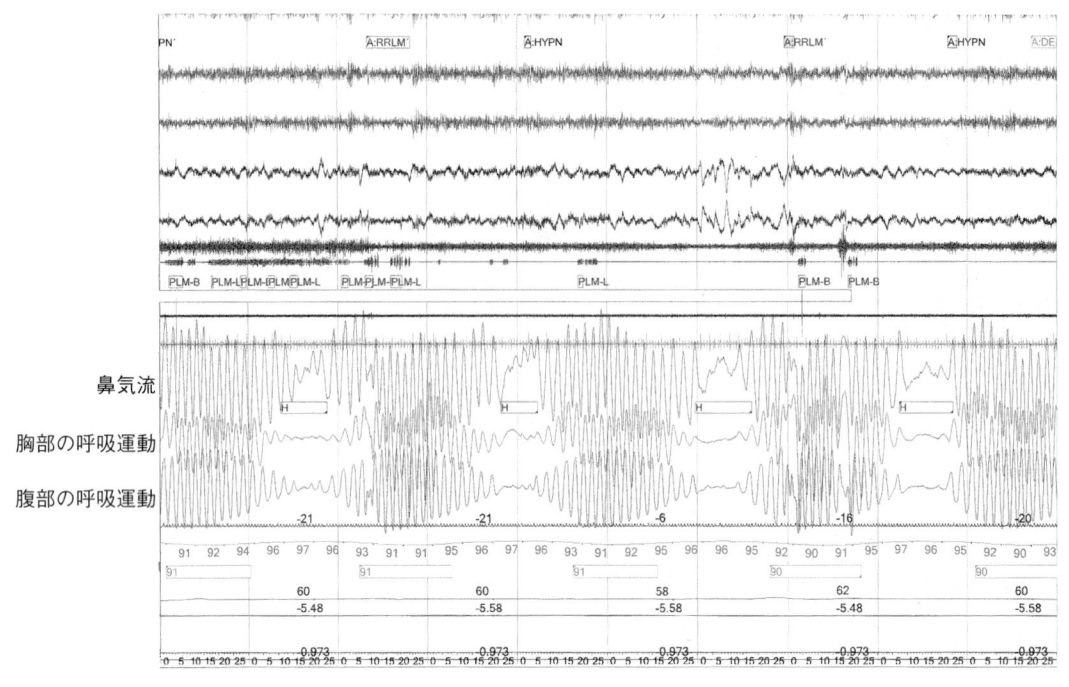

図1 チェーン・ストークス呼吸のポリソムノグラフィ

する。Javaheriら[2)]によると，81例の慢性心不全の約40%が中枢型睡眠時無呼吸で，10%が閉塞型睡眠時無呼吸（obstructive sleep apnea：OSA）であった。他の報告でも慢性心不全の40〜50%に睡眠時呼吸異常がみられ，心不全の40%に中枢型睡眠時無呼吸が認められている。チェーン・ストークス呼吸も慢性心不全にみられる中枢型睡眠時無呼吸の一種で（図1），1818年にCheyneがその存在を報告したことに始まる。近年，その病態が慢性心不全の増悪に関与することが明らかになっている。

2）チェーン・ストークス呼吸の発生機序と影響

慢性心不全では，入眠前は低酸素血症のため慢性的な過換気を生じ低二酸化炭素血症となる。入眠後の換気調節は主に動脈血二酸化炭素分圧（Pa_{CO_2}）変化を感知する。心不全では交感神経活性の亢進により化学受容器の感受性が亢進しており，Pa_{CO_2}の閾値が上昇している。このためPa_{CO_2}が閾値に達するまで無呼吸が続く。無呼吸の間，血中の酸素濃度は低下し覚醒反応を生じ過換気を誘発する。心拍出量低下のため，ガス分圧が変動しても頸動脈体や中枢の化学受容体が関知するまでに時間的ずれを生じるので，換気調節がすみやかに行われずに過換気と無呼吸が繰り返される。

チェーン・ストークス呼吸により生じた低酸素血症は，直接的に心臓のポンプ機能を障害する。さらにJavaheriら[3)]によれば，①チェーン・ストークス呼吸による呼吸変動が胸腔内圧変動を介して前負荷，後負荷を大きく変動させる。②低酸素血症と覚醒反応による交感神経活性化が，脈拍を増加させ，後負荷と心筋の酸素消費を増大させる。③低酸素血症が，その増悪因子となっている

肺動脈の収縮（低酸素性肺血管攣縮）を誘発し，高二酸化炭素血症が低酸素性血管攣縮をさらに増強させるので，右室の後負荷を増大させる。これらにより，チェーン・ストークス呼吸は心不全の増悪をもたらす。また頻回に生じる覚醒反応は著しく睡眠の質を低下させる。

3）夜間酸素療法の効果

慢性心不全の睡眠時呼吸異常に対して睡眠時酸素投与を行うと，低酸素血症のための慢性的な過換気が緩和されるので，中枢型睡眠時無呼吸は軽減され，交感神経活性を抑制し，睡眠の質，運動耐容能が改善する。

Hanly ら[4]の報告では，安定した重症の心不全患者9名〔NYHA 重症度分類Ⅲ～Ⅳ度，左室駆出率（LVEF）35％以下〕に対して，2～3 l/分の睡眠時酸素投与を行うと，総睡眠時間中に占めるチェーン・ストークス呼吸の割合は51％から24％まで低下する。AHIは30.0から18.9へと低下し，総睡眠時間は275分から325分へと延長する。さらに覚醒指数（睡眠1時間あたりの覚醒回数）は平均30.4から13.8と改善する。浅い睡眠であるステージ1は総睡眠時間に対して28％から15％と減少し，やや深い睡眠であるステージ2が増加し，睡眠構造が改善され交感神経活性が抑制される（表1）。

Javaheri ら[5]は，36例の慢性心不全患者に夜間酸素投与を行った。LVEFの平均は22％，覚醒時の動脈血酸素分圧（Pa_{O_2}）は84 Torr であった。酸素の投与量は2 l/分より開始し，覚醒時の酸素飽和度が90％以上になるように酸素流量を調節した。AHIは平均で49から29へ，中枢型睡眠時無呼吸の1時間あたりの回数は28から13へと改善した。酸素飽和度が90％以下である割合は20％から0.8％へと改善した。慢性心不全に対して夜間酸素投与を行うとAHIが有意に改善し，睡眠構造が改善されることが多数報告されている。

篠山ら[6]は，NYHA 重症度分類Ⅱ～Ⅲ度，LVEF 45％以下の安定した慢性心不全で，睡眠中に4％以上の酸素飽和度の低下が1時間あたり5回以上（oxygen desaturation index：ODI≧5）認められる患者68例を対象として，薬物投与による心不全治療に加えて3 l/分の夜間HOTを行った群と心不全治療のみの群を12週間比較した。ODI，AHIおよび篠山らが独自に開発した身体活動指数〔specific activity scale：SPAS；自覚症状が出現する最小の運動量をMets（1 Met＝3.5 ml/kg/分）で表現〕を用いてQOLを計測し，ODI，AHIおよびSPASによるQOLの改善が有意にみられたとしている。

小島ら[7]は，睡眠時を含む安静時に低酸素血症を認める例，または労作時に動脈血酸素飽和度（Sa_{O_2}）の低下を伴う呼吸困難を自覚する慢性心不全33例（NYHA分類Ⅱ～Ⅳ度）を対象に，HOTの導入前後1カ月間の変化を比較した（表2）。篠山らのSPASによる労作時呼吸困難の出現する最小運動量は平均2.5 Metsから3.3 Metsへと有意に改善した。さらに夜間のみではなく労作時にも酸素投与を行うことで自覚症状，日常生活活動動作（ADL）の改善が得られるとしている。入院頻度に関しての検討では，HOT導入前後の1年間で平均1.3回から0.8回と有意に減少している。他の報告でも入院頻度の減少が認められている。

表1 重症安定うっ血性心不全9症例における睡眠パターン

	室内気	酸素投与
総睡眠時間（分）	275.29 ± 36.6	324.58 ± 23.3 [*1]
睡眠段階		
1時間ごとの変化	34.23 ± 13.0	13.12 ± 2.46
睡眠段階（％）		
総睡眠時間に対する割合		
ステージ1	27.64 ± 5.82	15.18 ± 2.55 [*2]
ステージ2	48.84 ± 4.77	55.31 ± 3.15
徐波睡眠	5.12 ± 2.3	8.24 ± 2.75
レム睡眠	16.59 ± 3.21	20.97 ± 2.15
覚醒指数（回/時）	30.37 ± 8.41	13.80 ± 1.88 [*3]
各段階におけるAHI		
総睡眠時間	30.0 ± 4.7	18.9 ± 2.4 [*2]
ステージ1	32.0 ± 4.6	24.9 ± 5.1
ステージ2	34.8 ± 6.9	18.1 ± 4.3 [*2]
ノンレム睡眠	31.4 ± 5.5	16.8 ± 3.4 [*2]
レム睡眠	25.4 ± 3.1	27.1 ± 3.1

数値はすべて平均値±標準誤差，[*1]$p < 0.025$，[*2]$p < 0.01$，[*3]$p < 0.05$
(Hanly PF, Millar TW, Steljes DG et al. The effect of oxygen on respiration and sleep in patients with congestive heart failure. Ann Intern Med 1989；111：777-82 より引用)

表2 在宅酸素療法のQOLへの効果

	治療前	治療後	p値
安静時 Sa_{O_2}（％）	92.8 ± 2.5	96.3 ± 1.6	< 0.0001
SPAS [*1]（Mets）[*2]	2.5 ± 0.9	3.3 ± 1.0	< 0.0001
入院頻度（回数）	1.3 ± 1.2	0.8 ± 1.2	0.03

数値は平均値±標準偏差，[*1]SPAS：身体活動能力，[*2]Mets：代謝率
(Kojima R, Nakatani M, Shirotani T et al. Effects of Home oxygen therapy on patients with chronic heart failure. J Cardiol 2001；38：81-6 より改変引用)

Andreas ら[8]はLVEFが11〜35％（中央値17％）の22例の心不全患者に対して，7日間の夜間酸素（4 l/分）投与による無作為二重盲検プラセボ対照交差試験を行った（**表3**）。夜間酸素投与によってチェーン・ストークス呼吸が減少し，運動時間は5.2分から6.1分へ，最高酸素消費量は835 ml/分から960 ml/分へと有意に増加し，運動耐容能が改善することを示した。

以上のことから酸素投与により入眠前の低酸素血症による過換気は防止され，入眠後の過換気と無呼吸の悪循環は断ち切られる。睡眠中の低酸素血症の改善は，心筋への酸素供給を維持する。さ

表3　夜間酸素の運動能力に対する効果

	室内気	酸素	p値
最高心拍数（拍/分）	110±13	112±15	0.46
最高拡張期血圧（mmHg）	82±7	79±8	0.85
最高収縮期血圧（mmHg）	135±18	136±17	0.97
最高酸素消費量（ml/分）	835±395	960±389	0.048
運動時間（分）	5.2±3.6	6.1±3.6	0.094
換気/二酸化炭素産生量比	40±13	38±12	0.017
ガス交換比	1.1±0.2	1.1±0.2	0.64

数値は平均値±平均偏差
(Andreas S, Clemens C, Sandholzer H et al. Improvement of exercise capacity with treatment of Cheyne-Stokes respiration in patients with congestive heart failure. J Am Coll Cardiol 1996；27：1486-90 より改変引用)

らにHOTによる覚醒反応の減少と睡眠の質の改善は，交感神経活性を抑制する．チェーン・ストークス呼吸の減少は心不全の増悪を改善し，運動耐容能と生命予後およびQOLを改善する可能性がある．

4）CPAP療法と夜間酸素療法

　チェーン・ストークス呼吸を伴う慢性心不全の非薬物療法として持続気道陽圧（continuous positive airway pressure：CPAP）療法が認められている（図2）．夜間のHOTと同様にチェーン・ストークス呼吸の減少，睡眠中の酸素飽和度の上昇，運動耐容能の改善がみられ，さらにLVEFが有意に改善する．その機序は，①陽圧負荷による機能的残気量の増加が，血液ガス分圧と呼吸を安定させる，②胸腔内圧上昇により左室前負荷が軽減する，③低酸素血症の改善により無呼吸閾値が高くなる，④心拍出量が増加することにより循環時間が改善，⑤上気道抵抗の低下，⑥睡眠の質の改善，などによる．左心機能の改善が得られることはCPAP療法のすぐれた点である．しかし導入がやや煩雑であり，コンプライアンスでは長時間の装着による不快感，気道刺激，不眠などのためにHOTに劣る（表4）．どちらの治療が適切であるかは症例ごとに検討する．評価は治療効果とコンプライアンスの両面から行う必要がある．なおOSAを合併している場合はCPAP療法の適応である．

――おわりに――

　2004年4月よりチェーン・ストークス呼吸を伴う慢性心不全に対してHOTが保険適用となった．CPAP療法がそれほど普及していないことを考えると，HOTの普及による予後の改善が期待される．呼吸器疾患では，24時間持続酸素吸入が睡眠時のみの吸入に比較して予後を改善することが明らかであるが，心不全ではそのような長期予後に関する報告はない．また夜間の酸素投与量の設

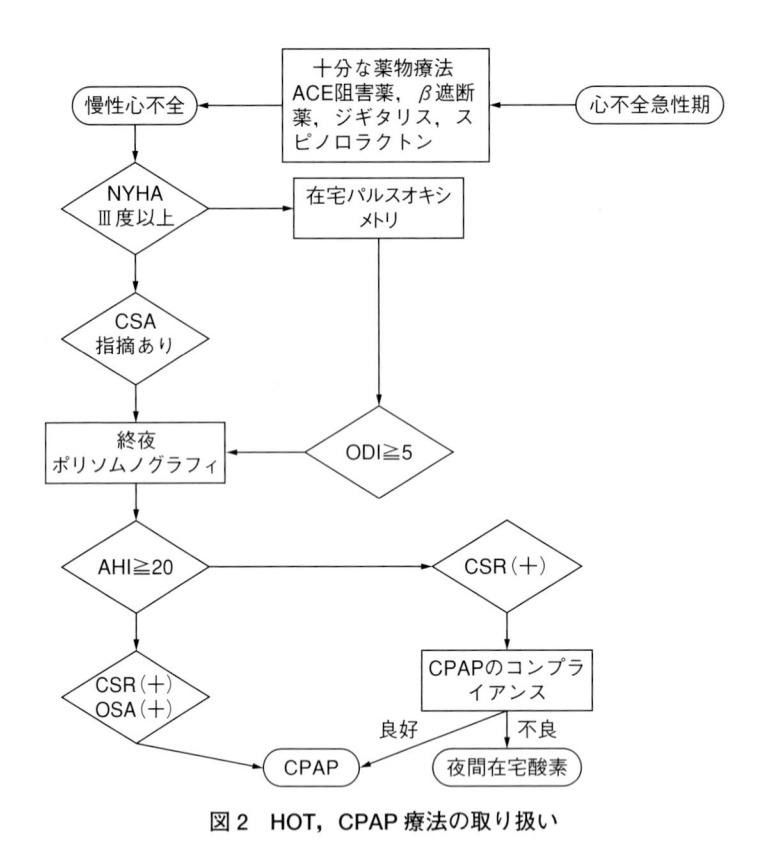

図2 HOT，CPAP療法の取り扱い

定に関する知見はなく今後の検討が必要である。

　高齢化などに伴い，慢性心不全の有病率は増加していくと考えられる（わが国での公式な疫学調査はないが，米国調査より推計すると，有病者数250万人，有病率人口10万人あたり900人程度）。HOT実施例の全国調査では，9割弱が呼吸器疾患で占められている。心疾患の占める割合は，1990～1995年の6年間でみても1.8％から2.1％とわずかではあるが増加している。実際にHOTを行っているいくつかの施設の報告によれば，陳旧性心筋梗塞，拡張型心筋症，肥大型心筋症，弁膜症（僧帽弁閉鎖不全など），心アミロイドーシスなどによる慢性心不全に対してHOTが行われている。今後，HOTにおいても，慢性心不全は重要な治療対象となる。

【参考文献】

1) 肺高血圧症治療ガイドライン．静脈学 2002；13：291-317.
2) Javaheri S, Parker TJ, Liming JD et al. Sleep apnea in 81 ambulatory male patients with stable heart failure. Types and their prevalences, consequences, and presentations. Circulation 1998；2；97：2154-9.
3) Javaheri S. Central sleep apnea-hypopnea syndrome in heart failure：Prevalence, impact, and treatment. Sleep 1996；19：229-31.
4) Hanly PF, Millar TW, Steljes DG et al. The effect of oxygen on respiration and sleep in patients with

表4　CPAP療法と夜間酸素療法の比較

	CPAP療法	夜間酸素療法
AHI	改善	改善
低酸素血症	改善	改善
覚醒反応	改善	改善
睡眠の質	向上	向上
左心機能	改善	不明
運動耐容能	改善	改善（報告少ない）
装備品	鼻マスク	経鼻カニューレ
装着	やや難，慣れが必要	容易
処方	8〜10 cmH$_2$O，あるいは4〜5 cmH$_2$O の低圧	1〜3 l/分
導入	圧設定のためにtitrationが必要．低い圧から数日かけて設定し慣らす	容易．酸素飽和度88%以下の時間/全睡眠時間≦5%で設定
コンプライアンス	マスクの装着，陽圧負荷に対する不快，気道粘膜刺激，不眠などで困難を伴う	よい
OSA合併	適応あり	適応なし
コスト（保険点数，管理料）/月	1,460点	2,500点

congestive heart failure. Ann Intern Med 1989；111：777-82.
5) Javaheri S, Ahmed M, Parker TJ et al. Effects of nasal O$_2$ on sleep-related disordered breathing in ambulatory patients with stable heart failure. Sleep 1999；15：22：1101-6.
6) Sasayama S, Izumi T, Seino Y et al. The multi-center clinical trial of home oxygen therapy patients with congestive heart failure and sleep-disordered breathing. J Cad 2002：S216.
7) Kojima R, Nakatani M, Shirotani T et al. Effects of Home oxygen therapy on patients with chronic heart failure. J Cardiol 2001；38：81-6.
8) Andreas S, Clemens C, Sandholzer H et al. Improvement of exercise capacity with treatment of Cheyne-Stokes respiration in patients with congestive heart failure. J Am Coll Cardiol 1996；27：1486-90.
9) 慢性呼吸不全に対する非侵襲的換気療法ガイドライン，非侵襲的換気療法研究会．Ther Res 2004；25：5-40.
10) 麻野井英次．慢性心不全患者の睡眠時無呼吸に対する夜間酸素療法．呼吸と循環 2004；52：73-8.

（緒方　洋，長坂行雄）

7. 肺悪性腫瘍

―はじめに―

　肺の悪性腫瘍において，病変の進行に伴い出現する低酸素血症，呼吸困難は，患者を最も苦しめる症状の一つである。このことから進行肺癌患者におけるQOLや日常生活動作（ADL）の改善には酸素療法は欠かせない治療の一つとなっている。一方，肺癌患者においては慢性閉塞性肺疾患（chronic obstructive pulmonary disease：COPD）や間質性肺炎の合併を多く経験する。このため酸素療法が必要となる場面がしばしばみられる。これらのことから，肺悪性腫瘍診療において在宅酸素療法（home oxygen therapy：HOT）は在宅医療の重要な位置を占めているといえる。

　本項では自験例を中心に，肺悪性腫瘍診療におけるHOTの実際について述べる。

1）肺悪性腫瘍に対する在宅酸素療法の適応と実際

(1) 適応

　わが国において慢性呼吸不全症例に対するHOTの保険適応には，基礎疾患の種類を問うていない。他の疾患と同様に保険適応基準を満たすものであれば，HOTの保険適応として実施される。

　一方，悪性腫瘍の進行による呼吸不全は，必ずしも「慢性」の定義にあてはまらない場合も考えられるが，一般に呼吸不全状態の肺癌患者の在宅医療の一環として実施され，QOLやADLの改善に役立っている[1〜4]。

(2) HOT実施患者における肺悪性腫瘍の割合

　1985年にHOTが保険適応になった当初から，肺癌に対してHOTは実施されている。厚生省（現厚生労働省）特定疾患呼吸不全調査研究班の全国調査でも，HOT新規開始症例の基礎疾患が肺癌である症例は，1986年度で1.6％と報告されている。その後，肺癌のHOT新規開始症例に占める割合は増加し，1995年度には12.2％を占めるようになっている[5]。

　順天堂大学呼吸器内科で1985年にHOTが保険適応になってから2003年12月末までの間にHOTを導入した症例の基礎疾患の内訳を表1に示す。近年の肺癌症例の急増と癌告知の一般化に伴う在宅希望のため，HOT導入症例のうち肺癌の占める割合は28.1％を占めるようになっている。呼吸器

表1 在宅酸素療法導入症例の基礎疾患内訳

基礎疾患	症例数（％）
肺癌	158（28.1）
原発性肺癌	146
転移性肺癌	12
COPD	108（19.2）
間質性肺炎	95（16.9）
肺結核後遺症	60（10.7）
膠原病肺	40（7.1）
びまん性汎細気管支炎	13（2.3）
気管支拡張症	10（1.8）
肺血栓塞栓症	10（1.8）
その他	68（12.1）
合計	562

順天堂大学呼吸器内科

表2 肺癌在宅酸素療法導入症例の概要

性別（男：女）	116：42
年齢	68.4±10.2
・導入時病状	症例数
肺癌の進行により酸素療法が必要	128
肺癌術後の低肺機能	10
COPD合併による呼吸不全	8
間質性肺炎合併による呼吸不全	11
LAMによる低肺機能	1
・導入は退院時か外来通院中か	
入院し退院時に導入	113
外来で導入	43
他院ですでに導入	2
・導入時 PaO$_2$ もしくは SpO$_2$(室内気吸入下)	
60 Torr もしくは 90％以上	41
60 Torr もしくは 90％未満	117

LAM：リンパ脈管筋腫症（lymphangioleiomyomatosis）

内科で扱っていることからその大部分が原発性肺癌であった。

(3) 肺癌HOT導入症例の概要

肺癌でHOTを実施した症例158例のHOT導入時の概要を表2に示す。性別は男：女＝116：42と男性が多数を占め，平均年齢は68.4歳であった。

導入時の病状は，

① 肺癌の進行により酸素療法を必要とした症例，
② 肺癌手術のため低肺機能となり酸素療法を必要とした症例，
③ COPDや間質性肺炎などの慢性呼吸器疾患が肺癌に合併しているため，酸素療法が必要となった症例，

の3つに大きく分けられる。そのなかでは肺癌の進行により酸素療法を必要とした症例に対して，在宅医療の一つとして導入された場合が，158例中128例で約8割を占めていた。

HOT導入は退院時か外来通院中かをみてみると，退院時にHOTを導入することが多いが，全体の約1/4の症例は外来でHOTの導入を行い，そのまま在宅を継続していた。

HOT導入時の室内気吸入下での動脈血酸素分圧（PaO$_2$）もしくは経皮的動脈血酸素飽和度（SpO$_2$）をみてみると，約1/4の症例が安静時はPaO$_2$ 60 Torr以上もしくはSpO$_2$ 90％以上であった。

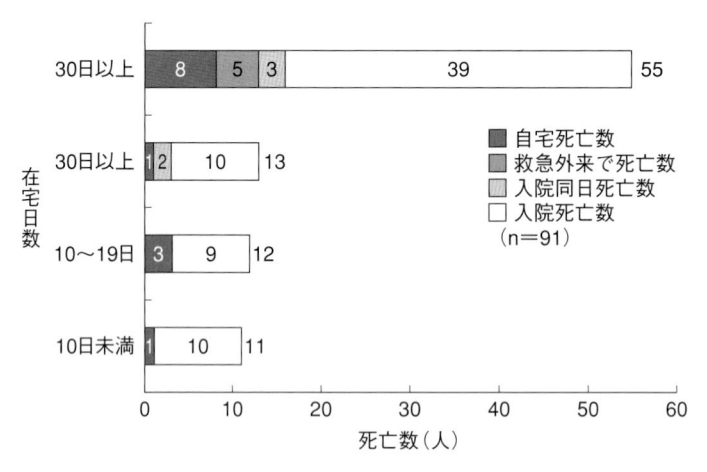

図1 在宅酸素療法施行末期肺癌患者の在宅酸素療法導入後在宅日数と死亡場所

(4) HOT施行末期肺癌患者の在宅日数と死亡場所

図1に末期肺癌患者でHOTを施行した症例のうち，死亡時の状況が確認できた91症例の在宅日数と死亡場所を示した。30日以上の長期にわたり在宅可能であった症例は，55例（60.4％）と半数以上であった。この55例のうち自宅死亡（8例），救急外来で死亡（5例），入院同日死亡（3例）の計16例は死亡当日まで在宅医療を続けることができていた。

(5) HOT施行末期肺癌患者の死亡状況

図2に図1と同じ91症例の死亡時の状況が，在宅中か，救急外来か，入院中でそれは入院何日目であったかを示した。在宅での死亡症例数は13例で，救急外来受診での死亡5例と緊急入院当日の死亡5例をあわせると，23例が死亡当日まで在宅を継続することができた。入院して死亡した症例73例の入院期間は，短期間から30日以上の長期間のに場合までさまざまみられたが，平均入院日数は21.3日であった。

(6) 在宅医療が継続不能となった理由

表3に，HOTを実施していた末期肺癌患者が在宅医療継続不能となった理由を示した。末期肺癌の症状は多彩であり，複数の症状の組み合わせが在宅医療の継続を不能にしていた。その理由として呼吸困難増悪，消化器症状，疼痛，発熱のコントロール不能，脳神経症状の出現などが多くみられた。そのなかでは呼吸困難の増悪が44例と最も多い理由であった。

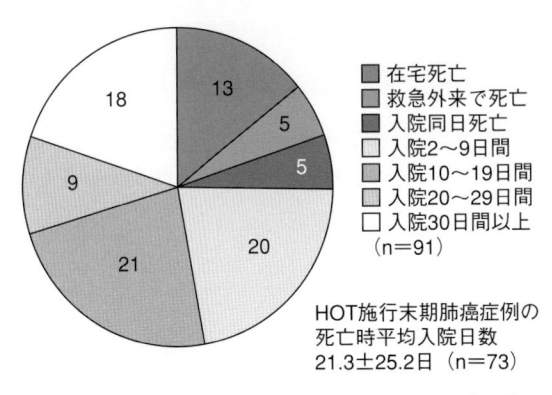

図2　在宅酸素療法施行末期肺癌患者死亡時の状況別症例数

HOT施行末期肺癌症例の死亡時平均入院日数 21.3±25.2日（n=73）

表3　在宅継続不能となった理由

理由	症例数
呼吸困難増悪	44
食欲低下	16
疼痛コントロール不能	11
発熱	11
脳・神経障害	7
悪心・嘔吐	3
意識レベル低下	3
喀血	2
全身状態悪化	2
全身倦怠感	1
化学療法施行目的	1

（n=71，重複あり）

2）症例提示

〔症例1〕67歳，男性。左 S^9 原発肺腺癌　C-$T_2N_2M_1$ stage Ⅳ。

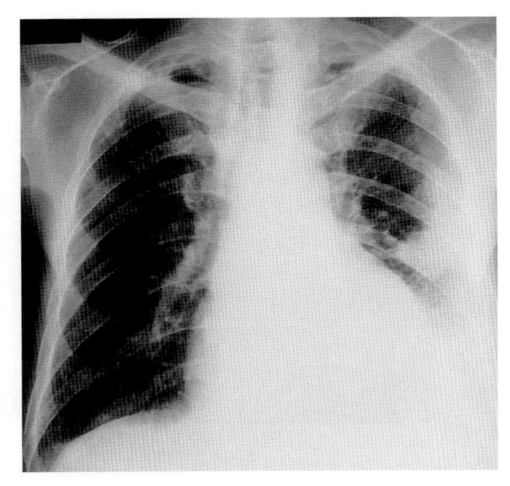

2003（平成15）年1月に胸部異常陰影で発見され診断。入院および外来でカルボプラチンとビノレルビン併用による化学療法を計5コース施行した。治療効果は stable disease であった。2003年10月，呼吸困難の増悪のため入院した。左癌性胸膜炎合併を認め（図3），室内気吸入下で PaO_2 55.0 Torr，$PaCO_2$ 48.5 Torr と低酸素血症を呈していた。酸素 2 l/分投与で呼吸困難は改善したが，癌性疼痛が増悪し，徐々に全身状態も悪化した。本人・家族は在宅での最期を強く希望，このためHOTを導入し11月28日退院した。退院後は往診医の診察を受けていたが，12月8日自宅で死亡した。

図3　症例1の胸部単純X線所見

〔症例2〕77歳，男性。右S^{10}原発肺腺癌，C-$T_2N_2M_1$ stage Ⅳ。

2002（平成14）年11月右下肺野の直径35 mm大の腫瘤陰影（図4）で発見され診断。入院時すでにH-J分類Ⅴ度の呼吸困難があり，胸部CTで右S^{10}の腫瘍のほかに両側肺に多発する気腫性肺嚢胞が認められた（図5）。室内気吸入下でPaO_2 56.7 Torr，$PaCO_2$ 35.4 Torrと低酸素血症を呈していた。酸素2 l/分投与でPaO_2 95.9 Torr，$PaCO_2$ 36.7 Torrとなり症状の改善を認めた。年齢，performance statusを考慮，さらに家族の希望もあり，best supportive careを行う方針となった。酸素2 l/分投与のHOTを導入し，2002年11月22日退院した。

その後徐々に癌は進行，途中で酸素投与量は3 l/分に変更されたが在宅を継続していた。しかし右大量胸水出現のため呼吸困難増悪し2003年4月9日入院，5月1日に死亡した。HOT開始後死亡までの161日間うち137日間，在宅を継続することができた。

〔症例3〕68歳，女性。左S^3原発肺腺癌，p-$T_4N_2M_0$ stage Ⅲ B。

左S^3の直径20 mm大の肺腺癌（図6）に対し2002年1月22日に左上葉切除術を行ったが，病理組織所見で同一肺葉内転移が確認され，病理組織学的病期はp-$T_4N_2M_0$ stage Ⅲ Bであった。術後肺内転移が出現し増大，2002年8月12日の胸部単純X線では，両側に多発する肺内転移がみられるようになった（図7）。労作時呼吸困難も出現し，徐々に増悪，2002年9月9日の外来受診時には呼吸困難はH-J分類Ⅳ度となっていた。このときの室内気吸入下安静時SpO_2は90〜91％であったが，トイレ歩行などの労作でSpO_2が87％まで低下するため安静時酸素1 l/分，労作時酸素2 l/分投与のHOTを外来で導入した。その後も呼吸困難が増悪したため次の受診前に安静時の酸素吸入量を1.5 l/分に増量，10月7日受診時のSpO_2は酸素1.5 l/分吸入下で94％であった。症状の進行が予測されたため，安静時の酸素吸入量はこの時点で2 l/分に増量指示した。しかし11月11日の外来受診時には，さらに呼吸困難が増悪しており安静時でも2.5 l/分吸入を必要とするようになっていた。SpO_2は酸素2.5 l/分吸入下で94％であった。この後も在宅を継続したが，2002年11月16日呼吸困難がさらに増悪したため入院，肺癌による呼吸不全が進行し2002年12月10日死亡した。

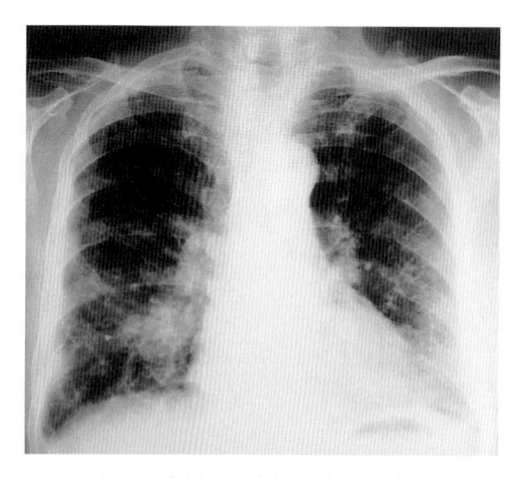

図4　症例2の胸部単純X線所見

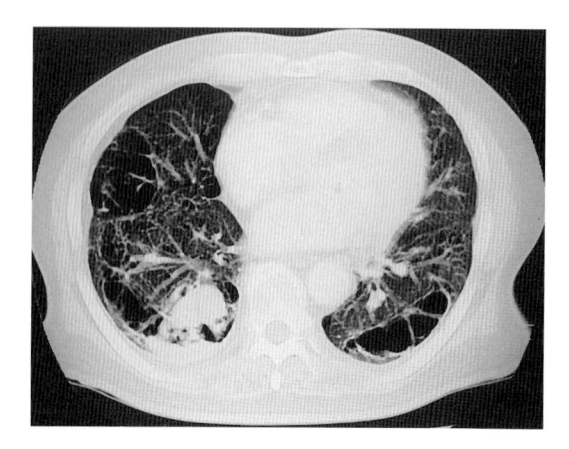

図5　症例2の胸部CT所見

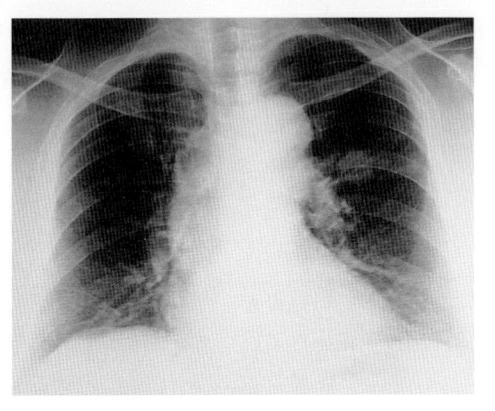

図6 症例3の診断時胸部単純X線所見 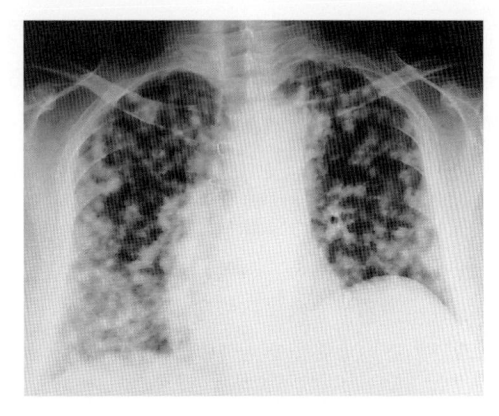　　　図7 症例3の在宅酸素療法導入直前の胸部単純X線所見

HOTを外来で導入することでそのまま在宅を継続することが可能となり，その後68日間HOTを継続することができた．

3）まとめ

・肺悪性腫瘍においてはQOLの向上と，在宅希望のある患者さんに対する在宅医療の実施継続がHOT実施の目的となる．
・酸素療法を必要とする進行肺癌患者において，入院での積極的な治療が不可能となり在宅を希望する場合にはすみやかにHOTの適応を検討し，導入する．
・退院時に導入されることが多いが，症状の推移の検討，PaO_2のチェックやSpO_2のモニタリングをうまく使用することで外来での導入も可能で，そうすることで在宅希望の患者のQOL向上に寄与することができる．
・進行肺癌においては呼吸困難の改善，QOL改善のためにはPaO_2 60 Torr以上，もしくはSpO_2 90％以上であっても酸素療法の導入が必要な症例があると考えられる．今までの報告においても肺癌に対するHOTの開始基準は，自覚症状改善，QOL改善の面から考えると他疾患とは違った考え方が必要と提案されている[1,4]．
・末期肺癌患者にHOTを導入することで，症例1のように最後の時間を家族とともに過ごすことが可能となった症例も多く経験されている．
・HOT導入後の在宅日数が30日以上であった症例は自験例でも半数以上で，朝田らの報告ではもっと多く，HOTを行った肺癌症例のうち約3/4が30日以上の長期に在宅を続けられたと報告されている[2]．一方，死亡時の平均入院日数はHOT施行症例では自験例では21.3日間であった．西田らの報告でもHOT施行肺癌症例での平均最終入院期間は25.7日間で，HOT非施行肺癌症例の45.3日より短いことを明らかにしている[3]．「できるかぎり家庭で過ごしたい」という患者の希望に対してHOTはこれを実現する医療の一つといえる．

・肺癌の症状は多彩で，さまざまな理由で在宅の継続ができず最後はやむなく入院する症例が多いが，HOT の継続が困難となった理由で最も多いものは呼吸困難の増悪であった。進行性の病期であることから，外来において症例2や3のように吸入酸素流量を調節することで，より自覚症状の改善，在宅期間の延長を図ることが必要である。

── お わ り に ──

癌患者に病期や予後を含めた告知が行われるようになり，多くの患者が「できるかぎり家庭で過ごしたい」という希望をもつようになっている。肺悪性腫瘍の患者において，この希望に応えるためには HOT はますます必要となっていくと考えられる。患者の状態希望を早めに察知し，呼吸困難改善のための HOT が疼痛コントロール，栄養維持とならんで在宅を希望する多くの末期癌患者に実施され，その QOL 向上に役立つことが期待される。

【参考文献】

1) 有田健一，江島　剛，大道和宏ほか．終末期医療として在宅酸素療法を行った16例の検討—アンケート調査をもとに—．日呼吸管理会誌 1996；5：178-83.
2) 朝田完二，佐々木洋子．末期肺癌患者の在宅酸素療法についての検討．日呼吸管理会誌 1997；7：90-3.
3) 西田有紀，千場　博，瀬戸貴司ほか．肺癌末期患者に対する在宅酸素療法（HOT）の検討．肺癌 1999；39：13-6.
4) 森本泰介，森川哲行，武内浩一郎ほか．当院における肺癌終末期在宅酸素療法施行症例の検討．日呼吸会誌 2002；40：727-731.
5) 斎藤俊一，宮本顕二，西村正治ほか．在宅酸素量法実施症例の全国調査結果について．厚生省特定疾患呼吸不全調査研究班平成7年度研究報告書．1996. p. 5-9.

（鈴木　勉，福地義之助）

IV

在宅酸素療法の現状と展望

1 わが国の現状

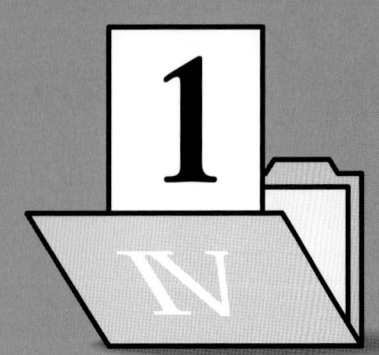

―― はじめに ――

わが国で在宅酸素療法（home oxygen therapy：HOT）が健康保険の適用になってから20年が経ち，多くの患者が本療法の恩恵を受けている．本項ではHOTの歴史から現状について述べる．

1）歴史

わが国のHOTは，約30年前に高圧酸素ボンベを用いた試みが一部の施設で行われたことから始まる．その後，酸素濃縮器の導入により家庭で安定した酸素供給が可能になり，1985年にはHOTが初めて保険適用となった．その後3回の改定を経て現在に至る．

HOTの適応基準が決められた過程で，呼吸不全の概念と定義がすでに決められていた意義は大きい．すなわち，1975年日本内科学会シンポジウム「慢性呼吸不全」に際し，笹本と村尾によって呼吸不全の定義が「呼吸機能障害のため動脈血ガス（特に酸素と二酸化炭素）が異常値を示し，そのために正常な機能を営むことができない状態」と定められた[1]．1981年には厚生省（現在の厚生労働省）特定疾患呼吸不全調査研究班（以下「呼吸不全」班）によりその診断基準が発表され，現在広く使われている（表1）．この定義と基準をもとに日本呼吸器学会（当時の日本胸部疾患学会）が1984年にHOTの適応基準をまとめ，翌年にはじめて保険に適用された．当初の学会基準をみると，「患者とその家族が治療による危険性や担当医との連絡方法など十分を理解すること」を

表1 慢性呼吸不全の診断基準

1. 室内空気呼吸時のPa_{O_2}が60 Torr以下となる呼吸器系の機能障害，またはそれに相当する異常状態を呼吸不全とする．
2. 加えてPa_{CO_2}が45 Torr未満をI型呼吸不全，45 Torr以上をII型呼吸不全に分類する．
3. 慢性呼吸不全とは，呼吸不全状態が少なくとも1カ月以上続くものをいう．
4. 呼吸不全の状態には至らないが，室内空気呼吸時のPa_{O_2}が60 Torr以上で70 Torr以下のものを準呼吸不全とする．

（厚生省特定疾患呼吸不全調査研究班）

条件として明記していたことからも，HOTの運用に非常に慎重であったことがうかがわれる．学会や保険のHOT適応基準はその後改正され，2004年4月には睡眠時チェーン・ストークス呼吸を伴う慢性心不全が新たに追加された（詳細はHOTの適応基準の項参照）．

2）現状

HOT患者の実態については，「呼吸不全」班が1985～1995年まで毎年全国1,782施設のHOTに関する実態調査を行っている[2]．その後，日本呼吸器学会「在宅呼吸ケア白書作成委員会」が2004～2005年にかけ，全国調査を実施した[3]．本項では呼吸不全班調査報告と『在宅呼吸ケア白書』をもとに現状を述べる．

(1) 実施施設

はじめて保険診療が認められた1985年4月にはHOT実施施設は厚生省（現厚生労働省）の承認が必要であった．しかし，翌年には一定の基準を満たす施設であれば都道府県知事へ届け出ることでHOTを行うことが可能になった．さらに緊急時の対策として「当該施設でなくても密接な連携を取りうる収容施設を有する保険診療施設であればよい」と緩和され，無床診療所でも実施可能になった．さらに1994年には届け出制も廃止され，現在は「患者が急性増悪した場合に十分な対応が可能であること」を条件に，どの施設でもHOTの実施が可能である．

(2) 患者数

新規にHOTを実施した症例は1986年には約3,400人であったが，年々増加し1993年以降は毎年5,000人を超えた．全国の酸素供給装置の貸し出し数から1995年には45,000人にHOTが施行されていた．同じ傾向が続くと仮定すると，現在は少なくとも10万人を超える患者がいると推定される．

(3) 患者の男女比，平均年齢

HOTを開始した患者の男女比は約2：1である．年齢は60歳台が29％，70歳台が39％であり，高齢者にHOTが施行されている現状が明らかである．なお，慢性閉塞性肺疾患（chronic obstructive pulmonary disease：COPD）患者の平均年齢は69歳，肺結核後遺症患者は65歳であった（1995年新規HOT実施患者）．

(4) 酸素供給装置

当初は高圧酸素ボンベと膜型酸素濃縮器（酸素濃度が40％まで）が主流であった．その後，高濃度の酸素が供給できる吸着型酸素濃縮器（酸素濃度は約95％）が普及し，さらに1990年には液体酸素も保険適用された．現在は吸着型酸素濃縮器が94％，液体酸素は6％である．膜型酸素濃縮器はもう製造されていない．

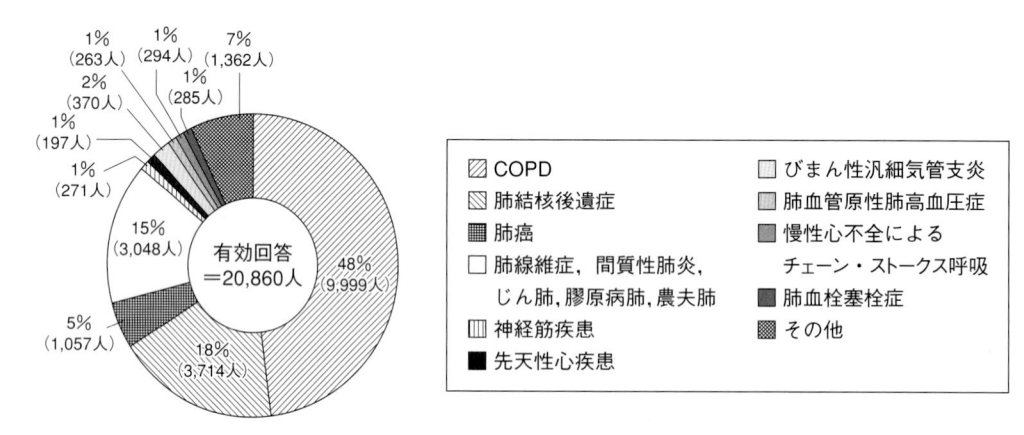

図1 在宅酸素療法患者の基礎疾患

- COPD
- 肺結核後遺症
- 肺癌
- 肺線維症，間質性肺炎，じん肺，膠原病肺，農夫肺
- 神経筋疾患
- 先天性心疾患
- びまん性汎細気管支炎
- 肺血管原性肺高血圧症
- 慢性心不全によるチェーン・ストークス呼吸
- 肺血栓塞栓症
- その他

有効回答＝20,860人

表2 在宅酸素療法開始時の安静時 Pa_{O_2} (%)

Pa_{O_2}	'86	'87	'88	'89	'90	'91	'92	'93	'94	'95
60 Torr 以上	19.7	19.5	22.7	26.3	27.2	28.3	30.8	30.3	30.3	34.9
55 Torr 以上，60 Torr 未満	20.7	23.9	23.4	23.5	23.6	24.2	23.4	25.6	26.1	24.8
55 Torr 以上	59.6	56.6	53.8	50.2	49.2	47.5	45.8	44.1	43.5	40.3

(5) 基礎疾患

基礎疾患の内訳はCOPDが48％と最も多く，肺結核後遺症が18％，肺線維症など15％，肺癌5％であった．肺結核後遺症は減少している（**図1**）．

(6) HOT 開始時の Pa_{O_2}

HOT開始時の動脈血酸素分圧（Pa_{O_2}）の推移をみると，HOTの絶対適応であるPa_{O_2} 55 Torr以下は1986年には60％であったが，徐々にその比率は低下し，1995年には約40％までに減少した（**表2**）．一方，現行の適応基準を満たさないPa_{O_2} 60 Torr以上が30％を超えるようになった．さらに，Pa_{O_2}が70 Torrを超える症例も増加している．また，在宅呼吸ケア白書（2005年）によるアンケート調査でもPa_{O_2}が60 Torr以上でHOT施行者は28％であった．

現行の適応基準を満たさないPa_{O_2}が60 Torrを超える症例にHOTが必要かどうか，議論の多いところである．COPD患者では安静時Pa_{O_2}が60 Torr以上でも体動時に著明な低酸素血症に陥る症例が少なくない．そのような症例には体動時のみ酸素吸入を行うのは医学的見地から必要であろう．一方，Pa_{O_2}が60 Torr以上でも呼吸困難を訴える患者にはHOTを行ってもよいとする意見もあるが，このような症例にHOTを施行することが真に呼吸困難を軽減し，かつ，予後を改善するかを明らかにする必要がある．もちろん，このような症例にHOTを行うことは現状では保険適用とならない．

表3　在宅酸素療法症例の疾患別生存率　　　　　　　　　　　(%)

		症例数	観察期間								
			1	2	3	4	5	6	7	8	9
慢性閉塞性肺疾患	男	13,394	88.0	75.1	62.4	51.1	40.8	32.6	24.1	19.6	15.3
	女	4,297	91.1	80.8	71.1	61.1	52.5	44.8	36.2	30.3	26.6*
肺結核後遺症	男	6,565	87.1	74.6	64.7	55.7	46.9	40.5	34.5	31.1	25.1
	女	3,263	91.2	82.0	74.2	65.9	56.4	51.1	44.4	36.3	32.4*
間質性肺炎	男	2,558	64.0	42.5	29.5	20.9	16.7	12.3	8.6	6.3	5.4
	女	1,612	73.7	52.3	39.3	28.8	22.6	20.6	17.0	15.0	8.1*
気管支拡張症	男	634	82.0	71.9	59.1	46.6	42.8	36.7	30.7	25.1	
	女	896	86.5	72.1	60.2	51.8	43.4	37.7	32.9	21.2	11.9
じん肺	男	1,345	83.8	68.7	53.8	45.1	35.6	29.0	22.5	15.9	
	女	62	90.7	71.3	48.1	29.0					
肺癌	男	1,939	29.6	17.3	12.0	8.7	5.9	2.8	2.1		§
	女	798	25.0	13.3	10.3	8.0	6.5	4.8	2.4		*
肺血栓塞栓症	男	131	83.6	67.8	61.4	50.3	33.4	26.7	20.0		
	女	231	93.6	83.2	72.8	64.4	54.9	38.9			
原発性肺高血栓症	男	67	77.5	68.4	61.9	54.4	42.3				
	女	148	76.0	62.5	55.9	52.0	50.6	47.0			

＊：男性に対してp＜0.01，§：女性に対してp＜0.05

(7) 予後

HOT施行後の疾患別5年生存率を表3に示す．疾患によっては男女差がある．肺癌と間質性肺炎が予後不良である．

(8) 就業状況

すでに述べたように，患者の平均年齢は社会一般の定年年齢を超えていたが，一部就業していた患者の多くは従来の職場を退職し，新しい職場で仕事を続けているか，あるいは，自宅で退職後の生活をしていた．

在宅呼吸ケア白書による患者アンケートによると病気のため離職した割合は36％（255/717人）であった．

一方，就業形態は自営業が最も多かった．

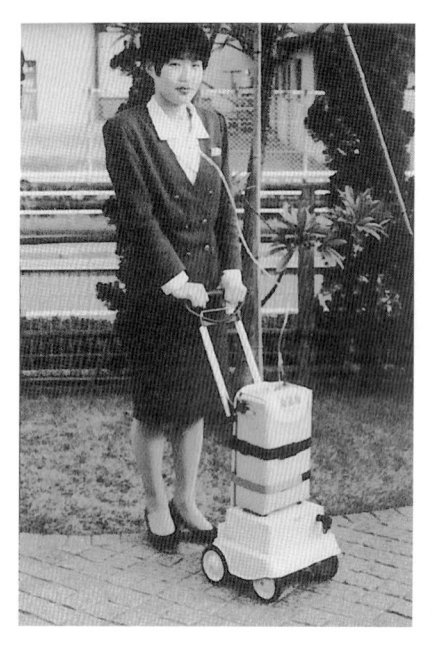

図2　携帯用酸素濃縮器
山陽電子工業が1994年に開発した。バッテリー内蔵で，そのまま外出可能である。また，電源は家庭用電源だけでなく自動車のシガーライターからもとれる。

3）公的補助制度

(1) 電気代の補助

地域により異なるが，酸素濃縮器の電気代が補助される都道府県がある*。

(2) 身体障害者手帳の交付

HOTの適用基準を満たす多くの患者は，身体障害者福祉法による障害程度の認定を受けることができる。具体的補助内容については各市町村の社会福祉事務所に相談されたい。

4）最近の機器の進歩

(1) 携帯用酸素濃縮器の試作

携帯用酸素濃縮装置は1996年にわが国で試作されている（**図2**）。一般家庭電源だけでなく車のシガーライターからも電源がとれ，独自のバッテリーも搭載している。しかし，酸素流量が十分でないこと，従来の家庭用酸素濃縮器との併用が社会保険で認められないことから，いまだ実用化されていない。

---

*：北海道の場合，酸素吸入時間が12時間以内が1,000円/月，12時間以上が2,000円/月補助される（2006.4現在）。最近の酸素濃縮器は節電仕様であり，低流量の場合，この補助金で十分電気代がまかなえる。

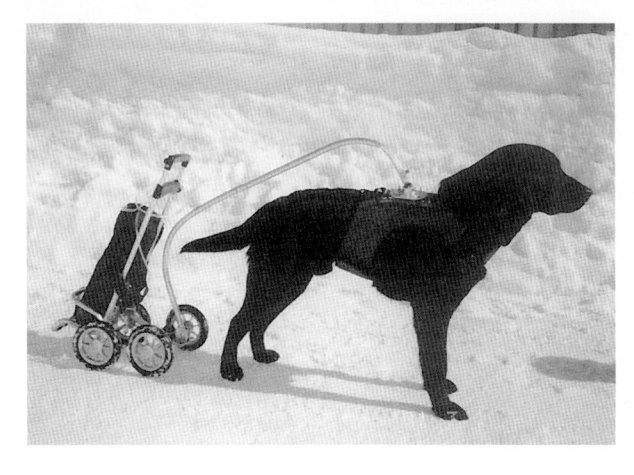

図3 酸素犬「ベン」
NPO法人日本呼吸器障害情報センターが稚内市内のドッグトレーナ宮　忠臣氏に依頼して訓練した（2001年）。2006年現在，恵庭市在住のHOT患者の介助犬として活躍している。

(2) 酸素濃縮器の小型化

医療技術の進歩により酸素濃縮器の小型化が進んでいる。酸素流量3 l タイプは25 kg，2 l タイプは10 kgと，従来型に比べて大きさも重さも半分以下になった。バッテリーが取り付けられるタイプもあり，すこし重いが車で移動も可能である。一層小型化が進めば，近い将来，家庭用の酸素濃縮器が携帯用としても使えるであろう。

(3) 携帯用酸素ボンベの軽量化

ボンベ材質も従来の鉄製からアルミ製，そしてエポキシ樹脂を含浸させたガラス繊維の構造へと変わり，より軽量になってきた。ボンベの内圧を高めることにより，酸素容量を増加させたものも実用されている。また，ボンベを運ぶカートも使いやすく，かつ軽量になるなど，改善が図られている。

5）その他

(1) 介助犬の試み

外出時に使用する携帯用酸素ボンベの運搬を介助犬に行わせる試みも行われている（図3）。

―――まとめ―――

わが国では，HOTが保険診療として認められたのを契機に患者数が増加しただけでなく，酸素供給装置の改良，小型化，社会的補助の充実など患者を取り囲む環境も改善されつつある。今後はHOT患者の社会復帰へ向けた一層の対策と支援が必要となろう。

【参考文献】

1) 川上義和. 呼吸不全の定義, 診断基準. 厚生省特定疾患呼吸不全調査研究班編. 呼吸不全―診断と治療のためのガイドライン―. 東京：メディカル　ビュー社；1996. p. 10-3.
2) 斉藤俊一, 宮本顕二, 西村正治ほか. 在宅酸素療法実施症例の全国調査結果について. 厚生省特定疾患呼吸不全調査研究班平成7年度研究報告書. p. 5-9.
3) 日本呼吸器学会在宅呼吸ケア白書作成委員会編. 在宅呼吸ケア白書. 東京：文光堂；2005.

（宮本顕二）

2 将来の展望

——はじめに——

　在宅酸素療法（home oxygen therapy：HOT）は，米国では1959年Barachら[1]の報告に始まり1960年代には広く行われるようになった。わが国でも1970年代前半から少数の施設で始められていたが，1985年の健康保険適用を契機に急速に普及し，現在では10万人を超える患者がその恩恵に浴している。本項ではHOTの将来について展望してみる。

1) 在宅酸素療法患者数

　図1はわが国におけるHOT患者数の推移を示したものである[2]。1985年以後急速に増加してきた患者数は2002年を境に頭打ちになっているが，2001年にWHO/NHLBIの共同作業によるGOLD Workshop Report[3]が発表され，わが国においても慢性閉塞性肺疾患（chronic obstructive pulmonary disease：COPD）患者の増加が注目されているので，今後COPD患者に対するHOTの

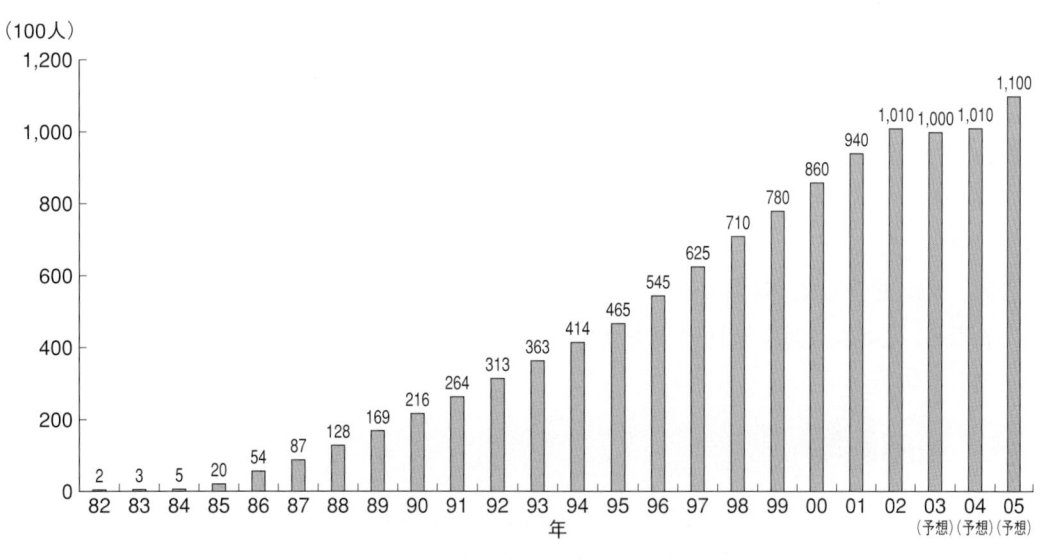

図1　在宅酸素療法患者数の推移（業界推定）
（ガスジオラマ．2005．p.35より改変引用）

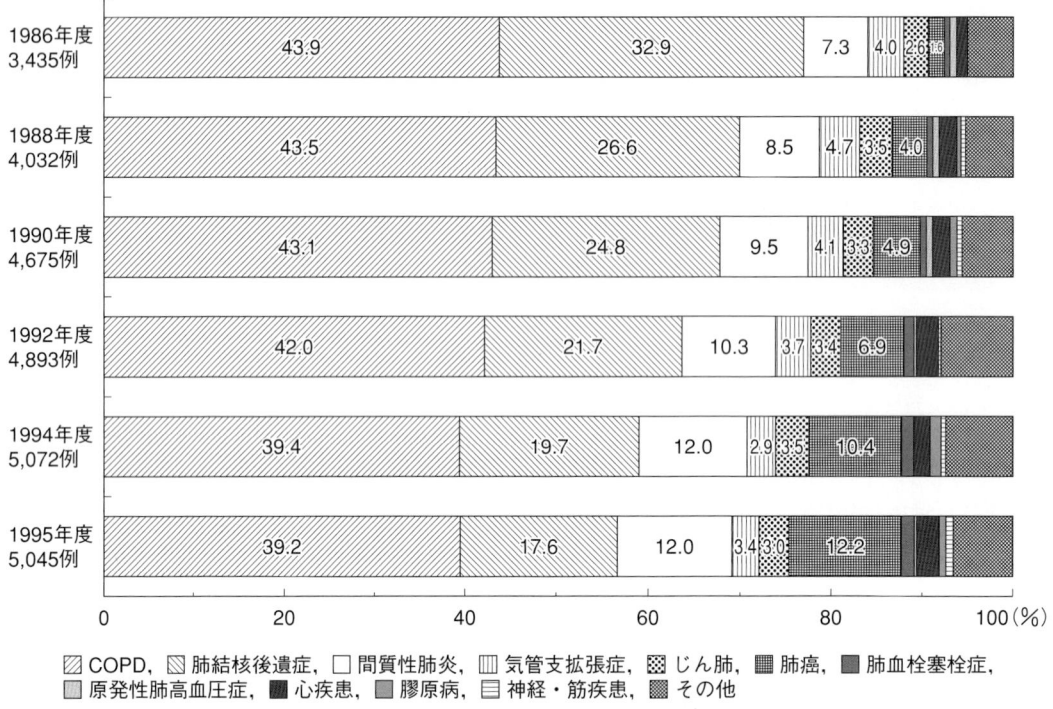

年度	COPD	肺結核後遺症	間質性肺炎	気管支拡張症	じん肺	その他
1986年度 3,435例	43.9	32.9	7.3	4.0	2.6	1.6
1988年度 4,032例	43.5	26.6	8.5	4.7	3.5	4.0
1990年度 4,675例	43.1	24.8	9.5	4.1	3.3	4.9
1992年度 4,893例	42.0	21.7	10.3	3.7	3.4	6.9
1994年度 5,072例	39.4	19.7	12.0	2.9	3.5	10.4
1995年度 5,045例	39.2	17.6	12.0	3.4	3.0	12.2

☒ COPD，☒ 肺結核後遺症，□ 間質性肺炎，▥ 気管支拡張症，▦ じん肺，■ 肺癌，■ 肺血栓塞栓症，□ 原発性肺高血圧症，■ 心疾患，■ 膠原病，□ 神経・筋疾患，▦ その他

図2　HOT 実施症例の基礎疾患別頻度
（厚生省呼吸不全調査研究班平成7年度研究報告書より）

適用がさらに増加するものと推測される。

2）適応疾患

　HOT 患者の疾患別の割合は肺気腫症，慢性気管支炎などの COPD が最も多く，1986 年には 33％ を占めていた肺結核後遺症が 1995 年には 17.6％ まで減少し，間質性肺炎が 12％ と増加している（図2）[4]。2004 年に日本呼吸器学会の『在宅呼吸ケア白書』で報告された HOT の疾患別患者数では，COPD と間質性肺炎の増加が目立ち，今後もこの傾向は続くと考えられる（「わが国の現状」図1，224 頁参照）[5]。

　また，2004 年からは，従来の適応疾患に加えて睡眠時呼吸障害を伴う慢性心不全に適応が拡大されたため，心不全に対する HOT も増加するであろう。

3）適応基準

　現行の適応基準では「動脈血酸素分圧（Pa_{O_2}）55 Torr 以下の者および 60 Torr 以下で睡眠時または運動負荷時に著しい低酸素血症を来す者」とされているが，$Pa_{O_2} > 60$ Torr であっても運動時や睡眠時に著しい低酸素血症を来す症例は珍しくない。前述の『在宅呼吸ケア白書』によると

1. 患者数，施設数

・$Pa_{O_2}>60$ TorrでHOTが必要となった患者は28％（3,422/12,375人）で，回答施設の92％（288/313施設）に導入が必要となった患者がいた

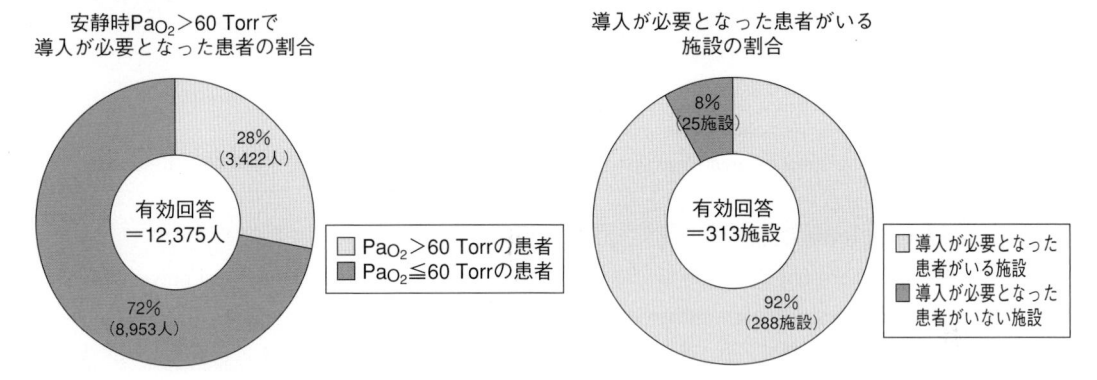

安静時$Pa_{O_2}>60$ Torrで
導入が必要となった患者の割合

- 28%（3,422人）: $Pa_{O_2}>60$ Torrの患者
- 72%（8,953人）: $Pa_{O_2}\leqq60$ Torrの患者
- 有効回答＝12,375人

導入が必要となった患者がいる施設の割合

- 8%（25施設）: 導入が必要となった患者がいない施設
- 92%（288施設）: 導入が必要となった患者がいる施設
- 有効回答＝313施設

2. 導入が必要となった理由，施設

	呼吸困難が強いため	運動時の低酸素血症	睡眠時の低酸素血症
導入が必要となった患者に占める割合（％）	49（1,678/3,422人）	53（1,808/3,422人）	14（478/3,422人）
導入が必要となった患者のいる施設の割合（％）	74（214/288施設）	70（202/288施設）	51（146/288施設）

・呼吸困難では，F-H-J分類のⅡ,Ⅲでの導入がそれぞれ306人（18％），1,372人（82％）であった（有効回答数＝1,678人）
・認定施設の85％（132/156施設）に運動時の低酸素血症のために導入が必要となった患者がいた

図3 在宅酸素療法実施例で，安静時 $Pa_{O_2}>60$ Torr の患者について

$Pa_{O_2}>60$ TorrでHOTが必要となった患者は28％で，回答施設の92％に導入が必要となった患者が存在する。また，導入が必要となった理由は，①呼吸困難が強いため，②運動時の低酸素血症，③睡眠時の低酸素血症などである（図3）。

このような現状から健康保険適用のためのHOT導入基準の改定が待たれる。

4）ハードウエアの改善

① 酸素濃縮器：小型化・軽量化，消費電力節減，携帯用機種の開発，警報装置などが引き続き進歩するものと期待される。

② 携帯用酸素ボンベ：最近ではアルミニウムのシームレスライナーにエポキシ樹脂を含浸させたガラス繊維を多層に巻いたボンベが普及しており，アルミにガラス繊維と炭素繊維を巻きつけたボンベも使用されつつあり，軽量で長時間使用可能な機器の開発が進んでいくであろう。

5）テレメディシン

テレメディシンはHOT患者の自宅と医療機関をインターネットやテレビ電話などで結び，酸素

吸入量，酸素飽和度，脈拍数などをチェックし情報を交換して病状の変化に対応したり，患者の指導・教育に活用したりすることが可能であり，一部の施設で活用されている[6]。今後，さらに新しいシステムの開発および普及が期待される。

【参考文献】

1) Barach AL. Ambulatory oxygen therapy, oxygen inhalation at home and out of doors. Dis Chest 1959；35：229.
2) 在宅酸素療法患者数推移．ガスジオラマ．2005．p. 2.
3) NHLBI/WHO Workshop Summary. Grobal strategy for the diagnosis, management, and prevention of chronic obstructive pulmonary disease. Am J Respir Crit Care Med 2001；163：1256-76.
4) 会田　晶，宮本顕二，西村正治．在宅酸素療法実施症例（全国）の調査結果について．厚生省特定疾患呼吸不全調査研究班平成7年度研究業績．1996．p. 49.
5) 日本呼吸器学会在宅呼吸ケア白書作成委員会編．在宅酸素療法の疾患別患者数．在宅呼吸ケア白書．東京：文光堂；2005．p. 2.
6) 村田　朗．在宅酸素療法におけるテレメディスンの利用と問題点．日呼吸管理会誌 2003；12：293-8.

〈中田紘一郎〉

付　表

付表1　酸素濃縮器一覧表

仕様と性能		種類	吸着型酸素濃縮器							
機器の名称			ハイサンソ TO-90-3E	ハイサンソ TO-90-5E	ハイサンソ TO-90-7H	クリーンサンソ FH-17-5L	クリーンサンソ FH-22-2L	らくらくサンソ 3B	コンフォライフ IK-330	コンフォライフ IK-550
発売会社名			帝人	帝人	帝人	フクダ電子	フクダ電子	山陽電子工業 (星医療酸器)	医器研 (星医療酸器)	医器研 (星医療酸器)
仕　様	寸法 (cm)	高さ	61.5	63	68.5	63.5	45.0	650	675	675
		幅	32	36	38	35	44.0	370	350	350
		奥行	35.5	41	49.5	39	21.0	330	355	355
	重量 (kg)		25	32	47	34	18	33	35	35
	運転音 (dBA)		30以下 (無響音室)	30以下 (無響音室)	39以下 32(無響音)	40以下 (無響音)	38dB(A) 以下	29 (無響音)	30 (無響音)	30 (無響音)
性　能	O₂濃度* (%)	1 l/min	90以上	90以上	92±3	90以下		92±3	92±3	92±3
		2 l/min	90以上	90以上	92±3	90以下		93±3	91±3	92±3
		3 l/min	88以上	90以上	92±3	90以下		87~96	91±3	91±3
		4 l/min	—	88以上	92±3	87以下		—	—	91±3
		5 l/min	—	88以上	92±3	87以下		—	—	91±3
		6 l/min	—	—	92±3					
		7 l/min	—	—	92±3					
ランニングコスト (24時間作動)	消費電力 50/60 (W)		50~100	230/260	530	230/280	68(1 l/分) 88(2 l/分)	—(全流量) 55(0.25~1 l/分) 90(1.5~2 l/分) 140(2.5~3 l/分)	160 W	255 W
	電気料金 (円/月)		約1,000	約4,500	約10,000	2,880	1,287	約1,570	約1,800	約3,300
問合せ電話番号			03-3506-4867			03-3814-1211		086-278-4800	042-955-6202	042-955-6202

仕様と性能		種類	膜型酸素濃縮器	
機器の名称			マイルドサンソ TO-40	FHO2
発売会社名			帝人	フクダ電子
仕　様	寸法 (cm)	高さ	77	76
		幅	35	33
		奥行	41	36
	重量 (Kg)		50	50
	運転音 (dBA)		35	37
性　能	O₂濃度* (%)	1 l/min		
		2 l/min		
		3 l/min	40	40
		4 l/min		
		5 l/min		
ランニングコスト (24時間作動)	消費電力 50/60 (W)		185/175	170/160
	電気料金 (円/月)		約3,500	約3,200
問合せ電話番号			03-3506-4867	03-3814-1211

＊ それぞれのO_2流量ごとの濃度（%）をあらわす。

付表2　在宅酸素療法指導管理料

厚生労働省保健局医療課（平成18年3月6日）より

(1) チアノーゼ型先天性心疾患に対する在宅酸素療法とは，ファロー四徴症，大血管転位症，三尖弁閉鎖症，総動脈幹症，単心室症などのチアノーゼ型先天性心疾患患者のうち，発作的に低酸素又は無酸素状態になる患者について，発作時に在宅で行われる救命的な酸素吸入療法をいう。

　　この場合において使用される酸素は，小型酸素ボンベ（500リットル以下）又はクロレート・キャンドル型酸素発生器によって供給されるものとする。

(2) 保険医療機関が，チアノーゼ型先天性心疾患の患者について在宅酸素療法指導管理料を算定する場合には，これに使用する小型酸素ボンベ又はクロレート・キャンドル型酸素発生器は当該保険医療機関が患者に提供すること。なお，これに要する費用は所定点数に含まれ，別に算定できない。

(3) その他の場合に該当する在宅酸素療法とは，諸種の原因による高度慢性呼吸不全例，肺高血圧症の患者又は慢性呼吸不全の患者のうち，安定した病態にある退院患者及び手術待機の患者について，在宅で患者自らが酸素吸入を実施するものをいう。

(4) その他の場合の対象となる患者は，高度慢性呼吸不全例のうち，在宅酸素療法導入時に動脈血酸素分圧55mmHg以下の者及び動脈血酸素分圧60mmHg以下で睡眠時又は運動負荷時に著しい低酸素血症を来す者であって，医師が在宅酸素療法を必要であると認めたもの及び慢性心不全患者のうち，医師の診断により，NYHA Ⅲ度以上であると認められ，睡眠時のチェーンストークス呼吸がみられ，無呼吸低呼吸指数（1時間当たりの無呼吸数及び低呼吸数をいう。）が20以上であることが睡眠ポリグラフィー上確認されている症例とする。この場合，適応患者の判定に経皮的動脈血酸素飽和度測定器による酸素飽和度を用いることができる。

　　ただし，経皮的動脈血酸素飽和度測定器，経皮的動脈血酸素飽和度測定及び終夜経皮的動脈血酸素飽和度測定の費用は所定点数に含まれており別に算定できない。

(5) 在宅酸素療法の算定に当たっては，動脈血酸素分圧の測定を月1回程度実施し，その結果について診療報酬明細書に記載すること。この場合，適応患者の判定に経皮的動脈血酸素飽和度測定器による酸素飽和度を用いることができる。ただし，経皮的動脈血酸素飽和度測定器，経皮的動脈血酸素飽和度測定，及び終夜経皮的動脈血酸素飽和度測定の費用は所定点数に含まれており別に算定できない。

(6) 在宅酸素療法を指示した医師は，在宅酸素療法のための酸素投与方法（使用機器，ガス流量，吸入時間等），緊急時連絡方法等を装置に掲示すると同時に，夜間も含めた緊急時の対処法について，患者に説明を行うこと。

(7) 在宅酸素療法を実施する保険医療機関又は緊急時に入院するための施設は，次の機械及び器具を備えなければならない。

　ア　酸素吸入設備
　イ　気管内挿管又は気管切開の器具
　ウ　レスピレーター
　エ　気道内分泌吸引装置
　オ　動脈血ガス分析装置（常時実施できる状態であるもの）
　カ　スパイロメトリー用装置（常時実施できる状態であるもの）
　キ　胸部エックス線撮影装置（常時実施できる状態であるもの）

(8) 在宅酸素療法指導管理料を算定している患者（入院中の患者を除く。）については，酸素吸入，酸素テント，間歇的陽圧吸入法，喀痰吸引及び鼻マスク式補助換気法（これらに係る酸素代も含む。）の費用は算定できない。

付表3 診療点数早見表(参考)

C103 在宅酸素療法
在宅酸素療法指導管理料		
2 その他の場合		2,500 点
酸素濃縮装置加算		4,620 点
携帯用酸素ボンベ加算		880 点
	合計	8,000 点

C103 在宅酸素療法(液化酸素)
在宅酸素療法指導管理料		
2 その他の場合		2,500 点
設置型液化酸素装置		3,970 点
携帯型液化酸素装置		880 点
	合計	7,350 点

C107 在宅人工呼吸療法(マスク使用)
在宅人工呼吸指導管理料		2,800 点
陽圧式人工呼吸器使用加算		5,930 点
	合計	8,730 点

C107 在宅人工呼吸療法(気道切開)
在宅人工呼吸指導管理料		2,800 点
陽圧式人工呼吸器使用加算		6,840 点
	合計	9,640 点

※ C112 人工鼻を使用した場合は,所定点数に1500加算する。

在宅人工呼吸療法と在宅酸素療法併用の場合(マスク)
＜算定例＞
		2,800 点
在宅人工呼吸指導管理料		2,800 点
陽圧式人工呼吸器使用加算		5930 点
酸素濃縮装置加算		4,620 点
携帯用酸素ボンベ加算		880 点
	合計	14,230 点

在宅人工呼吸療法と在宅酸素療法併用の場合(気管切開)
＜算定例＞
在宅人工呼吸指導管理料		2,800 点
陽圧式人工呼吸器使用加算		6,840 点
酸素濃縮装置加算		4,620 点
携帯用酸素ボンベ加算		880 点
	合計	15,140 点

D237 終夜睡眠時ポリグラフィ
1. 携帯用を使用した場合	720 点
2. 1以外の場合	3,300 点

C-107-2 在宅持続陽圧呼吸療法(CPAP療法)
在宅持続陽圧呼吸療法指導管理料		250 点
経鼻的持続陽圧呼吸療法治療器		1,210 点
	合計	1,460 点

C104 在宅中心静脈栄養法(HPN)
在宅中心静脈栄養法指導管理料		3,000 点
輸液セット加算		2,000 点
注入ポンプ加算		1,000 点
	合計	6,000 点

C105 在宅成分栄養経管栄養法(HEN)
在宅成分栄養経管栄養法指導管理料		2,500 点
栄養管セット加算		2,000 点
注入ポンプ加算		1,000 点
	合計	5,500 点

J045 人工呼吸(院内で使用した場合)
1 30分までの場合	220 点
2 30分を越えて,5時間までの場合	220点に30分又はその端数を増すごとに50点を加算して得た点数
3 5時間を越えた場合(1日につき)	745 点

＊注 使用した精製水の費用及び人工呼吸と同時に行う喀痰吸引又は酸素吸入の費用は,所定点数に含まれるものとする。

※1カ月使用した場合(1日,5時間以上使用) 745点×30日=22,350点

付表4　平成18年4月　診療報酬改定（厚労大臣告示）

【酸素】
離島，過疎地域及び特別豪雪地帯以外

容器種類	単位	H14年	H16年	H18年	増減
CE	1リットル	0.20円	0.20円	0.18円	－10%
LGO		0.30円	0.30円	0.30円	0%
大型ボンベ		0.40円	0.40円	0.40円	0%
小型ボンベ		2.25円	2.25円	2.25円	0%

離島，過疎地域及び特別豪雪地帯

容器種類	単位	H14年	H16年	H18年	増減
CE	1リットル	0.30円	0.30円	0.27円	－10%
LGC		0.45円	0.45円	0.45円	0%
大型ボンベ		0.60円	0.60円	0.60円	0%
小型ボンベ		3.00円	3.00円	3.00円	0%

※）上記価格を上限価格とし，上限価格未満で購入している場合は，当該価格により償還。

【在宅医療】

種類（加算）	単位	H12年	H14年	H16年	H18年
携帯用酸素ボンベ	1カ月	1,200点	990点	880点	880点
酸素ボンベ		4,500点	3,950点	3,950点	3,950点
酸素濃縮装置		5,500点	4,620点	4,620点	4,620点
設置型液化酸素装置		4,800点	4,320点	3,970点	3,970点
携帯型液化酸素装置		1,200点	990点	880点	880点
経鼻的CPAP		1,300点	1,300点	1,210点	1,210点

※）在宅酸素療法指導管理料（2,500点）及び在宅持続陽圧呼吸療法指導管理料（250点）については H18年も据え置き。

【薬価改定】

医薬品名	単位	H12年	H14年	H16年	H18年	増減
亜酸化窒素	1g	6円70銭	6円10銭	5円50銭	5円00銭	－9.09%
ゼノピュアー	8 l	¥30,150.40	¥29,052.30	¥28,242.70	¥26,352.60	－6.69%
アネソキシン	30% 1 l	8円70銭	8円10銭	7円70銭	6円60銭	－14.3%
アネソキシン	50% 1 l	9円20銭	8円60銭	8円20銭	7円90銭	－3.7%

※）亜酸化窒素：2g＝約1 l

和文索引

■あ
アーチファクト 140
圧力調整器 62
アミノ酸インバランス 157
アルゴンガス 139
安静時エネルギー消費量 158

■い
異化 159
医学的効果 114
息切れ対策 111
胃酸分泌 15
Ⅰ型呼吸不全 3
一部就業 225
1回反復最大筋力 108
胃粘膜病変 15
医療保険 147
陰圧式人工呼吸法 203
インフルエンザワクチン接種 95

■う
右室不全 29
運動強度 110
運動時間 110
運動時の低酸素血症 42
運動単位 198
運動能障害 157
運動の種類 110
運動負荷試験 105
運動療法 96, 104

■え
栄養治療 159
液体酸素 45, 52, 70, 71, 72, 150, 179
液体酸素吸入器 196
液体酸素吸入装置 195
液体酸素システム 138
液体酸素充填時 79
エネルギー代謝インバランス 159
エリスロポエチン 15

エンドセリン-1 30

■お
オキシマイザー 55
オキシマイザーペンダント 55
親容器 79

■か
介護保険 147
介助犬 227
火気 139
可逆性の原則 109
拡散障害を呈する疾患 3
覚醒指数 209
加湿器 57, 62
活性酸素 135
過負荷の原則 109
換気血流比不均等分布 176
換気血流比不均等分布を呈する疾患 3
肝機能異常 14
環境と換気 63
環境の整備 153
看護師 75
間質性肺炎 6
患者教育 73
外出または旅行 64

■き
気化酸素 140
気管支拡張薬 186
気管切開による呼吸補助 205
基礎疾患と予後 128
気道の確保 101
吸収性無気肺 134
急性増悪 98, 158
急性増悪時の対応 97
急性増悪予防対策 94
吸着型酸素濃縮器 48, 63, 194, 223
吸入気の酸素濃度 59

胸郭系の拡張不全 4
胸膜肺胞 69
筋萎縮性側索硬化症 198
緊急措置 64
緊急連絡対応体制 153
筋強直性ジストロフィ 199
筋持久力トレーニング 111
筋蛋白崩壊 159
筋力トレーニング 111

■く
クールサンソ FH-3 72

■け
経気管酸素投与法 66
経口栄養補給 160
携帯酸素 64
携帯用 71
携帯(用)酸素ボンベ 150, 227, 231
経費 69
経皮的動脈血酸素飽和度 41
経鼻的気管内吸引カテーテル留置法 97
血管作働性物質 30
血漿アミノ酸 156
血漿レニン 13
血清アルブミン値 156
血清クレアチニン 13
嫌気性糖分解 16
健康関連 QOL 157
原発性肺高血圧症 28, 34

■こ
高圧酸素ボンベ 50, 138, 222, 223
高二酸化炭素換気応答 10
高二酸化炭素血症 135
高二酸化炭素血症を伴う低酸素血症 4
高流量酸素投与法 59
呼吸器悪液質 156, 159
呼吸筋換気効率低下 159

呼吸筋障害　4
呼吸筋のセントラルコア　199
呼吸筋の疲労　200
呼吸訓練　104
呼吸ケア　142
呼吸困難　11, 224
呼吸困難の評価法　114
呼吸性アシドーシス　93, 136
呼吸体操　111
呼吸同調型酸素供給器具　66
呼吸同調型酸素供給調節装置　51
呼吸のモニタ　25
呼吸不全からみた在宅酸素療法の対象となる疾患　5
呼吸不全の診断基準　3
呼吸不全の分類　2
呼吸理学療法　144
呼吸リハビリテーション　150
子容器　79
混合静脈血　9, 201
コンパニオン　72

■さ
最大酸素採取量　157
最大酸素摂取量　43
最大心拍数　43
細胞性免疫能　158
左室駆出率　12
三尖弁閉鎖不全症　207
酸素解離曲線　176
酸素吸入器具　61
酸素吸入流量　68, 69
酸素供給装置　47, 70
酸素障害　11
酸素消費量　8
酸素シリンダー　70
酸素性肺臓炎　135
酸素節約の工夫　65
酸素中毒　134
酸素投与法　59
酸素濃縮器　48, 63, 138, 149, 150, 179, 222, 230
酸素濃縮装置　70, 72
酸素必要量　194
酸素ボンベ　61, 179

酸素流量計　62
酸素流量設定　117
在宅医療が継続不能となった理由　216
在宅酸素療法　173
在宅酸素療法が禁忌　45
在宅酸素療法指導管理料　72, 77
在宅酸素療法の治療ガイド　36
在宅酸素療法の適応　214
在宅酸素療法例の疾患別頻度　6
在宅人工呼吸療法　81
在宅長期酸素療法　8
在宅日数　216

■し
死亡状況　216
社会的禁忌　45
社会復帰　129
シャトルウォーキングテスト　106
職場での酸素療法　131
職場復帰の問題点　130
身体活動指数　209
身体障害者手帳　155, 226
身体障害者福祉法　226
心房性ナトリウム利尿性ペプチド　14
診療報酬　73, 77, 105
時間内歩行テスト　106
持続気道陽圧療法　211
持続酸素療法　26
従圧式人工呼吸器　81
住環境整備　145
12時間酸素投与群　127
循環・血管系の障害　4
準呼吸不全　44
上肢漸増運動負荷試験　108
除脂肪体重　156
腎機能異常　13
腎機能障害　12
腎血流量　12

■す
睡眠時呼吸異常　207
睡眠時呼吸障害　18
睡眠時低酸素血症　18, 42, 43
睡眠時desaturation　166

睡眠時動脈血酸素飽和度　19
睡眠時のdesaturation　119
睡眠時無呼吸症候群　19
睡眠ステージ　20
ステーショナリー（親器）　132
ステロイド薬　99
スリープスタディ　18

■せ
性機能障害　16
精神神経異常　10
設置型　71
セルフ　72
全身的代謝障害　156

■そ
挿管　101
総動脈幹症　207

■た
体格指数　158
代謝亢進状態　159
体重減少　156
単心室症　207
蛋白・エネルギー栄養障害　157
大血管転位症　207

■ち
チアノーゼ型先天性心疾患　72, 207
チェーン・ストークス呼吸　207
中止基準　112
中枢型睡眠時無呼吸　207
長期酸素投与　33
長期酸素療法　127
長期マクロライド治療　182

■て
低呼吸　26
低酸素換気応答　10
低酸素血症　2, 3
低酸素性肺血管攣縮　12, 33, 174, 209
低流量酸素投与法　59
適応基準　40, 222
適応疾患　40

■と
特異性の原則　109
特発性肺線維症　189
トラブル　150
トロンボキサン A2　30
動脈血―混合静脈血酸素飽和度較差　31
動脈血―混合静脈血酸素容量較差　31

■に
II 型呼吸不全　3, 199
2 型慢性呼吸不全　179
二酸化炭素蓄積型呼吸不全　199
24 時間持続投与群　127
日常生活動作　137
日常点検　63
乳酸値　9

■ね
ネーザルピロー　84

■の
脳血流　9
濃縮型装置　4

■は
%FVC　205
%標準体重　156
%予測努力性肺活量　205
肺悪性腫瘍　214
肺炎双球菌ワクチン　95
肺癌　6
肺癌 HOT 導入症例の概要　215
肺気腫　32, 172
肺気腫症　69, 117, 167
肺結核後遺症　6, 32, 43, 69, 117, 164, 167, 224
肺血栓塞栓症　28, 34
肺高血圧　174
肺高血圧症　28, 30, 32, 33, 41, 207
肺循環障害　28, 29

肺性心　28, 34
肺線維症　42, 118, 167
肺動脈平均圧　34
肺胞気動脈血酸素分圧較差　175
肺胞低換気　175, 199
鼻カテーテル　62
鼻カニューレ　54, 60, 62
鼻マスク　83
鼻マスク式補助換気法　78
鼻マスクによる人工呼吸　203
パルスオキシメータ　19, 41, 42, 93, 176

■ひ
非侵襲的間欠陽圧人工呼吸療法　81
非侵襲的陽圧換気　96, 168, 179
非侵襲的陽圧換気療法　44, 188
非蛋白エネルギー　160
びまん性汎細気管支炎　69, 182

■ふ
ファロー四徴症　207
フェイスマスク　56, 60, 62
副作用　134
フルフェイスマスク　83
分岐鎖アミノ酸　156

■へ
閉塞型睡眠時無呼吸　208
ベンチュリマスク　60
便秘　153

■ほ
包括的栄養評価　156
包括的呼吸リハビリテーション　178, 187
訪問看護　75
保険適用基準　41
保険点数　77
歩行時の desaturation　118
ポータブル装置　132
ポリソムノグラフィ　20

■ま
膜型酸素濃縮器　48, 63, 194, 223

膜型装置　4
マクロライド療法　183
末梢動脈血酸素飽和度　93
慢性気管支炎　34, 172
慢性呼吸不全　2
慢性心不全　41, 75, 207
慢性閉塞性肺疾患　29, 83, 147, 156, 172, 228

■み
ミニトラック　204

■む
無呼吸　26
無呼吸低呼吸指数　18, 207
無作為臨床試験　35

■め
眼鏡フレーム型鼻カニューレ　56

■よ
陽圧式人工呼吸法　203
用手胸郭圧迫人工呼吸　203
予後栄養指数　158
予後決定因子　158

■り
理学療法　95
リザーバー器具　66
リザーバー付き鼻カニューレ　55
離職　225
リハビリテーション　94
臨床工学技士　74

■る
累積生存率　129

■れ
レプチン　159
レム睡眠　22, 42

■ろ
6 分間歩行距離　157
6 分間歩行試験　118, 189
6 分間歩行テスト　106

テレメディシン　231
デマンドバルブ　196

欧文索引

■A
A-aDO$_2$　175
⊿a-v̄Co$_2$　31
⊿a-v̄So$_2$　31
ADL　137, 150
ADL の評価　151
ADL トレーニング　112
AHI　207
ALS　198
amyotrophic lateral sclerosis　198
ANP　14
apnea and hypopnea index　207

■B
BCAA　156
BCAA 強化経口補給療法　160
Bi PAP　81
BIA　156
BMI　158
body mass index　158
Borg スケール　116
branched chain amino acid　156

■C
central sleep apnea　207
Charcot-Marie-Tooth 病　198
Cheyne-Stokes respiration　207
chronic bronchitis　172
chronic obstructive pulmonary disease　156
CMT　198
CO$_2$ ナルコーシス　4, 136, 179
continuous positive airway pressure　211
COPD　6, 30, 34, 156, 172, 224
CPAP　211
CSA　207
CSR　207

■D
desaturation　191
DPB　182
DXA　156

■E
emphysema　172
EPAP　81
ET-1　30
expiratory positive airway pressure　81

■F
Fletcher-Hugh-jones 分類　115
FRP 容器　50

■G
GOLD　172

■H
HMV　81
home mechanical ventilation　81
HOT　173
HOT の変遷　137
HOT 実施基礎疾患別頻度　230
HOT 導入基準　231
HPV　174
HPVC　30
HRQOL　157

■I
ICU　100
inspiratory positive airway pressure　81
IPAP　81

■M
motor unit　198
MRC　128
MRC 息切れスケール　115

MyD　199
myotonic dystrophy　199

■N
non-invasive positive pressure ventilation　81, 168
NOTT　128
NPPV　44, 81, 96, 100, 168, 187, 203

■O
obstructive sleep apnea　208
OSA　208

■P
PNI　158
PPH　34
prognostic nutritional index　158
pulmonary cachexia　156
pulmonary hypertension　207

■Q
QOL 向上効果　130

■R
REE　158
resting energy expenditure　158

■S
SaO$_2$　19, 121
SPAS　209
specific activity scale　209
SpO$_2$　93, 191

■T
TNF-α　159
TO-90　72
TPPV　205

■V
VAS　116
vasoactive chemical mediators　30

在宅酸素療法 改訂第2版	＜検印省略＞

1991年1月5日　第1版発行
2006年11月1日　改訂第2版第1刷発行

定価（本体6,000円＋税）

編集者　谷本普一
発行者　今井　良
発行所　克誠堂出版株式会社
〒113-0033　東京都文京区本郷3-23-5-202
電話(03)3811-0995　振替00180-0-196804

ISBN4-7719-0314-X C 3047 ￥6000 E　印刷　明石印刷株式会社
Printed in Japan　Ⓒ Hiroichi Tanimoto 2006

・本書の複製権・翻訳権・上映権・譲渡権・公衆送信権（送信可能化権を含む）は克誠堂出版株式会社が保有します。
・JCLS ＜(株)日本著作出版権管理システム委託出版物＞
・本書の無断複写は著作権法上での例外を除き禁じられています。複写される場合は，そのつど事前に(株)日本著作出版権管理システム（電話 03-3817-5670, FAX 03-3815-8199）の許諾を得てください。